阅读成就思想……

Read to Achieve

幸福的重建

回归疗法入门（第2版）

朱建军　曹昱　著

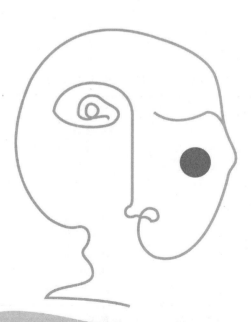

中国人民大学出版社
· 北京 ·

图书在版编目（ＣＩＰ）数据

幸福的重建：回归疗法入门 / 朱建军，曹昱著. --
2版. -- 北京：中国人民大学出版社，2023.7
ISBN 978-7-300-31811-0

Ⅰ．①幸… Ⅱ．①朱… ②曹… Ⅲ．①精神疗法
Ⅳ．①R493

中国国家版本馆CIP数据核字(2023)第109378号

幸福的重建：回归疗法入门（第2版）

朱建军　曹　昱　著

XINGFU DE CHONGJIAN : HUIGUI LIAOFA RUMEN（DI 2 BAN）

出版发行	中国人民大学出版社	
社　　址	北京中关村大街31号	**邮政编码**　100080
电　　话	010-62511242（总编室）	010-62511770（质管部）
	010-82501766（邮购部）	010-62514148（门市部）
	010-62515195（发行公司）	010-62515275（盗版举报）
网　　址	http://www.crup.com.cn	
经　　销	新华书店	
印　　刷	天津中印联印务有限公司	
开　　本	720 mm×1000 mm　1/16	**版　次**　2023 年 7 月第 1 版
印　　张	17　插页1	**印　次**　2023 年 7 月第 1 次印刷
字　　数	244 000	**定　价**　89.00 元

序

这本书叫作《幸福的重建：回归疗法入门》，这个书名的一层意思是，它是了解回归疗法的入门书；另一层意思则是，希望能用回归疗法找到快乐、幸福、无烦恼的门径，或者说是用一种疗法指出回归幸福的方向，让人们可以走进通往幸福甚至是终极幸福的大门。

这听起来很美好，但是好得不太可信，对不对？对于太好的许诺，最好不要轻信，也不要盲目否定，而是"去了解一下"。而且，也不要太高兴，不要以为你看了一本书，然后就终极幸福了。知道大门在那里，和你能进入这个大门，还有相当长的距离。就好比我告诉你你爱慕的女神（或男神）的家在哪里，和你能与女神（或男神）成为爱侣，这之间的距离还很大。但不管多难，知道门在哪里总比连门在哪里都不知道强多了。

你生活中有烦恼吗？如果你说一点点都没有，那有两种可能：一种是你已经大彻大悟或者至少有很深的领悟；另一种是你已经有某种精神病态。也许布袋和尚之类的人就是前者，我们在寺庙中看到的弥勒佛就是以他的样子雕塑的。虽然按照当今的标准，他似乎太胖了，肚子太大了，但是他并不因此烦恼，也不因任何事情烦恼，永远是那么开心地笑着。或许吕洞宾之流也是前者，游戏人间，表里俱澄澈。一点烦恼都感觉不到的另一类人中，典型的可以在精神病院见到，有些欣快症的患者，每天都乐着；或者有些高度弱智者，也不懂得什么是烦恼。当然，我们见到的绝大多数人都是后者，或者是自以为是前者的后者，无论如何，这两种人都不需要看这本书了。除此之外，我们每一位尊敬的读者，生活中一定有自己的烦恼，这些烦恼使得我们无法幸福快乐。

消除这些烦恼有许多不同的方法。针对每种烦恼，都有特定的方法。千百年来，人们都在实践这些方法。有些方法效果好，有些方法效果差。有些方法一时效果很好，但是后遗症很严重。有些方法虽然很好，但是需要的条件很难具备。不论这些方法的效果是好的，还是坏的，都有人使用过，人们因此有了各种不同的人生。

回归疗法探索所有这些烦恼的本质，从而把所有这些方法看作从不同层级走向一个共同终极目标的方法。因此，回归疗法也对所有方法的利弊、好坏有一个统一的尺度。最后，回归疗法也指出了通向最终快乐的方法。

回归疗法是曹昱和我在心理咨询的实践和相关的思考中创立的方法。它还处于开创阶段，许多技术细节和理论细节都还没有完备。但是一个新生儿的价值，并不在于他是不是完备——比如我们可以指出新生儿很多的缺点：他不会说话、不会走路、不懂人际交往、没有挣钱的能力，等等。尽管如此，一个新生儿还是很有价值的，而且我们知道他可能会有不可限量的前途。因此在这本小书中，我们兴奋地把这个"新生儿"介绍给大家，像所有的父母一样，我们希望大家能喜欢我们的孩子。

目　录

第 1 章

迷失之路

Chapter 01

人生多歧路

中国古代有个叫杨朱的哲人。有一次他的邻居丢了一只羊，邻居全家和亲友一大批人去找羊，还求杨朱家的仆人、孩子都帮忙去找。杨朱问："只丢了一只羊，为什么要这么多人去找？"邻居说："岔路太多（所以每个路口都需要有人去找）。"等到那些人回来的时候，杨朱问他们："找到羊了吗？"邻居说："没有。""为什么呢？""因为岔路中又有岔路，所以不知道羊跑到哪个岔路了，所以羊丢了。"杨朱听了非常难过，好长时间没有说话，一整天都没有笑容。

杨朱的学生很奇怪，问："老师啊，这羊也不值多少钱，而且也不是你的，丢了就丢了呗，您至于这样难过吗？"是啊，羊也不值几个钱，更何况也不是自己的，何必这样难过呢？不懂得人生哲学的人，得到的结论可能是"杨朱这个人比较抠门"，因为杨朱说过"拔一毛而利天下，不为也"。但这当然不是真的，杨朱的"歧路亡羊"故事实际上是一个寓言，而不仅仅是一个现实中的故事。在现实中，羊逃跑，并不会只沿着道路跑，十有八九会跑到野地里，所以歧路多不多根本不重要。因此，这个故事中杨朱的难过也和现实世界中的羊无关。

在这个故事的真意中，杨朱所找的不是羊。杨朱要找的，也许可以叫作人生真谛，也许可以说是人生的快乐和意义。羊，象征意义是"祥"。当人失去了人生的真谛或者快乐和意义，那就是失去了"羊"——用基督教的说法就是失去了伊甸园。

找回"羊"，或者说想回到伊甸园，困难并不在于有人禁止我们找到或者回去，而在于我们不知道哪条路才是正确的。人生道路千万条，走错了路，何止是找不到羊，有的路甚至会通向悬崖沼泽，通向鬼蜮世界。歧路亡羊，杨朱之所以难过，并不是因一只羊而难过，而是因人的命运而难过。因为从这只羊，他看到了古往今来多少人都走上了歧路，失去了幸福，失去了快乐，甚至失去了宝贵的生命。

人人都试图追寻一只叫作"快乐"的羊，但是有谁真的能找到这只羊？据说，极少的人找到了终极的快乐。他们说，那是一种无法言说的感觉。如果强用我们的语言来说的话，那是一种极乐。和它相比，我们人生中所有的快乐都不过是烦恼、痛苦相对比较少的状态而已。就好比一个因浑身疥疮而感到奇痒无比的人，抓了痒后暂时感到舒服一点，我们人生的快乐也不过如此。

无数烦恼使我们不能快乐。有些人是因为贫困，我们知道这个世界上有许多人连饭都吃不饱。顺便说一句，有些心理学家认为，贫困而不快乐并非心理问题，但实际上贫困而不快乐也一样和心理有关。心理状态极为出众的人，比如颜回，就可以在贫困中保持相当程度的快乐。虽然大多数人并非过度贫苦，生活还可以维持，但是他们内心中的贫困感却很强烈，带来了很多烦恼。他们会在寻找财富的道路上寻找快乐，但是大多数人会失望而返：或者找不到财富，或者即使找到了一些财富，也换不来真正的快乐。

有些烦恼来源于两性关系——当然，未必是两个异性，也可以是同性。"两性关系"这个词过去的意思是，两个不同性别的人之间因性而建立的关系。现在可以说是，两个人之间因性而建立的关系。不论是身体上的欲求，还是爱情的向往，这其中快乐总是短暂的，争吵、背叛、厌倦……各种烦恼却有很多。他们在另一个人身上寻找快乐，但是另一个人却可能会伤害他们。

有些烦恼来自自尊的不满足。我们地位低微，我们希望能被人重视，于是我们采用了种种方法，但是这个过程中总有很多麻烦。比如同事也许会在背后说我们的是非，或者领导会忽视我们的功劳；同学聚会的时候，我们的车也许是最寒酸的；别人假期出国玩，而我们也许只能去动物园转转。我们在别人的眼光中寻找羡慕，但是很可能只得到了轻蔑或者忌妒。

普通人有烦恼，但是还可以应付。而且在烦恼较少的时候，也可以享受一些快乐，享受阳光、美食，去旅行或者和家人在一起。但是有些人却更为不幸，他们误入了更差的道路，不仅没有找到羊，而且还陷入泥沼。这些人中就有心理疾病的患者。他们或者是莫名地焦虑，时常惶惑不安；或者有强迫行为，谨小慎微、胆战心惊；或者有抑郁情绪，总生活在愁云惨雾之中。平凡的小快乐也成为奢望，留下的是无穷无尽的痛苦。他们想寻找摆脱这些痛苦的道路，却谈何容易。他们的人生，更深地迷失在痛苦中。

这让杨朱怎么能不难过呢？

这里有个问题：他们是怎么把快乐丢了的？故事中，杨朱忘了去问那个邻居一件事情：羊是怎么丢的？当然，如果羊已经丢了，当务之急就是找羊，而不是回答羊怎么丢的这个问题。但如果我们的羊圈中有其他的羊，这个问题也很重要。找到羊圈的破口，亡羊补牢，就可以让其他的羊不至于丢掉。

那么，羊是怎么丢的呢？我们是如何失去了本性中原来就有的快乐呢？心理学家通过研究，发现了很多使人们不幸福的原因。我的总结是，所有的不幸都是因为人的某个错误。

精神分析中的移情实际上是一个错认。在潜意识中，人们把一个人误看作另一个人。比如在成年后把认识的某个男性在潜意识中等同了幼年时的父亲，从而用对待父亲的惯有方式去对待这个人，这就是一个错误。移情会让人在和别人的关系中，形成一个难以解开的死结。因为试图通过改变这个人，来解决和另一个人之间未了的心愿，这本质上是荒谬的。

选择错误的方式来实现自己的愿望也是人不幸福的常见原因。比如一个人希望自己能被人尊重，但是他认为自己不被尊重是因为没有财富和权力——实际上，高贵的人品最容易得到真实的尊重——于是，他发誓要获得财富和权力。而在争取权力和财富的道路上，他选择了通过阿谀奉承来尽快升官发财。他的确可能升官了，而且获得了权力，接着他也通过权力获得了财富，但是他被尊重的需要却没有得到满足。虽然有些人因此而巴结他，但是作为巴结上级而当上官的他来说，他知道那些人实际上并不是尊重他，而只是伪装尊重——即使有人真的尊重他，他也会当成巴结。而且，他自己巴结上级的屈辱感反而让他更觉得不被尊重，而自己即使升了官，也还有更大的官需要去巴结，这更是让他自尊受挫。就好比人玩魔方时的困境一样，当我们把一面变成我们所要的颜色时，却发现这个动作令其他的面更加混乱。

更何况在人生中，在我们追求目标的过程中，我们会有种种挫败。这些挫败给我们带来了消极的情绪。如果这些消极情绪没能被化解，它们就会持续地存在于我们的潜意识中，时时刻刻对我们产生消极有害的影响。

我们去追羊，但这样做可能会使羊跑得更远。同样，我们努力追求幸福的种种错误的努力，也常常使幸福离我们越来越远。回归疗法所要做的，就是找到那条正确的道路，找到我们失去的羊。因此回归疗法不仅仅可用于治疗心理疾病，还可用于帮助所有人找到人生方向。

心的循环圈

总结了许多人的人生故事，我们发现了心理活动过程的一个规律，那就是有一个循环圈。人的心理和行为的发展都是按照一个统一的步骤和过程进行的，并且形成了一个循环。人在这个过程中，心理和行为中的一切都会留下来，从而影响到后面的心理和行为，影响循环中下一圈的心理和行为。正因为如此，错误会累积，经验也会累积，迷失者会越来越迷失，或者重返正途。

心理和行为的步骤可以被详尽地分成很多环节，也可以相对简略地分成较少环节。我们经过讨论和斟酌，认为分为六个环节是比较恰当的。这样不至于因为分析出过于复杂的环节，而使人难以理解；也不至于因环节太少，而不能很好地呈现心理行为活动的全貌。

下面介绍一下这个六步（六个环节）的循环圈。

1. 焦虑

循环圈的第一步，开始于焦虑。

人有种种情绪，积极的或者消极的。当然，我们首先希望减少或消除的是那些消极的情绪。但是为什么我们要从"焦虑"这个情绪开始呢？简单来说，这是因为焦虑和其他情绪不同，它是一种可以混合任何情绪的复合情绪。因此，焦虑承载了人生所有的痛苦，而成为驱使人从事一切活动的根源。其他情绪都有其特殊性，只在人生的某些特殊境遇中出现，而焦虑在人生的一切境遇中都或多或少地存在。

焦虑的核心是一种恐惧类的情绪，是一种担心，是害怕某种"可怕的"事情会发生。和恐惧不同的是，恐惧针对的是一种已经出现在眼前的危险，而焦虑则是担心某种将会发生的危险。

焦虑是一种复合情绪，在这种担心的基调中可以混合各种不同的情绪。焦虑和其他复合情绪是不同的：其他复杂情绪因成分不同而成为不同的复合情绪，而焦虑的特别之处是，不管混合了什么，整体上这种情绪还是焦虑。

我们可以这样比喻：如果把西红柿和鸡蛋炒在一起，这个菜就叫作西红柿炒蛋；如果把青椒和鸡蛋炒在一起，这个菜就叫作青椒炒蛋；如果把黄瓜和鸡蛋炒在一起，这个菜就叫作黄瓜炒蛋。这些菜是什么，取决于它的组成成分。但是，有个菜的名字叫作大杂烩，这个菜是什么和它的组成成分就没有直接关系了。不管你用的是什么菜，哪些种类不同的菜，烩在一起后都叫作大杂烩。

焦虑大体上和佛教所说的"烦恼"是同样的意思，是一种不舒服的感受。焦虑中有心理能量，这是一种没有方向的混乱的能量。

2. 欲望

我们如果不能安然忍受焦虑，就会想要改变。这种改变焦虑的意图就成了我们的欲望。欲望使得原来存在于焦虑中的心理能量有了方向，"欲"就是"想要"；"望"就是看向某个目标。饥饿的孩子不眨眼地看着店里的面包，这就是所谓的欲望。想要吃，就是欲，而把想要吃的欲指向面包就是望。

我们各种具体的欲望，归根结底是一种欲望——想要消除焦虑所带来的不舒服感觉。没有不舒服之后的那种好的感觉就是我们的目标，我们称之为快乐。

欲望的产生使焦虑的不舒服得到了一定的缓解。因为欲望给出了一个方向，从而使焦虑的那种无方向感的难受得以缓解。欲望中有希望，欲望是一个承诺，现在虽然不舒服，但是如果将来达成了目标就会好了。这种承诺是一种安慰，它画出了未来的美好——也就是我们通常所说的画饼，从而减轻了当下的不舒服。但未实现的欲望依旧是让人不舒服的，所谓"求而不得"就会辗转反侧。

3. 策略

当意识到仅仅想要是不够的，目标不会自动地实现，我们就需要有个方法，让我们走向我们的目标。这时人就会开始思考自己的策略。欲望中的心理能量，给了我们趋向目标的动力。欲望中的目标所在，给了我们所趋向的方向。而策略，就是趋向目标的路径。

最简单的策略就是直接趋向目标：想要，就要；想吃，就吃；想玩，就玩。如果简单的策略有用，人就会满足于这个策略。但是，往往简单的策略没有成效，甚至反而带来害处。比如在两性关系上，如果一个人想要就去要，可能会被别人痛打，甚至被抓捕。或者当我们在珠宝柜台上看到喜欢的钻石时，我们想要就去要，结果也可能是被无情地抓起来。意识到现实不总是能满足我们的欲望，于是就有了策略。欲望是"想要"，策略是"怎么要"。

4. 行动

行动是策略的现实化。按照策略在现实中做出实际的行动，会对现实有真实的影响，从而带来真实的改变。

因此，行动可以看作人与世界的"对话"。行动带来转变，使目标和我们之间的关系发生变化。行动在现实中所带来的变化就是这个行动的"结果"。当然，有些人可能会有策略却并不行动。这种不行动也可以看作一种特殊形态的行动。

行动本身虽然是可以一直持续的，但是人们往往会为行动设置边界。到某个时候，人们会认为某个行动"完成"了。因此，流动的、连续的行动可以被按照"次数"分开，叫作一次行动。

5. 检验

行动带来改变，我们期望这个改变能满足我们的欲望。但是实际上它是否能如此，并不一定。因此，在行动之后会有一个检验过程，看一看自己行动的结果如何。

检验不一定是有意识进行的，也许只是无意识中对结果的一种评判。检验的方式也不一定是有条理的，多数时候，人们的内心检验过程是随意而无条理的。

我们可以做的检验包括以下几个部分：

- 检验策略中设定的行动是不是做了，是不是完成了？行动有什么结果？
- 行动是不是实现了策略？
- 行动的结果是不是满足了欲望？
- 欲望的满足是不是减少了焦虑，是不是让我们的感受更好？

当然，在现实中，人们往往没有对这些都进行检验，也往往不是这样思路清晰地进行检验。

6. 诠释

对行为结果的检验完成后，心理会有一个总结的过程。在这个过程中，会对前面所发生的事情有一个解释、理解或者说诠释。

这包括很多方面，比如对自己行为结果的诠释，即这个结果意味着什么？对产生这样结果的原因的诠释，即为什么我会成功？或者为什么失败了？是内在的原因，还是外在的原因？是偶然的原因，还是必然的原因？

再如对策略的诠释，根据结果看，这个策略是不是一个好的策略？又如对自己的诠释，根据这个过程中自己的表现以及最后的结果，可以看出自己是一个什么样的人？又是什么原因导致自己成为这样的一个自己？还有对世界的诠释，在人生经历了这些之后，对世界怎么看，对别人怎么看？

最重要的是，在这个过程中的各个阶段会有种种情绪或者心理感受产生。从行动以追求目标的角度看，这些情绪都是一些副产品。这些情绪或感受负载着心理能量，并且那些阶段结束之后，还有很多情绪或感受依旧会留存着。对于这些新生的情绪或感受，心理也会给予诠释。在这样一个过程结束之后，所带来的新情绪会混入旧的焦虑之中，从而使得焦虑的配比和焦虑的大小都发生变化，而新配比、新大小的焦虑就成了下一次循环的开始。

在迷失中渐行渐远

在这个循环中，大多数人都是越循环，迷失得越远。一个简单的观察能说明这一点：虽然每个孩子天生不一样，但是总体上来说，我们会发现小孩子比成年人更加可爱、纯洁和善良一些。这可能是因为小孩子循环的圈数还比较少，迷失得还没有太远。而大多数成年人都越来越迷失，幸福快乐也越来越少了。

为什么会这样呢？因为在循环的过程中，每个环节都有可能走错路。在焦虑时，我们可能会慌不择路，生成了错误的欲望。有了欲望，我们可能采取了相对更坏的方式来对待欲望——放纵或者压制（而不是节制），从而带来了不良后果。我们选择策略时，常常选择错误的策略，只看到一个策略的好处，而没有看到它的副作用和潜在的危险。我们的行动可能会有破坏性，或者太过怯懦。我们的检验可能会不全面、不准确，从而得出错误的判断。我们的诠释——出于人类智慧的局限性，永远是包含错误的、不全面的。

这就是杨朱"歧路亡羊"故事中所说的，歧路中又有歧路。我们的错误会累积，并且每一个错误都会影响我们以后的心理行为，带来一系列新的错误。这样，错误甚至有可能以几何级数增加。生活中我们常常会看到，一个人为了掩饰一个错误，结果犯了很多新的更严重的错误。

当然，如果一个人很有勇气，发现自己犯了错误就承认、就努力改过、就迷途知返，那么这个错误也是可以消除的。陶渊明发现自己当公务员是一个错误的选择，之后就断然决定归隐。他对自己说，幸迷途而未远。但是，改正错误对人来说是不容易的事情，承认错误很痛苦，文过饰非看起来更舒服一点，所以很少有人能承认错误。改正错误时又必须付出很多的努力——打碎一个东西很容易，要补好却要花费更多的时间和精力。如果犯的是一个大错，那改过就更艰难，这是大多数人难以忍受的。因此，大多数人选择逃避，选择文过饰非，也就使错误越来越严重。

当然，我们做得好的方面也可以积累。但正如俗语所说，从善如登，从恶如崩。走向正路很难，而很容易就会犯错。因此，绝大多数人的结果必定是迷失得越来越远。更何况正路只有一条，而歧路千千万万，歧路中又有歧路，也难怪绝大多数人最终都会迷失。相对轻微的迷失带来的是人生中的烦恼、情绪问题、婚姻困难等，而更多的迷失，或者会在生活中带来大的问题，比如犯罪、严重疾病等，或者会让人患心理疾病。

专栏 1-1 偷袭珍珠港，为什么日本人会出这种昏着

新闻中，日本政要在珍珠港事件纪念日去参拜了靖国神社。这引起了大家的议论，其中就有人问，为什么日本人会用偷袭珍珠港这种昏着？

事后诸葛亮当然知道这是昏着，因为当时日本和美国国力差距那么大，招惹美国当然如同找死。日本人后来果然也死在了美国人手上，证明"事后诸葛亮先生"的看法真正高明。但当时日本人选择那么做，他们当然不认为这是个昏着，而且对于他们来说也真的未必是昏着。因为日本打珍珠港，并不是打算和美国拼个你死我活，而只是打算赌上一把而已。一旦赌赢了，就可以带着赢来的钱离开赌场，从而让日本的实力再上一个台阶。而用突然袭击、孤注一掷、以命相搏的方式来以小博大的策略，日本人已经玩过两次了，而且都成功了。

在回归循环圈中，一个策略如果成功，在诠释环节就会被看作"好策略"，从而有更大的概率被继续使用。策略越成功，以后再度被使用的概率也就越大。

日本第一次以小博大是在日俄战争中。日本当时的实力远不如北极巨熊俄国，但是靠着不怕死的拼搏，在日俄战争中居然得以领先。在日本占上风的状态

下，日本和俄国进行了谈判——其实日本这时已经几乎用尽了全部国力，如果再继续和俄国战斗，可能就会转胜为败了。但是，俄国有其他方面的危机，只好在这里吃点亏。日本在这次战争中获得了丰厚的回报，国力上了一个台阶，从此进入亚洲强国行列。

在此基础上，日本开始了第二次赌博，向大清帝国宣战。这次以小博大也让日本获得了战场上的胜利，从此进入世界强国行列。既然两次以小博大都成功了，日本当然就倾向于继续选择同样的策略。按照日本人的想象，珍珠港事件毁灭美国太平洋舰队之后，美国也会像俄国、清政府一样，和日本谈判并让出利益，日本就会再上一个台阶，成为世界上最强的国家之一。

这样想，很合乎规律。但是美国没有和他们谈判，而是和日本继续战斗，于是日本就惨了。因为这时的日本也已经几乎耗尽了国力，没有继续战斗的余力了。日本赌博，可以赢一次，赢二次，但是第三次就不容易赢了。因为同一个招数用多了，就容易被看出破绽——当时的中国尽管已经不是强国了，也可以用持久战拖住日本。这种情况下美国当然不会对日本让步了，他们能看到日本已经是强弩之末。日本的选择合乎人的心理规律。赌赢了的赌徒，当然会选择继续用原来的方式去赌，只不过不可能永远好运，赌徒最后必定有赌输的时候。

我们在日常生活中也可以看到很多类似的例子。人们一旦用某个策略获得了成功，就会继续使用这个策略。即使这个策略也许并不适合当下，人们也还会继续使用这个策略，这也常常成为失败的原因。

很多企业家都是如此，他们过去冒险做了某个选择且成功了，后面他就会继续同样的冒险。也许总有一天，他们会输在同样的冒险上。从哪里得来的还会在哪里失去。这样的例子让我们知道，有些人固守成功的经验，在外界条件改变之后并没有及时改变策略，从而导致未来的失败。

不过，我们知道了又怎么样呢？我们难道应该在有了成功经验后不继续用，反而改弦更张吗？这显然更容易失败，毕竟在多数情况下，重复过去的成功还是更合理的选择。因此，虽然从事后看，我们能看出来错误，但是在当时，也许当事人并没有什么更好的选择。

如果我们一定要从这类事情中吸取教训，可能这样总结经验稍微好一些：如果某种做法成功，那么我们通常可以继续使用它。但如果明知道这种成功有很大的运气成分，那最好后面改为较不冒险的做法。宁愿收益较小，也不能持续赌运气。逆取而得到的成果最好用顺守的方式来保有。当然，日本军国主义者是不会这样总结经验的，所以他们最后的失败也就在所难免了。

蠕虫反应

人都是按照本书中所说的循环圈行动的，就算循环圈有时看起来不是个循环圈，但实际上它还是这个六步循环圈中的一种变式。"蠕虫反应"说的就是一种最不像六步循环圈，但是实际上也还是循环圈的情况，是在探讨人格中最低层次的心理活动方式。

我们看到的人格是有很多层次的。最上层的人格是人类独有的，越往下就越接近动物性。这并不是贬低人，而是一个客观的事实。因为人是从动物进化而来的，所以那些动物的心理活动方式也都还保留在人的人格下层。你，我，都是如此。我们人格的上层是心灵，而下层则是动物。

下层也不只一层，细分可以分很多层。我们可以把人格想象成一个千层饼。不过，为了简化并便于研究，我们可以把人格大略地分为三层。最上面的一层，是人类最近发展出来的一层，这一层用逻辑思维来认知；中间一层，是古老的层次，即原始人和哺乳动物的层次，这一层用原始的形象思维来认知；下面一层，是更加远古的层次（简称远古层），这一层是爬行动物甚至更低等动物的层次，在那一层我们人类的认知和爬行动物以及更加低等的动物是一样的。

回归循环圈适用于各种水平的心灵，哪怕是最低的层次——远古层次中最低的地方，那仅仅相当于一个蠕虫的地方，其认知和行为的过程也是一个回归循环圈。远古层次的回归循环圈，或者现实世界中低等动物的回归循环圈，其运行方式就被我称为蠕虫反应。

那么，在低等动物以及我们人的低等动物层次，回归循环圈又有什么特点呢？低等动物层次（即远古层）同样会有焦虑和欲望，焦虑就是对死亡的焦虑，而其欲望就是要让自己能活下来，并且能够繁殖。或者我们可以说，它们的欲望就是抵御死亡，抵御个体的死亡也抵御物种的死亡。

从活下来的欲望和繁殖欲望中会衍生出很多不同的欲望。我们人类在这个低等动物性层次上的欲望都是先天固定而有的。每个人在这个水平和层次，这些动物性的欲望都是相同的。最基本也是最重要的欲望是食欲、性欲、权力欲和安全欲，稍微细一点去看，我们还可以加上探索环境的欲望、加入群体的欲望、运动的欲望、清洁的欲望、睡眠的欲望等很多欲望。我们通常把这些先天固有的欲望称为本能欲望，或可以简称为本能。

对于低等动物或者我们人格中的低等动物层来说，不仅欲望是先天预存的，而且用来满足这些欲望的策略也是先天固定的。不同的动物使用不同的策略来求生存，对于某种动物的个体来说，它是没有什么可选择的空间的。它的遗传给了它什么策略，它就只能使用这个策略，比如乌龟遇到天敌时，它先天固定的策略就是缩脖子。具体的某一只乌龟，不可能说突然产生了一个独立欲望，改用从没有用过的新方式来对待它生活中的敌害。不过，对于一个物种来说，它可以经过长期的进化过程，去逐渐改变或者完善策略，或者获得新的策略。这种策略改变的过程需要很多代的时间才能完成。

在人类和动物心灵中的远古层中，那些可被选择的行为策略都是先天预存的。动物的进化级别越高等，其先天所预存的策略就越丰富多样。这使得人和其他低等动物不同——低等动物在某种情境下，它会采用什么策略基本是固定的，而人则可能会根据情境的不同使用不同的策略。需要指出的是，在远古层的策略是先天预存的，哪怕是人类，在心灵的远古层也并不会创造新的策略，人类和低等动物相比并没有质的差异，只是可选择的预存策略在量上更多一些。

还有，在远古层，人对自己的心理活动基本上是没有能力意识到的，也基本上没有能力去调解、控制。所以，即使人有对同一个情境采用不同策略的可能性，但在某一次具体情境下，一个人用了哪个策略，也都不是他能主动选择的，而是在那个当下自动激活了某一个策略。而决定哪一个会在那种情境下被激活的因素，可能是那一个曾经更多次地被激活过，或情境中的某些因素更容易激活的因素。最简单的例子，就是人面对危险的时候，可以有战斗、逃跑、僵住三种选择，而不是像乌龟一样总是缩头。那么具体到某一次，究竟一个人会怎么做，这是不一定的。一旦远古层的某个策略被激活，人就会按照这个策略自动化去行动。

在远古认知层，行动之后的所谓检验环节也是以先天固定的方式来进行的。"行动是不是执行了策略"是不用检验的。因为策略会引发什么行动，是自动化按照本能进行的，所以行动永远是执行了策略的。远古认知层需要检验的只是"策略是不是满足了欲望"，这个检验也是自动进行的，满足了欲望就感到愉悦，不满足就感到不愉悦（当然，对于自然界的许多低等动物来说，这个检验更加简单粗暴——欲望是"要生存下来"，如果满足了就活了下来，如果不满足就死掉了）。

诠释也是一样，远古认知层不会有意识地进行诠释，而是直接从先天预存的诠释中去调取——如果感到愉悦了，先天固定的诠释就是"这样做对，能满足欲望"和"下次有欲望时，还这样做"。如果感到不愉悦，先天固定的诠释就是"这样做不对，没有用"。——这就是所谓的强化原理，愉悦了就加强这个行为，不愉悦就不加强这个行为。

因为整个远古层的回归循环圈运行中的环节多数都是按照先天固有的方式自动运行的，所以不需要做什么选择。不需要选择，也就不需要有意识、有觉知了。所以，当这种低等动物水平的回归循环圈运行的时候，人的觉知是非常少的，他只会意识到自己焦虑了，然后就发现自己在行动。行动如果有效还好，如果无效，他就更加焦虑，然后他发现自己会用同样的方式再次行动，并且更急躁地行动。就是这样愈演愈烈，焦虑了就行动，行动了更焦虑，焦虑了又行动，就好比一只找不到出路的苍蝇在撞窗玻璃，撞了没有出去，再撞，再撞，再撞，越来越急，最后连自己的欲望都意识不到了。

　　这种就是"蠕虫反应"模式——焦虑 – 行动 – 焦虑 – 行动，得不到满足就一直持续不停。人在"蠕虫反应"的过程中体验到的是模糊、混乱的焦虑感，并混合着欲望的冲动和欲望不满足的难受。他也很难分辨出这个感受是焦虑还是欲望，总之就是一团情绪、感受和能量。他只是知道有这股劲儿驱动着他。他对这个感受的觉知也是不清晰的，就是感到一种驱力，但不能看清到底这股劲儿里面都包含着什么。

　　整个策略环节都是自动运行的，所以他完全没有意识，只能看到自己行动了。为什么要用这个方式做？这个问题他不会思考，因为在这个低等层次，他不会想到还有其他方式可以用。因此他默认就只能这样行动了。行动如果失败，他也不会去想可以"改变行动方式"，只会盲目地、反复地继续去做，只不过是越来越急、越来越加力做而已。

　　由于预存的策略固定不变，与当下的现实情境常常不匹配，而人类在远古层主导的"蠕虫模式"中又无法觉知到这一点，更无法做出新的选择，因此使得整个回归循环圈完全没有灵活性，所以当然也必然会导致经常无效或效果很差。

　　低等动物就是这样生活的，而人内心中的最低的层次说到底也同样只是低等动物的，所以一样地愚笨。如果一个人主要是受这个部分影响，那他的生活方式就会非常愚笨。如果一个人不希望自己如低等动物一样生活，那就必须启动自己更高层次的认知，提升自己对回归循环圈各个环节的觉知，从而使自己有可能做出不同的选择和行动，并在这个过程中学习新的知识。另外，一个人还需要用自己更高层次的认知来想办法，去影响这个低等动物层，并让这个层次也能够在几个先天固定的策略中，重新去选用更好的那一个；建立新的习惯，让先天固定的行动在程度、方向和具体细节上有所改变，从而能成为"更适应现实的低等动物"。这样，我们才不会继续像蠕虫一样地反应，并受困于蠕虫一样的人生。

第 2 章

回家：越走越快乐

Chapter 02

找到回归的方向

人类迷失的悲剧性困境有办法解决吗？有！

希腊神话中，英雄忒修斯深入迷宫去诛杀牛头怪，但是面临一个困难，那就是杀了牛头怪之后，如何才能走出迷宫。阿利雅得妮公主解决了这个困难，她给了他一团线，让他把线的一头系在迷宫入口，然后拿着线团边走边放线，就保证可以回来。很多神话中，主人公去山中的时候，把豆子撒到路上也可以回来。

人生固然多歧路，但是如果我们在还没有迷失的时候留下指引我们回来的线索，就可以回到最初的原点。我们要找到离开迷宫的路，不是继续往前走，而是回头找我们来时的路。但是我们也许已经不记得自己是从哪里来的了，我们需要寻找来时的线索。

这就是回归疗法的基本原理，循着自己走过的路所留下的痕迹，回溯自己心理发展的路程，最后就可以找到自己的原点。如果我们的人生道路越走越迷茫，那么这样去回溯过程就会越走越明白。如果我们把自己比作树叶上的小虫，那我们只要沿着叶子走到枝条上，然后向更粗的枝条走，就可以走到树的主干上，进而找到树的根。即使这棵树有千千万万的枝条，小虫子用这样的走法也不会走错太多路。

回归，就是最好的方法。因此，古人有诗说，"退步原来是向前"。回归疗法的基本思路就是回溯我们的心理发展历程，找到我们最初的"初心"。仿佛是一次次追问，问我们为什么相信这些，问我们怎么评价自己的行为，问我们为什么这样做，问我们要的是什么，问我们为什么而苦恼……通过追问，一层层发现，并且一层层荡涤我们后来沾染上的心灵尘埃，从而最后回到明净的原点。

回归的路程与快乐

我们发现，回归的路程和迷失的路程，其实都是沿着循环圈一圈圈走的。如果说迷失的路如同通向深渊的旋转楼梯，一圈圈越走越往下，越走越黑暗；那么，回归的路就如同向上走的旋转楼梯，一圈圈越走越明亮，越走越向上。在一圈圈向上走的时候，每一圈的回归都使焦虑一点点地减少，使得那些有破坏性或者副作用大的信念的力量一点点减弱。

我们还发现，量的转变逐渐积累后会带来质的变化。当质变发生后，会有信念的改变。一个人眼中的世界是什么样子，是受到其信念影响的。人相信什么，他眼中看到的就会是什么，他生活中出现的也就会是什么，他的命运也就会是什么。而人的信念是他过去诠释过程的结果。当我们回归的时候，诠释逐渐改变并积累起来，会在某个时刻动摇某个信念并改变它。随后，这个人眼中的世界就会随之而改变。

如果我们在过去的迷失中循环了几千圈而越来越黑暗，那我们现在回归的时候也需要走几千圈才能回到正确的道路上。不过在几千圈可以分为几个层级，在同一个层级中的不同圈之间的差异相对比较小，而且可能是量的差异，而在不同层级之间的差异就是质的不同。

就好比水气的温度一度度下降，从 1000 度降到 100 度的过程中，每降 1 度，水蒸气都有一点变化——这就好比循环圈每转一圈都有所改变。但 100 度和 99 度之间有一个质变发生：水蒸气变成了液体的水——这就好比我们的心理进入了另一个层级。99 度的水、98 度的水、97 度的水也都有变化。但是到了 0 度，另一个变化发生了，于是水又一次有了质的变化，变成了冰——这就如同我们的心理进入了另一个层级。

回归的过程就好比逐渐加热的过程，循环一圈就好比冰加热了一个刻度，而当加热到足够的温度之后，冰就融化为水，然后继续逐步加热，直到某一个时刻，水变成了蒸汽。回归过程中，焦虑越来越少，快乐感也就越来越多。在不同的层级，快乐的感觉有质的差异；在同一层级内的不同圈，快乐的感觉量的大小不同。

不同质的快乐，比较其量的大小是没有意义的。冰不知道水流动时的快乐，那么我们就算把冰的数量增加到一座冰山那么多，它也一样是不知道的。

不过，同一层级、同品质的快乐是可以比较的。在心理疾病的患者中，那些比较轻微的病患就多了一些快乐。这种快乐，没有心理疾病的人可能是不会懂的。平常人中，有些人更幸福一些，在日常生活中享受的快乐多一些，其他人是懂得而且羡慕的。但是平常人可能就不懂陶渊明"采菊东篱下"的那种快乐是怎么一回事。因为陶渊明的那种"悠然"和平常人下班放松了的那种感觉，其实并不是同一种，而是另一个层级的另外一种感受。

在回归的过程中，当我们的烦恼焦虑越来越少，我们就会获得更多或者更高品质的快乐。虽然我们这一生可能都到不了最终的归处，但是不断地回归也必定会给我们更多更高品质的幸福。

找到烦恼的根并终极回归

假如我们接近了最后的归处，也就是我们的循环走到了最高的层级，并且最终可能超越了这个循环，会是一种怎样的情况呢？

那时，我们会看到所有焦虑的最根本的来源。我们能毫无遮蔽地面对最初的焦虑，并且我们有机会去穿越它。从原理上讲，这个时候我们可以有机会超越，从而离开循环，停止循环中无望的努力，没有任何焦虑——当然，实际上我自己也做不到。

所有烦恼和焦虑的根是什么呢？我们发现，是"执着于有一个我"。或者说，是一种错误的认识，以为有一个独立的、实在的、稳定的"我"。而实际上并没有这样的一个实体。我们日常所说的"我"，实际上是一种对精神和肉体结合体的一个称呼。而这个结合体实际上是变化的、不独立的，并没有一个"我"的实体——大家可以看出来，我们走到佛家的立场了。或者我们也能联想到庄子——是的，这个理念并非我们的原创，古代哲人早已有之。

人们有一种强烈的先天的倾向，有一股很大的力量，要坚持"我"的存在。人的所有一切的欲望，从最根本上都是这个力量的化身。但是人又有天赋的智慧，所以人在最深的心灵深处也知道自己坚持的那种"我"是不存在的，或者说真相和自己的想法是不一样的。这两者的矛盾就带来了基本的、终极的焦虑。这就是所有烦恼的最终根源。如果我们解除了这个烦恼，那么我们就离开了心的循环圈。那时我们会有绝对的快乐，但那种大快乐是现在的我们所不能想象的。那里就是回归的终点，但是我们不必要求自己达到这个终点，我们只要更接近那里就好了。

专栏 2-1　借事炼心：回归心理学与阳明心学

一门学说就是看世界的一个视角。

即使是同一个世界，从不同视角去看，看到的也可能是不同的。就像鲁迅说的（他真的这么说的），同一本《红楼梦》，"经学家看见《易》，道学家看见淫，才子看见缠绵，革命家看见排满，流言家看见宫闱秘事"。

而作为回归心理学的开创者，我看到满世界都是回归循环圈。《红楼梦》当然也是在铺叙回归循环圈而已，不过我这篇文字中偏不先讲红楼梦，我先讲讲王阳明。

从回归心理学的视角看，王阳明的知行合一不多不少，刚好就是在讲回归循环圈。王阳明的一生，走的就是一个借事炼心的回归循环。王阳明有焦虑吗？当他临终时说"此心光明，亦复何言"的时候，可能并无焦虑。但是在之前，他当然和我们所有人一样，共享着人类最基本的存在焦虑。要想让这种基本的存在焦虑得到缓解，一个人必须给自己的生命找到一个意义。有了意义，才能让人感到自己没有白白活在世上，从而在很大程度上不再害怕将来的死亡。

王阳明从儒家的传统中找到了意义，又从这个意义之中确定了自己的欲望，那就是"让自己成为圣贤"。那么，如何让自己成为圣贤呢？圣贤和俗人的不同，在于他们有不同的心。圣贤的心是廓然大公的心，是明镜一样清明的良知良能的良心；俗人的心，则是私欲的心，是蝇营狗苟的心。

让自己成为圣贤，就需要通过自我修养，让自己的心一步步接近圣贤的心。

但具体怎么做，怎么修养呢？如果没有具体可行的操作性方法，那么仅仅知道圣贤是什么样子的，也没有办法把自己现在的俗人之心修养调整为圣贤之心。心是无形态、无实体的，如果我们只是用自己的主观感觉去判断心的状态，那么就可能误判。如果没有显示实际中的行动，只是用思考和感受来判断，很可能会在心并没有超越的时候，误以为自己已经超越了。比如，一个心理状态不怎么好的人，如果用自己的主观感觉去看自己的心，由于他自己的自大幻想，他可能会觉得自己的心和圣贤的心一模一样，会觉得自己已经是圣贤之心了，不需要再修了——这种情况，从回归疗法的视角看，就是"守界"（后面会讲到）。我们必须找到能避免这种情况的方法，才能真正地修养自己的心。

是什么方法呢？王阳明给出的策略是借事炼心。心是什么样子的，这是心的"体"；这样的心遇到事情时会如何表现，这是心的"用"。王阳明给出的方法是，在现实世界中去做一些事情。在做事情的时候，自己的心就会有其表现。这个时候，我们就有机会观察自己的心，并比较自己的心和圣贤的心，看看哪里不同？看到了之后，就可以在这个具体的情景下，以圣贤的心为标尺来修正自己的心。圣贤的心，是良知良能的良心，这个心用在做事情上，也会很自然地发挥出其奇妙的功用，让我们能把事情做到最好。这样，我们也可以把事情的成败作为我们心修得好不好的一个指标。事情如果该做好却没有做好，那你说自己的心已经是圣贤之心了，也是说不过去的。

这样做，学圣贤就不再是一句空话，而可以有具体的操作。王阳明在自己的人生和行动中运用了这个策略。他不是坐在书斋里空谈心性，而是积极投入生活，去参加考试，去当地方官，去平息叛乱，去应付官场中的各种人……在做所有这些事情的时候，随时观察自己的心，并和圣贤相比较。比如，考试落榜了，看一看自己是不是对此"动心"了，是不是很在意落榜？这和圣贤的心是一样的吗？如此等等。

做事有做事时的策略，也有做事时的行动，做事当然也会有做事的成败结果——这也是一个回归循环圈。也就是说，王阳明同时至少有两个回归循环圈在运行，但这两个循环圈不是并列关系，前一个是以成为圣贤为欲望的自我修养循环圈；后一个是以外在事情成功为欲望的现实成就循环圈。前一个修心的循环圈是核心的，是真正最重要的；后一个循环圈是为了检验修心的效果的，只是前一个循环圈的一个策略。

做事会有成败，所以在做事的循环圈中，我们可以有所检验。为什么成功？为什么失败？成功，是不是因为我自己的心发挥了良知良能？如果不是，那么这里学习不到什么；如果是，那么我对良知良能也就多了一些体证。失败必定是因为没有能发挥出心的良知良能，那么必定是我和圣贤用心的方式有不同，就可以去找找我的用心错在哪里了，找出来就可以矫正。

做事的同时，可以观察心在这个过程中的状态。在做事的循环圈的欲望环节，观察自己的欲望是什么，是圣贤的那种天下为公的欲望，还是夹杂着自己求出名、求私利、贪享受、求安逸的欲望？事情成功的时候，是不是贪心增加了？事情失败的时候，是不是心里很不满足？私欲来源于自己的什么心，自己所焦虑的是什么？

这些观察到的内容就成了自我修养循环圈中指导自己进行心理调节的素材。有了这些自我了解，就可以知道哪里需要改变，应该向哪个方向改变。在自我修养循环圈中，就可以进行自我矫正的行动了。减少从私心出发，改变为以良知或者公心出发，心就会逐渐"清净"。

是不是做到了让心更清净？可以继续在做事中检验。具体说，就是当做完这个自我修养的矫正行动之后，可以再去做事，看看这一次是不是能做得更好？如果能够做得更好，也许就说明，在自我修养这方面，自己的矫正是有成果的。当然，如果能够做得更好，做事的循环圈也能检验到更大的成功。王阳明的借事炼心就是这样一种避免了空泛之病的方法。

当然，这个方法用起来也不是像我上面所说的那么简单。做事失败，是不是绝对都是因为我们的心不够清净，没有发挥出良知良能？也不尽然。孔子是儒家公认的圣人，但是孔子在事功上，也有不成功的经历。所以，做事失败未必一定就是心没有发挥好。做事成功，是不是一定就是因为心的良知良能发挥得好？这更不一定。这个世界上，事功上非常成功的小人、恶人比比皆是，所以用做事来检验我们的心，也不是绝对有效的。我们还需要用自己的内省来辅助，才能得出更准确的结论。良知良能发挥得好，但是现实世界中却不成功，这在现实中大势已经强力趋向于不好的方向时，也是可能的。没有发挥好良知良能，但是现实中却成功了，那一定是用了不好的心机，这通过内省是可以看清楚的。所以如果一个人的志向是成为一个圣贤，他是不肯做这样的"不良成功者"的。如果一个人宁愿用心机获得成功，那说明他本身也就不是一个想做圣贤的人。

虽然我们未必是儒家的追随者，我们的目标未必是成为圣贤，但只要我们希望能自我修养，希望能让我们的心的状态得到提升，王阳明的这个借事炼心的回归循环方法就是对我们有用的，可以拿来原样照用——以回归心学的名义。当然这看起来像是我抄袭了古人，不过更准确地说，我们中国人或可以说古人本来就是回归心学、回归疗法的先驱，是他们最早创立了回归疗法。

第 3 章

存在感

Chapter 03

基本的谎言

说"我"不存在，我自己都不相信。虽然我们可能听说过佛家或者别的谁说过"无我"，而且这种说法听起来也很酷。虽然很多人也喜欢这样说说，显得自己很高深，但是从心里，我们都并不相信这一点。很多说"无我"的人，也是为了让"我"感到自己很出色、很不同凡响，才说无我的。如果他们真的相信无我，那么有什么理由去表现"我"的出色呢？

世间理论的起点一定要从一个大家都相信的公理开始。比如欧几米德几何学，一开始的公理是，两点之间直线最短。这个是人人都相信的，谁都知道，如果我们绕路，一定会更远。但是回归疗法最荒谬的地方，就是它的理论起点，是从一个所有人都不会真心相信的前提开始。这个前提就是"无我"。佛教已经开悟的大师会相信这个前提，但是他们可能已经不算人了。但不从这一点开始，我们的这个言说体系就不能自洽，所以我们还是只能从这个前提开始。当我们把这个体系看完并且实践之后，你会发现我们的前提是对的。

我们的理论认为，相信有我是我们迷失之后的信念。因为我们迷失了，所以我们才需要证明无我，如果我们没有迷失，其实我们根本就不需要证明无我，因为明明白白可以知道就是无我的。两点之间，也许未必总是直线最短，但是无我却是比那些公理都要确定无疑的。

如果你很诚实，那我估计你会觉得这段话不可信。是的，我不打算说服你相信，因为我根本就没有办法说服你相信。我们可以从不相信的前提开始，去推出我们的理论体系。或者，如果你愿意，也可以从持"姑妄听之"的态度开始，去听听我们的理论。这很有趣，很像"假如明天太阳突然西升东落，动物和人会是怎么样的"这种有虚拟前提的思考。

当然，我们也可以稍稍说几句无我似乎能说明白的话。这种说法也并非

"绝对真理"，不过是可以大致给你一点感觉的、一种近似正确的说法而已。说无我，并不是说否认你所看到的那个能运动、能呼吸、活着的身体，也并不是说否认那个能思考，有快乐、悲伤等种种感受的心灵。说无我，首先是否认你所具有的一种根深蒂固的信念，你觉得好像在身体中，或者说发起这些思想的主体，是有一个持续存在的、稳定的"我"。我们会觉得是"我"在呼吸，是"我"在思考。这种"有个我"的感觉，实际上是没有充分根据的。近代哲学家笛卡尔说，"我思故我在"是一个可以确定的公理，但是后来的哲学家指出思只能证明思在，而不能证明我在。"思故思在"才是合理的说法，而"我思故我在"是没有根据的，是把一个"我"偷偷放进去的结果。

没有"我"，万象只是按照其因果去流转。正如庄子所说，我们的肉体不过是物质的产物，当这个身体死去，它就会转化为泥土，然后变成草木的一部分，变成马的一部分或者蚂蚁的一部分。思想在世界上传播，也不过是以不同的身体作为其临时的载体。今天我觉得这个思想是我的，但是明天也许另一个人会接受这个思想，实际上思想并不属于任何一个人。

回归疗法的理论是，其实在最深、最纯净的真心中，谁都知道并没有所谓的"我"。而每一个人的心中却都有一种强烈的信念认为有一个我，并且有强烈的心理能量或者说欲望让这个我存在。这构成了一个最基本的矛盾。"我"是一个最基本的谎言，不过是一个人们极为喜欢的谎言。"我"是一个梦，不过是一个人们希望其能极为美好从而不醒的好梦。

尽管我们都强求有我，但是真实却并非如此。世间的一切都每时每刻展示出"无我"。"有我"的念头实际上每时每刻都会被挫败——这种说法看起来和我们的实际经验也许并不一致，这是因为我们在迷失的过程中，已经建构了非常复杂的自欺系统。但即使如此，无我的迹象也随时存在，真诚而仔细地观察就可以看到。可以看到人是变化的，可以看到人的思想性格在和外界交流并相互影响，可以看到我们自以为"我"所有的那些特点，在现实中有很多的反例。

因此，维持"我"的谎言并不容易，这个谎言随时都有漏洞。要保持这个谎言不被戳穿，就必须使用种种手段。我们可以想象一下，一个说谎的人需要如何维护谎言，他可能需要分散别人的注意力，可能需要用一个又一个新的谎言去弥补漏洞，可能需要对怀疑他的人发脾气，或者讨好怀疑者使之不忍心质问……所有这些方法，也都会用在人的生活中，以维持"我"的幻觉性的存在。

这个基本的谎言不能停止圆谎的过程，一旦停止就会让真相出现，因此，迷失的过程必须是随时不间断地圆谎——不论是白天还是夜晚。如果有一秒钟这个过程停止，这一秒就会让人有可能看到无我。骗子都必须不断地圆谎，或者用一个新谎言取代旧谎言。因为实象是随时存在的，而谎言总有露馅的时候。在"我"的问题上，没有一个人不是骗子。顺便说一句，正是因为谎言需要随时去圆，否则真实就会显露，所以发现真实的方法也就非常简单，你只需要停止一切心理活动，在无念的状态下等待，就有开悟的可能。而停止一切心理活动这种简单的事情之所以极难做到，就是因为我们心中有个骗子，他最怕真实显露，所以必须随时随刻阻止我们停止心理活动。水只要静下来，就可以映照出我们的真面容，而骗子为了让我们看不到自己的真面目，就必须不停地把水搅浑。人最大的自欺就是骗说有一个"我"。

存在感获得的方式

存在主义的哲学家和心理学家都发现，人的所有欲求、需要归根结底会归结为"存在性"的需要；人生命中的各种主题，最后都可以归结为"存在主题"。存在主题是关乎生与死、爱与孤独、选择与责任、意义感，等等。弗洛伊德早期从生物学的角度出发，把研究的焦点放到"性"的主题上，但是到了晚年，他也发现"性"主题不过是生死主题的一个表现形式。所有在存在主题所带来的成就强化了"存在感"，而存在主题的所有失败则削弱了存在感。"活着"的感觉和"死了"不同，是活着让我们感到自己"存在"，而我们认为"死了"就不存在了；爱之所以令人向往，是因为爱让我们感到有存在感；我们被爱，是别人肯定了我们的存在，而孤独没有人爱，则存在的感觉或生存的意义就难以被找到了。其他存在主题也是一样。

　　而所谓的"存在感"，是感到有了什么"存在"呢？当然是"我"存在。存在感，就是"我存在"的感觉，就是一种相信"我"在的心理能量。追求存在感，实际是试图证明"我"存在，也就是我们前面所说的那个"基本谎言"。人是如何说谎的呢？证明"我"在，实际是不可能的，因为"我"本来就不存在。但是，有些方法可以让人感到好像"我"在。视幻觉中，我们可以看到某个实际并不存在的东西存在。在催眠术中，催眠师也可以通过催眠的技巧——一种巧妙的混淆技巧或者一种说服的技巧，让人们产生幻觉，从而"看到"某个事物存在，虽然那个事物实际上根本就不存在。比如催眠师可以让被催眠者抱着一个椅子跳交际舞，却让被催眠者以为他是和一个美女跳舞。

　　人最早的催眠就是让自己相信"我"是存在的。人在最早的催眠中证明"我"存在的基本逻辑是，如果我在，我会有种种表现，而如果我们看到了这些表现，就可以证明我在，"我 × 故我在"。

　　有个村子，人们养的鸡经常莫名其妙地丢失。有人说："村子里一定有一只黄鼠狼。"人们问："你见到这只黄鼠狼了吗？"他回答说："黄鼠狼是偷鸡的，现在鸡纷纷丢失，就说明一定有一只黄鼠狼存在。"大家看出来这个人说话的逻辑漏洞了吗？虽然有漏洞，但是这个漏洞并非显而易见，所以还是可以让很多人相信，可能真的是有一只黄鼠狼。

　　人证明"有我"的所有证据，包括所有古代的哲学家和智者所给出的，如果我们追到最后，也无非和那个证明黄鼠狼存在的人所给出的证据一样。人证明"有我"的所有逻辑，包括所有古代的哲学家和智者所给出的，如果我们追到最后，也无非和那个证明黄鼠狼存在的人所给出的逻辑一样——读者如果不厌倦思考，可以读读古今所有的哲学著作，看看是不是这样。

　　最直接的就是笛卡尔，他说他唯一能证明的事情，就是"我"存在。因为他说他用思考的方式，无法证明任何东西的确定存在性。但是既然思考着，那么"我思考故我存在"。为什么"我思故我在"呢？前提是他认为"我是思考的主体"，我是可以思考的，因此当思考存在了，就认为我存在了。这就和"黄鼠狼是吃鸡的，鸡被吃了，所以黄鼠狼存在"是一样的逻辑。

催眠师的一个方法是给出一个毫无理由的规则，"当你的眼皮感到越来越沉重，你就进入了催眠状态"。然后，他就用怀表、钢笔等在你眼前晃，并让你注意这个物体。过了一会，你的眼皮感到沉重时，他就会说"你的眼皮越来越重了，你在逐渐进入催眠状态"。你会在他的诱导下，去看自己的眼皮是不是"越来越重"，当你发现他说得很对，你的眼皮果然越来越重的时候，你就相信了他的话，以为自己进入了他所说的催眠状态——但是，"当你的眼皮感到越来越沉重，你就进入了催眠状态"这句话，有什么证据吗？关于这一点，你并没有去想过。

人最早的催眠就是，先（毫无理由地）给出一个规则——"我是思考的主体"，然后让人把注意力放在证明"思考"是不是存在了，当证明了思考存在，就得到了"我在"的结论。实际上，"我是思考的主体"吗？为什么"思考"必须要有一个这样的主体？

但不管怎么说，人们都相信这种逻辑。首先，人会按对这个"我"的看法，给出一些我如何如何的说法。"我"有感觉，"我"能行动，"我"和别人不同，别人能看到"我"……然后，就产生了种种证明"我"存在的方式，"我感觉故我在""我行动故我在""我与众不同故我在""别人看到我故我在"……

生与死，为什么成为一个存在主题？让我们看看生和死最基本的差别。如果我们有一天在海滩上看到躺着一个人，那么我们怎么判断这个人是活人还是死人呢？首先，我们会看"他会不会动"，一般来说会动就是活人。如果看了一会儿没发现他在动，就戳他一下，看他有没有反应，因为我们认为活人是有感觉的，感到我们戳他就会有反应。因此，我们的判断标准是"他能行动故他在""他有感觉故他在"。生就是能行动、有感觉、被看到，等等，因此生就能证明"我"在，而死了就没有了行动力，没有了感觉，也就没有办法证明他还有"我"在了，虽然被看到尸体但也不被看作是一个有"我"的主体了。

爱之所以能成为一个存在主题，是因为我们认为"我"是爱的主体——"我爱"。爱着的人是感觉到爱的，"我感觉故我在"，所以爱是"我存在"的证据。另一方面，"被爱"是被看到，是被别人当作一个有"我"的存在，因此也是"我"在的证据。

选择为什么是一个存在主题？因为我们认为"我是选择的主体""我选择故我在"。为什么创造也是一个存在主题？因为我们认为"我是创造的主体"。因此，"我创造故我在"。

所有这些能让我们证明"我"在的事情就成了存在主题。所有这些给我们带来了"我"存在的证明，从而就加强了"存在感"。什么是"意义"？一个事物能有助于证明"我"在，我们就觉得这个事物有意义。人最基本的"成瘾"就是对"我"的瘾；人最不舍得放弃的，就是"我"的存在。人为什么要不断寻求存在感，因为只有这样人才能不断地相信"我"在。要戒断这个瘾比死还难受。死之所以难受，只不过是因为一般来说死会减弱我们的存在感或者威胁到我们的存在感。如果有人发现肉体死亡后，依旧可以有办法获得存在感，这些人就不会觉得死有多么难受（比如烈士发现肉体为国牺牲后，"我"的名字和事迹会千古传诵，他们就不会太害怕死亡了）。

六步循环圈的第一圈开启

证明"我"在的开始，就是六步循环圈的第一次开启。

最基本的焦虑，就是担心发现"我"不存在所带来的焦虑。之所以有此担心，是因为对"无我"真相的恐惧。这个焦虑是所有情绪的最初源头，也是所有焦虑的最初源头。而为了缓解这个焦虑，人最初的欲望，就是希望证明"我在"。最基本的策略，就是我们前面所说的那种最基本的"催眠"：设定"我"是什么样子的，会带来什么结果，然后证明这个结果是存在的，最后用"我 × 故我在"的理由，证明"我在"。人这样做的时候，大多数时候并没有明确地用"我 × 故我在"这个句子，大多数时候也没有用语言来表达这个句子，而仅仅是在心中按照这个句子的逻辑来获取存在感。

按照策略去获得存在感，这就是最初的"行动"。但在第一圈中，未必都是以狭义的行动的方式。如果策略是"我感觉故我在"，那这个人只要感觉发生在身上的一切，就已经可以有存在感了。静静地躺着看风景，听音乐或者窗外的鸟鸣，感受风吹过脸颊……这就足以给他带来存在感了，并不需要他去做智力或体力上的任何运动。这里他所做的广义的行动就是"感觉"。感觉时眼睛在接受光线，视觉神经传导信号到大脑，大脑中的视觉神经元激活，这些就是广义的行动。

在第一圈的检验首先是，用以证明"我在"的（广义的）行动是否发生了。"我行动故我在"，检验"行动"发生了没有；"我感觉故我在"，检验"有没有感觉"；"我选择故我在"，检验选择了没有。因为选择什么都不要紧，所以第一圈里的选择没有正确或者错误之分，也没有为了达成什么目标而选择，也没有选择的标准。第一圈中的选择，就是一种"自由的选择"，这就是哲学家所说的"自由意志"。"我创造故我在"，第一圈的创造也没有利弊的区别，只要创造就好了。而且这里的创造也不需要条件，如《圣经》所说，"要有光，于是就有了光"。

在第一圈检验（广义的）行动是不是实现了策略，只要行动发生了，策略就必定被实现了。既然我思故我在，而我思考了，当然就得到了"我存在"的存在感。在第一圈检验策略是不是满足了欲望，也必定满足了欲望，因为欲望就是获得存在感。在第一圈检验欲望的满足是不是缓解了焦虑，也必定缓解了焦虑，因为有了存在感，所以对"我不存在"的担心当然在这个时刻就得到了一定的消解。于是在第一圈，"我 × 故我在"的信念，在诠释过程中得到了强化。

失去乐园

如果证明"我"存在的工作比较顺利，人就有存在感、意义感，就会感到幸福。但是现实中，这个工作会遇到各种各样的困难。比如，我们用"我行动故我在"的方式来获得"我"的"存在感"，于是就需要行动。做什么行动都不要紧，只要行动着就行。这种行动不需要有别的什么目标，因为只要行动了，就实现了其作用——证明"我在"的作用。就像小孩子的游戏中用沙子盖城堡，这个城堡不需要用来住人，盖好的城堡再弄塌也没有关系，因为小孩子的快乐来自这个过程。行动证明了我在，有意义了就快乐了。

但是，"我 × 故我在"被证实的时刻也带来了这样的感觉："如果我不能 ×，那就不能证明我在。"当然在逻辑上，"我 × 故我在"并不意味着"我不能 × 我不在"，因为一种证明方式失效，还可以用另一种证明代替。但是，即使我们用另一种方式代替了，另一种方式也同样可能失效。比如一个人原来是长跑运动员，他在跑步中得到了人生的意义感——我跑故我在。后来他不幸因车祸残疾，绝对不可能跑步了，于是他不仅仅是不能跑步而已，他的人生意义都被剥夺了。他会非常痛苦，因为他没有存在感了。但如果他后来找到了某种新的方式（比如写作）来获得存在感，那他还可以继续感到"我在"。但是，他也会意识到，这种写作也不是安全的，因为他有可能遇到新的灾难，使得他没有办法写作——也许他会生病而丧失写作能力。因此，不安全感就会产生。

对以行动的方式来证明"我在"的人来说，行动一旦停止，存在感也就会随之失去，"我"的证明就会随时被威胁，这个"乐园"就有破灭的危险。也就是说，你无法保证"我"能够持续存在，也许你有些时候能让"我在"（也是骗来的），但不能因而确定"我一直在"。用其他的方法来获得存在感，也都一样会遇到这个问题，那就是"我一直在"是难以得到的，"我在"的乐园随时面临崩塌之危险。

我们可不可以一直行动而不停止呢？不可能。别的不说，首先人是必死的。而我们活着的时候，所进行的所有活动，到我们一死就必须要停止，因此死了就会失去存在感。死亡之所以令人畏惧，就是这个原因。死亡让我们所有追求存在感的活动被迫停止，死亡让我们必须面对"无我"的现实。因此只要想到自己会死，人的所有存在感、意义感和它们所带来的幸福感就都是不踏实的。除非一个人不知道死亡，否则这种不安全感就是无从避免的。

在我们意识到"我没有办法一直在"之后，不安全感出现，随之会有多种消极的情绪或感受。其中最大的情绪是对死亡的恐惧——我们人类几乎所有的恐怖故事都无非是关于死亡的恐惧，从这些恐怖的故事中我们可以看到人是多么地怕死。另外，还会有一种非常根本的抑郁，一种存在性的抑郁，这种抑郁是因为"不管你是什么人，生活得多么好，但是最终还是一场空。任何美好的东西都不能永存"。《红楼梦》中林黛玉的抑郁，就是这种存在性抑郁，而不是一般人所以为的，因为小性子而抑郁，因为寄人篱下的感觉而抑郁，等等。林黛玉听到"却原来姹紫嫣红开遍，似这般都付与断井颓垣"，大为感伤，正是因为她的抑郁是在如此深的层面。也可能有人不是抑郁，而是发愁。"我该怎么办呢"这种存在性的"愁"，就是李白所经常说的"千古愁"。

在下一圈开始的时候，这些情绪和感受会和最初的存在焦虑混合起来，从而形成更强的一股情绪能量。这种存在焦虑和后面的情绪感受混合后的情绪，我们称之为"焦虑"。

焦虑以及后面的循环圈

存在焦虑混合了其他情绪和感受的能量后形成的那种情绪，为什么我们称之为焦虑呢？因为"焦虑"这个词，就是指以恐惧为核心，混合了多种其他情绪而形成的那种混合的情绪。让我用一个比喻来说明这一点：用西红柿做的汤，叫作西红柿汤，如果加上鸡蛋，就改叫作西红柿鸡蛋汤。但是如果杂烩汤中添加了新的菜，比如添加了豆角，是不是需要叫作杂烩豆角汤呢？不需要，它还是叫作杂烩汤。

焦虑，就是情绪中的杂烩汤。存在焦虑混合了其他情绪和感受，形成了新的且更大的焦虑之后，下面的循环圈中，第一步就从这个焦虑开始了。

在新循环圈的第二步，欲望将会是什么呢？总体上来说，应该是减少焦虑。但这时的焦虑是一个混合体，其中有存在焦虑也有后来的其他情绪，这一步的欲望是从削弱哪个焦虑开始呢？这时，不同的人产生的欲望会有所不同。有些人会依旧针对原来的存在焦虑，欲望是消除存在焦虑。

另外有些人则会针对新产生的那些焦虑成分，从而产生不同于以前新的欲望。这一种新产生的欲望，就是希望能够不死，或者至少希望能够非常地长寿。如果欲望是这样，人就需要创造出一种永恒存在的感觉。于是新循环圈中的策略，就必须能让人有永恒感。

得到永恒感的策略也有很多种，选择了不同的策略就成了不同类型的人。

比如一种获得永恒感的策略，就是在可能的情况下保持持续不停地行动，创造一种永远在行动的感觉，并且屏蔽死亡的知识，让自己忘记人是会死亡的。一直在行动本身也有一个功能，能让人顾不得去想到死亡——不知老之将至，更不知死之将至。

再比如，把自我的认同放在某种比自己的身体活得更久的事物上，也可以创造一种永恒感或至少是更长久存在的感觉。创造出某个存在得更久的事物，然后告诉自己说，"这是我创造的事物"，就可以把自我认同引入这个事物，从而让自己有了永恒感。艺术家创造出伟大的作品，希望这个作品能够永恒存在，于是就感觉到自己的"不朽"。政治家创造一种制度，希望这个制度永恒存在，也是一种不朽。一个英雄建立功勋，希望自己的事迹流传下去，也是一种不朽。平民也可以用的方式就是生育后代，代代相传也是自己的一种不朽。秦始皇建立了新的国家后，希望从自己开始，二世、三世……直到千万世。这是既希望自己的后代永恒存在，也希望自己所建立的政治制度永恒存在，更希望自己的声名永恒存在，这也是追求自己永恒存在的一种形式。

这个时候，为了让自己的策略能够有效，当然需要一些外在的条件。比如要想创造一个不朽的艺术作品，至少需要学习艺术，需要有创造所具备的物质基础。想让自己的后代代代相传，而且还需要花很长时间养育孩子，保证这个孩子在自己死后还可以继续生存下去。

在选择了获得永恒感的策略之后，需要根据对外在条件的了解，选择执行永恒感策略的具体行动策略。例如，选择了"当艺术家"的策略后，还需要选择"如何成为一个艺术家"的策略。然后，人们才能按照所选择的策略去付诸行动。而这个行动是一个很长的过程，在行动的全过程中，人们需要控制自己的内部活动，影响外部的世界，最终得到一个结果。

在这个过程中，人们根据人和外在世界之间的相互影响情况产生种种情绪或感受。这些情绪和感受也带有心理能量。有些能量在这个过程中得到释放并从而影响结果，也有一些能量没有得到充分释放。

然后，人们检验结果，判断行动是否完成，并判断行动是否实现了策略。如果策略实现了，需要看这个策略是不是满足了欲望；如果欲望实现了，还需要看是否缓解了焦虑。

在诠释的过程中，人们还会回答：

- 为什么行为能顺利完成或未能完成？
- 行动虽然完成，但是并没有实现策略，为什么？
- 策略虽然实现，欲望却没有得到满足，为什么？
- 欲望满足了，但是焦虑并没有减少，为什么？
- 最后，诠释中还需要对自己的种种情绪和感受是什么，给出一个结论。

在最成功的情况下，焦虑会得到一定的缓解或减少。但是，这个胜利也是暂时的。永恒不可能实现，这是不可改变的命运。而在不完全成功的情况下，人们在这个过程中会积累新的消极情绪和感受。比如行动不顺利时的烦躁和挫败感，或者发现行动并没有实现策略时的懊恼、迷惑或者遗憾等感受和情绪。这些情绪和感受中的心理能量，会不断添加到原来的焦虑中去，使得焦虑的程度进一步增加。

下一圈，人们从一开始就面对着更强的焦虑，也是更复杂的焦虑。然后，人们可能再产生不同的欲望，产生新的不同的策略，然后进行不同的行动，检验之后再产生对新情况的诠释。下一圈如果成功，则事情不会恶化。如果有任何不成功或者部分不成功，就又增加了新的或者更多的消极情绪和感受，这些都被继续添加到焦虑中，让再下面一圈的循环从更大的焦虑开始。于是人们的迷失也就越来越严重。

量变到质变

实际上人们迷失的路更像一个向下的旋转楼梯。六步循环中的每一步转一圈后，整体的焦虑就更深了一些，人的幸福就更少了一些，诠释也更消极了一些，而心理健康的程度就更差了一些。

随着量变逐渐积累，质变的概率也逐渐增加。只要人没有超脱于这个循环，那么量变就是自然要发生的，而且一般来说是变得更焦虑。因为获得了存在感，不过是一时满足，成果总会随时间而消失。存在焦虑还在，而其他焦虑也会继续出现。每一圈必然会多多少少有些不成功，所带来的消极情绪和感受却不会随时间自然消失，所以最后的结果是焦虑几乎总会有所增加，检验中的失败也必然会增多，诠释的过程中也必然强化那些更消极的信念。

但是，质变是否发生却不是一个必然的过程，而是一个概率性的过程。可以用吵架的夫妻做比喻。如果夫妻不懂得相处之道，经常吵架，而且其吵架的方式没有建设性，那么夫妻关系的量变是必然的，他们会越来越不喜欢对方，越来越疏远。但是质变却未必发生，他们也许这样吵了一辈子，却没有想到要离婚，双方都还没有改变他们原来曾经有的那个决定——要生活在一起。但是，这些量变却可能增加他们离婚的概率。越是关系不好，他们越有可能想到离婚，随后把这个想法付诸实践。当他们决定改变基本的关系，决定离婚的时候，质变就发生了。

六步循环圈一次次运转，是量变。在量变的过程中，其诠释中的信念量上有变化，但是质上是不变的。比如有个信念是，为了让存在感长久存在，必须保证一些外在条件。因此在获得存在感之前，应该先保证这些条件的存在。随着这个人在循环中越来越把注意力放在条件的获取上，他越来越经常地忘记在此时此刻对存在感的追求，这就是量变。而有一天，突然他觉得在某些条件不满足的时候，根本不能去追求存在感，那么质变发生了。

有两位青年爱上了同一个姑娘，姑娘有点犹豫不决，但她说自己喜欢爱学习的人。为了向姑娘证明自己更值得被爱，两个人同时出国留学，谁先拿到博士学位就可以先向姑娘求爱。青年甲努力学习，在短短两年半的时间就得到了博士学位，于是他高兴地回国找那个姑娘求婚，刚好赶上参加另一位青年和姑娘的第一个孩子的满月庆典。因为另一位青年人根本就没有出国读博士，而第一位青年以为必须满足了条件才能去求婚。

信念的质变发生后，不仅信念改变了，而且欲望也会改变，策略和行为也往往会随之而改变，被检验的内容也会改变，而这些检验将用来证实改变后的信念。于是整个循环圈都有了质变。

质变究竟在何时发生，前面的循环圈要转上 10 圈还是 1000 圈才发生质变，这不是确定的，而是概率性的。就像我们看一个人对他的女朋友很不好，我们可以预测她早晚会离开他，但是她会在多久后离开，是两个月还是两年后，这是说不准的。

专栏 3-1　幸福就是被看见吗

"幸福就是被看见"，这个说法我自己并不完全同意，不过我相信有很多人会这样想。

前些年我还年轻的时候，经常作为嘉宾去参加一些访谈类电视节目。有一次节目开始前，我在化妆间看到一个女孩子非常紧张，旁边她的朋友不停地鼓励她。我好奇地问别人，这个人怎么回事？那个人回答说："三流演员，难得有个机会露一次脸，当然很紧张了。"

"至于紧张成这样吗？""你觉得不至于，"那个人回答说，"但是你看这些观众席的人，如果镜头在某个人脸上停两秒，你说他回家会不会通知亲友看电视，说'我今天上电视了'？"我一想还真是这样，那个时候有谁"上电视了"，当然会通知亲友、同学都看看，这的确是个让人挺兴奋的事情。现在可能不是这样了吧？至少在程度上，"上电视"激动人心的程度稍稍下降了一点。

不过这并不是因为"被别人看到"不重要，而是现在大家被看到的地方变了——现在人们都是在网上露面让别人看。和电视相比，上网络更容易，随便谁都可以在网上放一个自己的视频，或者直播一下自己，基本上总会有别人看到并且做出回应。所以，和过去没有网络的时代相比，能让别人看到自己，已经变得不那么令人兴奋了。对于现在的人来说，更重要的是看的人是不是自愿的，或粉丝有没有到 10 万以上。

想被人看到这个需要，过去和现在都是不变的。感觉到自己被别人看到了，尤其是被很多人看到了，会令人兴奋、幸福。如果看自己的人还挺喜欢自己，那就更是锦上添花。"万众瞩目"，感觉一下这个成语，感受到那背后满满的喜悦了吗？是不是感觉头顶上仿佛有了一个光环，霓虹灯一样放射出璀璨的光芒？耳边仿佛人声鼎沸，都是在给自己的幸福加温。

就算肉身没有在万众瞩目的场景下出现，但是自己的产物能让很多人看到，也是一样的激动人心。比如我现在想象有很多读者在看我的这本书——有人躺在豪华的海滨别墅，有人坐在偏远的小镇房间，有人在高铁上，有人在图书馆……老人、中年人、青少年都在读我写的书，而且感到有点意思。想想就心花怒放了。如果某位读者读到这里，就对我不爽了，想把我的这本书丢掉，哼，那肯定是他嫉妒我有这么好的想象力。

被看到，很幸福；被自己在意的人看到，就更幸福。项羽灭秦之后，有人给他建议说，首都应该建在咸阳为好。项羽反对，说"富贵不归故乡，如衣锦夜行"。穿了漂亮衣服，总不能在没有人的夜里走在街上吧。成为天下霸主，不回家乡让乡亲们看看，那这个成功还有什么意思呢？项羽为了被看到的需要，宁愿放弃一个更加适合的都城，这可以说明被看到是多么重要。更成熟的人，比如刘邦，也并非不喜欢被看到，只不过他可以超越只是"被熟人看到"的限制，所以最后就留在了长安城，让万众瞩目了。

别人看不到自己，通常就感到不幸福。有些人自诩有才华，结果却默默无闻，就会愤世嫉俗，满肚子里都充满了怨气。为了让人看到，有些人甚至不惜做一些坏事来引人注目，"不能流芳百世，宁愿遗臭万年"。有些罪犯杀人，是为了让自己被世界看见；洪秀全、黄巢之类自负却考不上"大学"的落第书生，就会另寻途径来显现自己，让自己被看见。当然，最后终于被人看见的洪秀全、黄巢也是少数。更多的"洪秀全"没有遇到机会，最终还是没有被我们看见，我现在也说不出他们的名字。

　　自己在意的人看不见自己，人会感到更加不幸福。女作家三毛曾经说过一个事情，她感觉家里人总是"看不到自己"，所以她就做了一个实验。某天晚饭时，她尝试一句话都不说，实验一下看看家人多久之后可以发现她今晚没有说话，多久之后会问她怎么了。结果，整个晚饭期间都没有人注意到异常，吃完饭大家各自去休息，也没有人问她怎么了——她感到非常悲哀。是啊，自己眼巴巴看着的人却看不到自己，那是什么滋味。

　　心理学家们也都注意到这些，所以有心理学家说，"幸福就是被看见"。人本主义心理学家卡尔·罗杰斯（Carl Rogers）甚至认为，心理咨询的作用不过是"看见"来访者而已。心理咨询师只要能倾听来访者的话，只要能表达出自己在"看着"来访者，就有心理咨询效果；心理咨询师的眼光就如同阳光一样，照在来访者的心田上，来访者内心的小苗就自然会生长。

　　自体心理学派有一个专门的术语来表达这种"看见"，叫"镜映"。自体心理学家认为，儿童在童年被父母看到并积极回应，就是被镜映了。被镜映才能构建儿童的"自我核心"，然后儿童才能建立稳定的自我感。几个月的孩子对着母亲的脸笑，咿咿呀呀，母亲也看着孩子笑，对着孩子说话，这就是一个人最早的"被看到的幸福"。有了这种幸福的经历，一个人就能建立起最初的自信。儿童在有人看的时候，逞能表演或者人来疯，都是为了吸引别人的眼光，从而给自己积累更多的幸福。相反，如果他童年被镜映得不够，如果他吸引不了别人，或者别人嫌弃他的表演，那么他长大之后就会出现各种心理问题。很多成年人拼命努力，或者使劲作，也都是为了让某个家人"看到"自己的能力或自己的烦恼，归根结底是为了被人看见。努力了不成功，那就持久地不幸福。"幸福就是被看见"，很多人这么想，不无道理。

　　那么我为什么不完全同意呢？因为，并不是所有的人，都感觉被看到了才幸福。生活中有些人的表现就与此相反：有些人不喜欢出头露面而更喜欢退隐；有些人甚至在家里，都不喜欢被别人注意，而希望自己躲起来……

　　不过，绝大多数心理学家会认为，这也许只是一种创伤的结果——也许是被家人惩罚、批评和指责的太多了，才不得不压抑了"被看见"的需要。因为在这种情况下，"被看见"伴随着"被惩罚"，所以被看见不再是幸福，不被看见虽然没有幸福，但至少更安全。

　　我也同意，有些人不想被看见，只不过是一种创伤反应。不过，我认为，并非"所有的不想被看见都是创伤的结果"，在另一些情况下，不想被看见是因为那样真的能给人带来幸福感。

　　从回归疗法的视角看，被看见之所以能给人带来幸福感，根本原因是在于被看见能带来"自我存在感"。而获得自我存在感才是人最深层的根本追求。感觉到"有我""我和别人都不一样""我好""我重要""我的意志能影响世界"……这些构成了每个人心中的"自我存在感"。

　　如果一个人存在感很弱，他就会感觉不到自己活着的意义，感觉不到自己的意志，那他整个的生活就都会是空虚的，他也没有"我是我自己"的那种自信。而反之，如果一种活法、一种情境能够满足一个人的自我存在感，那么那种活法、那种情境就能给他带来人生幸福感。如果被看见给他带来存在感，那么被看见会使他感到幸福；如果不被看见能给他带来幸福感，那么不被看见会使他幸福。事实上，也有不少人获得存在感的方式和"看见、看不见"根本没有关系，而是别的什么。比如，有人感觉"创造新东西"才会给他带来存在感，那么创造新东西会使他感到幸福；有人感觉"亲近大自然"才会给他带来存在感，那么亲近大自然会使他感到幸福；有人感觉"读圣贤书"才会给他带来存在感，那么读圣贤书会使他感到幸福；有人感觉"与音乐同在"才会给他带来存在感，那么听音乐、玩音乐会使他感到幸福；有人感觉"了解宇宙的秘密"才会给他带来存在感，那么探索和求知会使他感到幸福；有人感觉禅定才会给他带来存在感，那么禅定会让他感到幸福……换句话说，任何可以让我们获得存在感的方式都会让我们感到幸福。

　　但为什么唯独"被看见"这么被我们关注呢？我有一个简单的猜测就是，用"被看见"来获得存在感的人，他们总是需要站在大家的视野中央，高光出现；而用其他方式去获得存在感的人，他们都在我们的视线之外，不声不响地自得其乐呢！简单地说，认为"被看见最幸福"的人更追求被看见，所以被看见了。而不在乎是不是被看见的人，我们没有看见他们。有没有存在感才是根本，所以我们这样说才更准确：幸福就是有存在感，而被看见是我们获得存在感最常见的途径。

　　这样说，就能让我们知道：被看见固然很幸福，但是不被看见也不是一定就不幸福。有些人可以在不被看见的情况下，依旧有幸福的生活。这就是回归心理学给出的"另外的情况"。这些不被看见也可以依旧幸福的人，只需要有"另外的渠道"获得存在感就行。

　　比如，有些人通过思想来获得存在感，哲学家说"我思故我在"，只要能不受打扰地进行思考，他们就可以获得存在感，也就可以获得源源不断的幸福。康德生活在一个小镇，没有朋友也没有女人，不旅游也不社交，而且他活着时也没有获得那么大的声望，就这样过了一辈子。一般人看来，他的生活枯燥无味。但是他自己也许很满足，因为他可以通过思想获得存在感。有些人通过艺术活动或手工工作获得存在感。优秀的艺术家沉浸在艺术中，投入在音乐中或者绘画中，不知不觉过了一天又一天，也可以感到很幸福。平凡的人，如果能带着平常心生活，不贪心也没有抱怨，能享受生活中的平凡时刻，那么也可以在工作中、在日常生活中、在恋爱和婚姻中、在养育子女的过程中，时时获得存在感。春天去附近公园看看桃花，也能感觉到自己活着；抱着新生儿，看她那红扑扑的脸蛋，也能感觉到自己活着；业余玩玩自己喜欢的东西，也能体现出自己的意志。这样，我们也都可以获得幸福。

　　如果我们以为，只有被看见才幸福，那么没有被看见的时刻，就是不幸福的、寂寞的、荒凉的时刻；如果我们知道，有存在感就幸福，那么我们不被看见，我们还可以有几十种幸福的机会；如果我们以为，只有被看见才幸福，我们就会执着地努力，去让别人看自己；如果我们知道，不被看见也可以幸福，那么我们就可以有很多其他可以做的事情。

　　我们知道，不被看见也可以幸福，我们就可以幸福。当然，如果幸福的我们又被看见了，那也很好，那就是锦上添花。没有绣花的锦衣和绣花的锦衣，都是很美的。

第 4 章

循环的各个层级

Chapter 04

在界

质变也是有大有小的，小质变很多，但是根据我们的研究大的质变大致有三次。每次大的质变后，六步循环圈都有了很大的不同。

我们用了一个术语，叫作"界"，每次大的质变后到达一个新的"界"。实际上对于一个人来说，大的质变前后，他的世界完全不一样了。或者说，在不同的"界"的意思是，虽然在现实中，他们生活在一个世界，但是在心理层面，他们生活的是不同的世界。

我们把还没有发生过大的质变的那些圈，称为"在界"。所有那些心理上在在界循环圈中生活的人，其基本的人生追求，还都是在寻求存在感：希望感到存在，感到永恒存在，感到在更多的领域里存在……即使为了这种存在感，有时需要一些手段性的目标，但根本目标也还是在存在感上。而且他们对此也明确地知道。

这一界的生活，是更为真实和纯粹的生活，也是一种"活在当下"的生活。这一界的人的当下生活，就是他们所要的生活。他们不追求世俗的功利。如果他们跑步，他们享受跑步的乐趣，在跑步中获得存在感。他们不是为了将来能成为冠军，能得到奖金和名誉。也许跑着跑着，他们真的成了冠军，他们当然也很开心，但是这并非必须也不是他们刻意寻求的。如果他们绘画，他们享受绘画的快乐，他们欣赏艺术之美。感受美给他们带来了存在感，这就足够了，他们并不需要成为名画家。如果让他们去经营投机，靠攀附艺术界的名人或富商权贵而增加影响，他们是没有什么兴趣的。因为享受绘画的快乐，并不需要成为名画家，只要有基本的生存条件就够了。如果他们恋爱，他们只是爱自己所爱，在爱中他们就感到此生没有虚度，而并不需要嫁给豪门——当然如果所爱的刚好是豪门，也没有什么关系，他们不关心这一点。

他们往往没有什么心机，因为心机算计都是为了一个未来的目标，而他们是活在当下的人。在下面的那一界的人们眼中，这些在界的人（姑且称为真人）往往很天真。这种看法是正确的，因为这些人的确很"天真"，他们活在天然的世界，做真实的人。当然在下面一界的人看来，他们也可能有点"傻"，不懂得如何得到更多的利益。而真人们却不在乎那些利益，因为他们的"利益"就是做自己要做的事情，而且他们已经做了。还有一点就是，有时心机的使用，反而会破坏他们的目标。林黛玉如果稍微用一点心机，也许会成功地成为宝玉的妻子。但是，如果她用了心机，那么她和宝玉之间就不真诚了，她的那种"心心相印"的追求就失败了，她会觉得这样得到的宝玉只不过是宝玉的躯壳而已，得到了又有什么意义呢？

越纯粹的真人，对外在世界所需要的越少。当尧想把王位禅让给许由的时候，许由拒绝了（引自《庄子》）。其他界的人对许由的行为不能理解。他们也许会用自己的心理去揣度许由，找出许由不接受王位的种种可能的复杂的原因。但是对于许由这种人来说，这个事情一点也不复杂，因为"我要王位干什么呢"，王位对许由来说，一点用处都没有。陶渊明放弃官位，归隐田园，其他界的人也难以理解，因为以他的家族背景和他的能力水平，混个高官并不困难。但是，陶渊明的心理却是"我要那高官干什么用呢"，采菊东篱下已经可以感受到人生的美了。

当然这一界的人淡薄功利也不是全无功利，作为策略，在必要的时候也会做一些功利的事情。孔子是不是想当官，想发财？他是想的。但是他很明确地知道，这些不过是一种策略的需要，而不是自己根本的追求。他的根本的追求是仁，而仁是一种精神品质。如果当官有助于仁，那么当官也很好。但是如果当官无助于仁，那何必为此浪费时间呢？他们没有忘记，他们真正要的是什么，没有忘记最初的心。

总体来说，在界人是更真、更美的人，也是更善良的人。他们的善良并非为了遵守社会所教给他们的伦理规范和道理，而是一种自然如此的品质。因为他们不需要和别人竞争，所以他们也没有害人之心。

在写这个稿子的时候，正好看到漫画家蔡志忠的一句话：我们来世上的这辈子，不是要去换人民币，是要来完成自己的梦想，走自己的路，其他都不值得。这正好是一个送上门来的好例子。

但是，有些在界的人也会做结果上是恶的事情。比如，小孩子撕掉蜻蜓的翅膀，并非出于邪恶或者仇恨，只不过是一种探索，但是从结果上来说，这个探索对蜻蜓来说却是恶果。在界人也可能会有这种恶，如果不巧这个在界人是一个皇帝，也许他的恶就不是害死几只蜻蜓那么简单了，杀人放火都有可能。因此在界人不一定是好人，比如有可能是自得其乐的杀人狂，或者对社会效果不管不顾的科学狂人。我们比较能安慰自己的是，至少在界人不会刻意作恶，因此在好的社会制度下，完全可以约束他们，使他们不去作恶。因为作恶并非他们的目标，他们很容易找到其他不害人的方法，来获得自己的存在感。

《水浒传》中的有些名为"好汉"的强盗，比如李逵，其他文学作品中的一些真性情的人，比如卡门这个性情中的骗子和荡妇，身上都有一些在界人的品质，所以他们会让读者欣赏和喜欢——当然，被李逵砍的人除外。

营界

在界人总体上的人生态度是只管耕耘，不问收获。耕耘的过程带来了存在感，但是，他们也并非完全不关注结果。毕竟，要让自己感到"我会长久存在"，需要做一些有不朽意义的事情，而且需要让自己能相信这些事情会真的带来不朽的结果。

生下孩子，总要保证把他们养大吧，不能说"重要的是过程，我不在乎孩子是不是长大"；创作了艺术作品，固然快乐在于创作过程，但也希望这些作品能够流传下去；完成了一项事业，也总希望这项事业后继有人。而要让这些欲望实现，就需要保证一些外在的条件。比如，给孩子留下点遗产；让作品被发表；给企业找一位合适的接班人。因此，真人需要具有一些功利性，但是他们也都知道，这些不是自己根本上的追求，而不过是一种手段而已。

然而，人们经常会忘记自己真正要的是什么，逐渐把一些手段性的需求变成了自己的主要需求。比如，钱是一种工具、一种手段，为了满足自己的存在性需要，我们有时需要有一些钱——比如你的乐趣是拍电影，你总是需要钱的。这个时候，找到钱是必要的，但是关键是电影而不是钱。如果你为了得到钱，而无限度地屈从有钱人的想法，不按照自己的想法去拍电影，那你就不是一个"在界"的导演。但是人们常常会如此，一开始认为钱不过是手段，后来渐渐地用挣钱的目标取代了原来的目标。

这是一件很傻的事情。耶稣说："你如果得到了全世界，却失去了自己，那有什么用呢？"有时候人们所做的事情，就仿佛是一个男人为了有机会接近美女而主动答应了做太监的条件。最后，他的确有机会天天和一群美女生活在一起了。

当主要的人生欲望不再是直接获得存在感，而是"获得那些有用的条件"时，人们的心态就是所谓的"营界"。因此，营界不是"活在当下"，而是"活在未来"。人们幻想当那些条件具备了，就可以"真正地生活"了。

关于营界的目标，虽然每个人各自不同，但是都是为了成功。所谓成功，就是获得那些对未来的幸福有用的条件，有钱、有地位、有名誉、有好的配偶等，让自己以后有机会真正地生活。之所以把他们的心态命名为营界，是因为他们一直在追求成功。营界的人生就是在为生活做准备。营界所追求的这些条件都是需要从外界获得的，因此人间的生活对外界非常依赖。因为外界的一切常常是不符合我们的意愿的，因此我们就需要学习如何控制外界，控制是人间生活不可或缺的主题。

没有人能在这种控制中获得完全的成功，因此人生中必然会有一些不如意的事情。对于大多数人来说，不如意的事情会多于如意的事情——谚语说"人生不如意事十常八九"。万事如意是人们的基本向往，但是也只能是向往而已。

在界不存在这个问题，是因为在界人不论在什么条件下，都可以获得存在感。而营界的人则不是直接去生活，而是为生活做准备，这是需要外界条件的，而外界条件又不是自己能完全决定的。在界人可以从自己的内心和行动来获得存在感，因此他们互相之间没有必然冲突。而营界的人，你需要你的条件，我需要我的条件，而我们处于一个共同的外在世界，我们之间对条件的需求就可能存在冲突。比如，我希望大家给我最高的地位，而别人也希望拥有最高的地位；我希望我是全班第一，全班有很多同学都希望是第一。这必然有冲突。有冲突就意味着只有一部分人的需要能够被满足，而其他人的需要不能被满足。于是，成功就变得非常困难，因为你需要战胜别人，而本质上你和别人都是一样的人，能力上并没有很大的区别。即使你是能力上的强者，别人也可以靠合作策略战胜你。

因此这一界的生活就不可避免地有竞争，有战斗，有钩心斗角，有种种对付别人的策略。人和人成为敌人，从而制造出不幸。当然，如果竞争有好的规则，则可以把冲突带来的危害减少，使得人间状态改善。人们在获得成功的时候，也可以暂时缓解一些焦虑。他们的幸福需要至少有一定程度的成功。而成功是有条件的，不是完全能被控制的，这使得营界的生活要比在界的生活焦虑很多。

守界

营界生活中的失败给人带来痛苦，也消磨着人的自信和意志力。失败越多，意味着人的控制力越差，焦虑当然也就越多。而更多的焦虑带来的是更强的欲望，却使得策略失当的可能性进一步增加，行为更可能失误，而对自我和世界的评价也更糟糕，在每一圈的循环中，都增加更多的消极的信念。

这种量变继续下去，会在某个时候产生一个质变——人们对自己控制世界的能力失望了，对成功失望了，在内心深处相信自己只能是一个失败者了。此时，他将不再真的努力去获得成功。他只会去努力减少失败所带来的那些消极情绪。虽然他有时还假装自己在追求成功，但是他会用种种借口回避对成功的真正追求，这实际上也是为了减少失败所带来的消极情绪。因为在他的信念中，成功实际上是不可能得到的，在他看来追求成功的结果只能是增加一次失败，导致带来种种消极的情绪。如果不去追求成功，则这些失败所带来的沮丧、痛苦、抑郁等消极情绪也就会少一些。

但是守界的人最初还是假装追求成功的，并且自欺欺人地表现出追求成功的样子。这是因为他们不承认自己是失败者就可以避免对自己的低评价，以及承认失败所带来的抑郁等消极感受。但是，如果这种伪装越来越困难，那么有些人最终会发现，假装追求成功所带来的焦虑或其他消极情绪太多，干脆承认失败所带来的消极情绪反而会少一点。于是这些人将不再伪装，承认自己是失败者。这些人会坚决拒绝承认有成功的可能性，因为这样才能保持较少的消极情绪。各种神经症或人格障碍的患者，一般都是属于这一界。

在界的人生，是一直过短暂但真实的幸福生活；营界的人生，是一直在为未来的幸福生活做准备；而守界的人生，则一直在掩饰自己的不成功。守界的人来源于营界的失败者，他们在持续伪装自己不是失败者，持续努力应对失败的痛苦。

溃界

有些人不仅不可能获得成功，甚至也没有能力缓解自己失败的痛苦，这些人连掩饰失败的努力也都失败了。他们找不到借口来欺骗自己，找不到未来成功的希望，他们想让自己少一些消极情绪，但是做不到。消极情绪会大量地涌出来，把他们淹没。他们没有能力抵御这种可怕的情绪泛滥，只能被动地被这些情绪裹挟着带到无穷无尽的痛苦之中。这种可怕的心理状态，在他们的想象世界中，就是大洪水或者火山爆发，就是大崩溃或者核爆炸。实际上的确有一个崩溃发生了，那就是他们想象出来并且一直相信的"自我"崩溃了，不论是那个努力追求成功的"自我"，还是那个努力避免痛苦的"自我"，都崩溃了。他所认同的"我是这样的人"，都被事实击垮了。

他们不得不赤裸裸地面对谎言的失败。他们骗自己有一个我，骗自己说这个我存在，骗自己说这个我是这样的那样的，这个我可以做这个做那个，现在所有这一切都被击垮了。一切他们都无能为力，说明他们以为能有一定主宰力的"我"，根本就没有了存在的证据。

有人以为，是不是这种灾难反而可能会让人承认现实，承认"无我"？实际上这是不可能的，就好比开悟的人虽然有时候看起来很像疯子，但是疯子从来不是开悟者。被揭穿的说谎者并不会因此变成诚实者，他们只不过是情绪崩溃了。

他们没有能力继续欺骗自己，但是他们还有更大的欲望想要欺骗自己，这个欲望不会凭空消失。他们与生俱来的最原始的"我"的感受也还在。而且在过去，他们一次次地欺骗，让自己坚信是有一个"我"的，而现在他们的感受是，这个"我"是一个什么都不再是的、无边无际的空虚，一个没有我的我，一个什么都不是的我。他们失去的是希望：在营界他有成功的希望；处在神经症状态时，他有不痛苦的希望，但是现在他失去了所有这些希望。

他只能忍受痛苦，而他又完全无力忍受痛苦，因为在前面各个阶段累积的所有消极情绪，现在同时无遮无挡地在心中爆发，而他没有任何办法去削弱它们。

这就是心灵的地狱。重性精神病患者的生活就是这样的地狱，他们感到自己完全没有办法应对痛苦，那些痛苦侵入他们残存的最原始的"我感"当中，他们完全没有力量抵御。外面有个声音在指责我，但我没有办法；外面有股力量在控制我，但我没有办法；外面有个迫害者，但我没有办法……在这种无法忍受的痛苦之中，他唯一还有的欲望是，让这一切结束吧，无论怎么结束。他如同一个正接受酷刑的人，唯一的欲望是"让我死吧"，这样痛苦就结束了。

溃界的人有些会选择自杀。但其中很多人已经连自杀的能力都没有了，因为他们失去了执行任何行动计划的能力，也没有了执行自杀计划的能力。这更加痛苦，如同逃不掉的酷刑。

这些悲惨的人自己无力脱离痛苦，别人也无法帮助他们，因为他们不相信任何帮助会有用。帮助者总是希望让他们回到心理更健康的阶段，让他们有应对痛苦的能力；而在他们看来，这些人所做的就是阻碍他们"结束"这一切。而帮助者教给他们的那些方法，最终也没有任何用处，只能让他们继续困在这个世界中。因此，帮助者所做的在他们看来，同样是在害他们，仿佛一个医生把受酷刑而快死的他们救活，好让他们受更多的酷刑。因此，他们对帮助者有切齿的痛恨。

在变得悲惨方面，人生有无限的可能。这种完全无力自我管理、自我控制和自我保护，自我存在感走向全面崩溃的精神领域，就是我们所说的溃界。

专栏 4-1　道家精神之慢一点

表达奥林匹克精神，最简单的一句话就是"更快、更高、更强"。永远追求更出色，所以永远不满足；永远不满足，所以永远拼搏，在拼搏中越来越快、越来越高、越来越强。

表达道家精神，最简单的一句话可能是"可慢、可低、可弱"。听起来似乎很逊，如果用不好当然很逊，但是如果真的懂了道家之玄妙，那么就会知道道家绝不是很逊，而是逊到家了。道家不是不知道奥林匹克诸神的拼搏进取，而是主动选择了不同的精神，所以《道德经》的秘诀就是："知奥林匹克其雄，守道家其雌；知奥林匹克其荣；守道家其辱，不做奥林匹克天下神山，而做神圣的天下溪谷。"

奥林匹克精神好懂，只不过要做到不容易。道家精神不好懂，做到也不容易。我们将以回归心理学的原理，稍稍说一点道家精神的只鳞片爪。

小时候看太极拳，很奇怪这样慢的拳术怎么可能用来搏击？当然我小时候没有看到徐晓冬秒杀"太极雷雷"的经典场面，要当时看到了，可能也就不疑惑了。不过古代太极拳名家不同于太极雷雷，他们时常做的是以性命相搏，如果古代的太极拳不能用于搏击，那么也绝不可能侥幸成此大名。当然，也有人指出，太极拳在实战的时候并不像练拳的时候那么慢，实战时的速度还是更快的。即使如此，和其他拳种相比，太极拳还是相对比较慢一些的。性命相搏的时候，慢一点就危险一点，为什么太极高手却能后发制人呢？

偶然间看到一本武术小册子（现在完全忘记了书名，故不列入参考文献，噢，对了，这本书没有参考文献），其中三言两语解开了我心中的谜团。书中说，太极拳动作是圆的，所以必定更慢。两点之间直线最短，直线出拳肯定比太极拳更快。但出直拳的时候，人只是在拳刚打出的那一瞬间和拳头打中（或不中）的那一瞬间，对拳头是有觉察和控制力的。而太极拳在每个点都可以有觉察、有控制，这是太极制胜的关键。我理解，直拳就如高速的炮弹，而太极拳就如同导弹，导弹就算中间有绕弯，效果也必定胜过炮弹。

所以太极拳不是靠慢取胜，而是靠更高的觉知力取胜。而更慢则是提升觉知所需要的一个条件。快则难以有觉知，慢则容易得觉知。道家的慢并不是越慢越好，而是允许慢一些，以保证觉知，而不为了更快去牺牲掉觉知。猪八戒吃人参果，吃了完全不知道滋味，原因就是吃得太快了，一口就吞到肚子里了，什么滋味都不知道。这完全是糟践了人间仙果。应有的吃法是细嚼慢咽，慢慢品尝，这才不辜负人参果的美味。感受一种滋味需要慢下来，体会一种情绪或心情也需要慢下来，匆忙之中，我们可以行动但是不能品味。

有种心理疗法（家庭系统排列）通过让不同的人代表家庭中不同的角色站到不同位置上，去体会家庭人际关系系统中这个人的感受。在操作的过程中，让不同的人站位的时候，需要让动作慢慢地来，这也是因为慢了则有觉知和感受，快了就感觉不清楚。

回归心理学指出，人的心理活动是按照回归循环圈推进的。最初是焦虑带来了改变的欲望，为了满足欲望人会选择策略，然后在策略的指导下行动。行动完成后，会检验行动的效果，然后从中总结经验，对这个过程中所发生的事情做诠释，并得到一些对未来有指导性的信念。这是人心理活动的正常步骤。

但是在低觉知的情况下，这个回归循环圈中的一些环节可能不会被觉知到，这些不被觉知到的环节，就会进入"自动运行模式"。有些觉知差的、比较愚钝的人，或者受到情结影响失去了觉知力的人，他们的回归循环圈看起来会进入一种简化的"蠕虫反应模式"。他们焦虑了之后，自己并没有看清自己的欲望是什么，更没有思考选择策略，就条件反射式地开始行动，以求尽量快地消除自己的焦虑。而之后也没有认真检验和总结，仅仅是看一下是否消除了焦虑。欲望环节、策略环节、检验环节和诠释环节都没有觉知，就用本能中的方式自动反应了。这种人的行动会更快。但是，因为是自动反应，所以其所用的方法都是原有的而没有办法被改进。李逵一焦虑，就会和人打架，这就是简单的蠕虫反应模式。

我们普通人想必比李逵会好一点。但是，如果我们敢于去观察并承认事实，我们会发现普通人也经常会如同李逵。人们的很多行为都是没有觉知，没有经过深思熟虑而冲动、莽撞地去做的，或者是按照自己的旧习惯自动去做的。所以我们比李逵也好不了多少。多数人在一生中选择什么、做什么、追求什么，往往都不是经过三思而行的，而是糊里糊涂地随大流而做。如果我们问为什么他们不仔细想好再做，往往能听到的回答就是，"事情赶在那里了，来不及慢慢思考"。

我们不会给青春期的孩子几个月的时间，让他去弄清自己的天赋、爱好和人生愿景是什么，因为需要他赶快去学习，先考上一所好大学再说。毕业后，我们不会给自己几年的时间去探索世界和发现自我，因为我们想赶快发财，赶快成功。当一切都快的时候，我们没有仔细地了解自己的欲望，没有审慎地选择更好的策略，没有认真地检验结果并寻找更好的诠释，没有在经验中学习到人生最宝贵的知识。我们可能会如飞快行驶的汽车迅速开上了高速路，但是很多人最后发现，自己的车固然很快，却走错了方向。人生的命运成了一场南辕北辙。

慢一点，我们的觉知可能会更多。就像慢慢品尝美食，我们会更清楚地尝到滋味。慢慢地完成一个行动，我们会品味到这个行动的结果，我们会更清楚地知道，它是不是真的是自己所要的。慢一点，我们可能会把事情做得更好。在做事的过程中，各方面也都可以做得更认真一些。萝卜快了不洗泥，太快了很可能会有草率之处。做事不应付，慢工出细活，则会产出更好的结果。

既然慢一点有这么多好处，那么为什么现实中人们往往不肯慢一点呢？这往往是受到营界思维的影响。回归心理学指出人的心理品质可以分为四界。通常心理最健康的是在界，其次则是普通人所处的"营界"。营界是功利性生活的领域。对于营界的人来说，重点不在于享受生活本身，而在于如何创造更好的生活条件。所以营界人的关注点，常常都在如何更有钱、如何更有权力或如何更有名等功利性的事情上。名利本身通常并不带来幸福，它们只是幸福的辅助条件。营界人潜在的一个想法是，当我有了这些东西之后，我就可以有条件去享受生活了。

营界人的希望是在未来，是认为未来有了各种条件之后才能幸福生活。

营界人对他们现在所做的事情，其实并不一定喜欢，或者严格说，在内心深处并不喜欢。一个挣钱多的工作是不是营界人的渴望？是的。但是营界人是不是喜欢工作？并不是。工作不过是为了挣钱而已，如果没有钱谁愿意去受那个累？如果你觉得这句话是理所当然的，那么很可能你是营界的人。抱歉，我也许会冒犯到你，因为我说营界人不是心理最健康的，不过也不要不开心，因为营界人在这个世界上就是普通人，这种轻微的心理不健康完全不算什么问题。享受自己的工作，就算没有钱也愿意干，这只是极少数在界的人的特点。

既然所做的事情并不是最喜欢的，那么他们内心的希望当然就是尽快干完。如果早点干完，就可以早点下班，那当然要想办法早点干完。因此营界会很自然地产生一种追求，那就是效率。什么是效率，就是更快地完成一件事，因此营界永远喜欢"更快"。

当然，实际上营界人通常并不能更早下班，但那是另一回事了。我们所说的是在心态上，营界人会有一种追求更快的心态。也许体现在希望更快地挣到足够多的钱，从而达到"金钱自由"，这样以后就可以不用为钱而烦恼了。营界的更快还包含着和别人的比较，也就是说我要比别人更快。这是因为营界想要的那些东西，并不是个性化的，而是大家都想要的资源。既然大家都想要，人和人就需要去抢，而能抢到的人一定是更快、更高、更强的人。为了抢夺，营界人也需要让自己更快。所以在营界人的心态下，更快是必须追求的。

奥林匹克精神是勇于竞争的精神，也就是这种营界精神的很好的象征。现实中过着营界生活的人，不能慢是完全可以理解的。推出一个产品需要赶工期是可以理解的，年纪轻轻的就弄得一身病也是可以理解的。毕竟，他们需要拿命去换钱。

我们并不否定更快有其意义，只是我们想说，"更快"并非唯一的方法。慢，可能会带来更好的品质。但是，慢也并不仅仅为了更好的品质。在界的人，更容易懂得慢的其他价值。慢慢去做事情会让我们有更深的觉知和感受，所以它能带来更深的存在感和意义感，在更慢的事情中常常可以有更多的美。之所以人们都不喜欢那种"一日五游"式的旅游，就是因为在快速的游览中，我们的心根本静不下来，我们的感官也不能很好地打开。所以虽然我们一天走了多个景点，但是我们很难体会到景色的美，去了更多地方又有什么用呢？真正的旅游，应该慢下来，静下来，让心的感官打开，然后景色的美才会慢慢地沁入我们的心。

"从前的日色变得慢

车，马，邮件都慢

一生只够爱一个人"

木心先生这首短短的小诗之所以会在现在流行，就是因为人们意识到了，从前的慢中有从前的美，而在更快的今天，这种美已经罕见。在界允许慢，因为做得少一点不要紧，效率低一点不要紧。一生只够爱一个人，效率的确低得可怜。但是，两个人动心之后慢慢地接近，羞涩地试探，猜测和等待，在第一次牵手之后久久地回味，然后再慢慢地走得更近……直到走完相亲相爱的漫漫一生，这里可能会有的美，在那些当天就能上床而后当天就结束的快餐关系中，是不可能存在的。而拥有几百段重复的浅薄的关系，和拥有一段美好而刻骨铭心的关系，究竟哪一个更令人幸福和满足呢？

快在于结果，更短的时间获得更多的成果。慢在于过程，如果能享受过程，那么就不用急于得到结果。这就好比种花、种菜，每天看一看，所种的植物会有似可见似不见的微小变化，从嫩芽开始，逐渐地长叶、开花、结果。每天总是有一份小小的欣喜。这样的过程中，我们获得了人生的存在感。

在界之慢并不是拖沓之慢，也不是矛盾之慢，不是因为内心有冲突，一时想做一时不想做。在界的人做事的时候实际上是不紧不慢的，按照事情本身的时间和节律去做，不求速成，在时间中逐渐酝酿而成。这就是道家的精神，慢一点是为了和自然之道更贴近一点。这也就是回归心理学的精神，在回归循环中，让每一个环节都被觉知，从而在每一个环节都不是自动模式。这样，每一个环节都不是僵化的，而是可以随时调节的。那么，回归循环圈就不会被卡在死循环中，不会一次次重复错误，而能够给我们带来真正的满足。

第 5 章

循环中的细节

Chapter 05

时间和空间

　　人最初的欲望是证明有我。最初的焦虑是害怕感觉不到有我，也就是害怕失去存在感，因此称之为"存在焦虑"。在最初的循环圈中，人会用某种方式来获得存在感。有了存在感，存在焦虑就会得到一定程度的消解。这种消解是无法令人满足的，因为这种消解在空间上是有限的，在时间上是暂时的，因此时间和空间是我们的第一个敌人。所谓空间有限，是说当我们以某种方式获得存在感的同时，在我们的视野边缘，依旧可以看到不支持我们存在感的事物。

　　"我看故我在"，但是在世界上那么多我没有看的地方，就都没有"我"的存在；"我行动故我在"，但是我行动所不能及的区域，就没有我的存在感。当然，只要我能看，就能证明有个我在，即使别的地方我没有看也有一个我在。但是从感觉上来说，毕竟不看的地方就没有存在感，并且能看到有"我不在"的领域，就会提示我们"我可能不在"。对于一个不允许自己失败的说谎者来说，任何可能揭穿自己谎言的可能性都是可怕的。因此，空间是我们的敌人。

　　但话说回来，也许不划分空间，才更不利于这个谎言。划分了空间，至少在某个非常微小的区间能产生我在的感觉，而不会被更大领域中的不存在感所吞噬。这就好比一个村主任，在村里感觉非常有存在感。但是如果县长、省长以及国家元首都在村子里生活，那么村主任的存在感就会迅即被湮灭。如果从银河系的尺度去看事情，那么每一个人实际上几乎可以说什么也没有看见过，也没有过什么行动。所以空间实际上也是"我"的一个助手。

　　所谓时间有限，是说我们以某种方式获得存在感，这个存在感仅在我们用这种方式的时候存在，之后就不会存在。"我思故我在"，那么当我停止思考时，我就丧失了存在感；"我唱歌故我在"，那么在不唱歌的时候，就丧失了存在感。存在感必然在时间上是有限的，所有获得存在感的方式都不可能抵御时间。因此，存在焦虑最多也只能暂时被消除。

陈子昂在《登幽州台歌》写道："前不见古人，后不见来者，念天地之悠悠，独怅然而涕下。"为什么要涕下呢？为什么这首诗被千古传唱呢？因为它触及了所有人的根本的痛苦，那就是人不能永恒地存在，以及人在根本上是存在性孤独的。

丧失存在感就有存在焦虑。因此，在循环圈第一圈进行的过程中，人的存在感就是不全面、不完美的。而且，在第一圈的检验中，虽然检验发现焦虑得到了缓解，但是随即就会检验到这个缓解的作用不久就失去了——药效不持久。因此在第一圈的诠释中，就有一个信念：要持久、完全地获得存在感，就需要全面地永恒地去证明。只有全面才可以战胜空间，只有永恒才可以战胜时间。什么是全面，用一句最简单的话来说就是"全知全能"；什么是"永恒"，用一句简单的话来说就是"不死"。全知全能并且永恒存在——这就是人希望中的"我"，人把这个理想的"我"叫作"上帝"。

有些人相信有个上帝存在，这是在追求永恒的欲望的驱使下所选择的一种策略。虽然他们也知道人不可能成为上帝，但是他们愿意采取一种信仰行动。他们相信只要人把自己的灵魂交给上帝，就可以成为这个全知全能的上帝的附属。似乎作为天堂中上帝的附属，人就永恒存在了（虽然严格说起来，上帝永恒存在并不能必然保证某个人的灵魂就会永恒存在）。这个策略巧妙地把"我"的存在转换到了"上帝"上，并且通过上帝的永恒存在来满足"我"永恒存在的愿望。而"上帝"的永恒存在是不会被证伪的，因此在检验中会发现，这种信念会带来一种极大的安全感。但是问题是，凭什么可以相信有一个全知全能的"上帝"存在呢？

认知活动

认知活动贯穿于循环的始终。在每个循环中，策略的建立都需要依赖人的认知活动：在行动的过程中有认知活动，检验中有认知活动，而诠释过程也是一个认知活动。认知活动中出现的错误，是循环中迷失的根本原因。

认知活动可能不出错吗？不可能，人的认知本身具有的局限性，就会导致一些错误。如认知活动中，人所能记忆的信息数量是有限的，这就导致有些信息会被遗忘，从而可能导致发生错误。人在学习中花费大量的时间去记忆各种各样的知识，就是为了减少这种错误。认知的信息加工是要耗费很多时间的，这导致人们常常等不及。为了提高速度，人只好做一些近似正确的简易运算，而这也会带来一些错误。

我们可以想象一下，如果有个人记忆能力非常高，而且运算的速度非常快，那么他在玩扑克游戏时，一定会战无不胜。因为记忆力高，就可以记住别人每次所出的牌，加之通过运算他就可以计算出别人手中的牌是什么。根据对方手中的牌，可以计算出对方可能如何出牌，从而算出怎么做自己会赢。这种能力用在政治、军事、经济等方面，也可以保证几乎战无不胜。但是现实中的人却不可能做到这一点，就是因为信息记忆量是有限的，而运算也是需要耗费时间的。还有一点是，人的运算过程也会时时出现错误。智力越低，错误越多。

当然，有时我们会为了满足自己的欲望，而故意扭曲运算过程、扭曲记忆，带来更多的错误。这虽然一时满足了欲望，但是往往会遗留下祸端。人在循环中的一次次迷失，其根本原因都是认知出了错误。

对焦虑诠释的偏差

认知错误中最重要的一个就是对焦虑诠释的偏差。在第一圈循环结束前，焦虑就不再只是单纯的存在焦虑了，而混合进去了一些新的成分。最早混合进去的成分，是空间有限性带来的"不满足感"和时间有限性带来的"不永恒感"。时间不永恒就意味着以后会出问题，这就带来一种不安全感。

在第一圈循环最后的诠释中，人对于所感受到的焦虑会有一个诠释。如果这个诠释中没有任何错误，那么这个焦虑应该被诠释为存在焦虑加上不满足感，再加上不永恒感、不安全感等，但是事情却往往不是这样的。

　　因为人的认知有一种局限性，难于清晰地处理复杂的信息，因此它有一种简化的趋势。多种感受或者情绪出现的时候，它会倾向于被看作一种感受或者情绪。因此，对这种混合的焦虑，人的认知倾向于看作由一个原因带来的一种焦虑。

　　因此会出现诠释偏差，或者把这种不单纯的焦虑解释为存在焦虑，或者把这种不单纯的焦虑解释为不满足感，或者把这种不单纯的焦虑解释为不永恒所带来的不安全感。

　　诠释被简化为哪种焦虑在下一圈循环开始时，人感受焦虑的时候就会把它感受成那一种焦虑。因为诠释可以有不同，所以第二圈循环开始时的焦虑，不同的人有不同的主观感受。有的人感觉还是存在焦虑，有的人则会感觉焦虑变成了不满足感或不安全感。

　　在以后的各圈中，各种不同的感受和情绪不断产生，混合到原来的焦虑之中。特别是到了营界后，各种新的感受和情绪大量增加。比如，行动失败了会有挫败感，外界没有按照自己的期望变化的时候会有烦躁甚至愤怒感，发现自己的错误会有懊恼感，等等。焦虑的成分越来越复杂，而人的认知局限一如既往，所以对焦虑的诠释也会有越来越多的偏差产生，从而导致主观上感觉到的焦虑有各种各样的形态。

　　简化之后，人们会把多种焦虑简化地看作一种把多种焦虑的能量加之于这一种焦虑之上。比如有一个人有多种焦虑，他担心别人轻视自己，担心自己工作没有成就，担心婚姻出问题，担心孩子将来没有前途，但是他把所有这些焦虑都归结到一种焦虑上——担心自己会得心脏病。于是，他会告诉心理咨询师，自己有一个问题就是担心得心脏病。而这个人担心心脏病的能量就会非常大，而且每当工作上遇到困难时，他就会格外担心自己心脏病发作；或者当妻子对他有不满意的话语时，他也会更担心自己心脏病发作。因此，人们会感到焦虑越来越强，从淡淡的似有似无到最后的排山倒海，不可忍受。

后发覆盖

对焦虑进行诠释时，有一个现象叫作后发覆盖。具体说这个现象就是，人们常常会把混合的焦虑解释为后面新产生的那个感受或情绪。比如在第一圈循环的结尾，人们更容易把存在焦虑和不安全感的混合解释为不安全感，而不是把这个混合解释为存在焦虑。仿佛后面新产生的感受和情绪可以覆盖住前面的焦虑，使人们只看到后面的而不再看到前面的。这种效应大概可以看作一种近因效应，后面的感受和情绪产生的时间比较近，所以比较容易被注意到。

在以后的任何循环圈中，都有这种后发覆盖现象，因此，我们感受到的焦虑，多数时候是后面产生的那些新的情绪的混合，而前面的那些焦虑则被覆盖了。因此，大多数人不会意识到自己的根本焦虑是存在焦虑。

后发覆盖让人们忘记了自己的根本焦虑是存在焦虑，才会使得大多数人堕入"营界"。大多数人在"营界"追求成功，追求得到外界的资源的时候，都认为有了这些外界的资源作为条件，自己就会有更少的焦虑和更多的快乐。

我们去询问社会上那些焦虑紧张、压力山大的人，他们的回答往往是："我焦虑是因为担心考不上大学；我焦虑是怕找不到好工作；我焦虑是因为工作干不好就不能晋升到更高的职位上去；我焦虑是因为还没有挣到足够的钱；我焦虑是因为还没有找到好的伴侣……"很少有人会回答说："我焦虑是因为没有人生的意义感，我焦虑是因为缺少存在感……"这就清楚地显示出来，后发覆盖已经让多数人忘记了更早的焦虑。

当然，也不能说所有营界的人都忘记了存在焦虑。有些人虽然记得存在焦虑，但是他坚定地认为必须先有了某些条件，才能去解决存在焦虑，因此他们选择先来解决后面的那些问题，再解决存在焦虑问题，也会堕入营界。

个别比较有智慧的人，可能会较少受到后发覆盖的影响，能看到更原发的那些焦虑。例如，存在主义心理学家就认为，人在生活中所遇到的那些心理问题，虽然表面上有一些现实的原因，但是从根本上去看，原因则大多都是那些"存在性的问题"，包括生死问题、人的基本孤独、人生的意义、选择问题等。这些人的迷失程度会因此而小一些。

后发覆盖让人们迷失。一次次的后发覆盖，让人们越来越不知道自己想要的是什么。

目标偏移

目标偏移有两种，一种是后发覆盖带来的。既然我们忘记了我们原来想要消除的是哪种焦虑，那么我们就会把消除后面的某种焦虑当作目标。而以后又会有新的后发覆盖，然后就又会把更新的焦虑当作我们要消除的目标。这样目标就一再偏移，离最早的目标越来越远了。

另一种是前面的焦虑我们还记得，但是我们认为必须实现一些条件，才能解决前面的焦虑问题。而为了实现这些条件，我们还需要另外一些条件，于是目标也就偏移得越来越远了。当然，在这种情况下，最后也常常会忘记自己最初想要干什么。

比如我们需要一把椅子，想要自己制作一把。为了制作椅子，需要一些木头，于是我们想去砍木头。为了砍木头，我们先要找到斧头。这时发现斧头不够快，于是找磨刀石去磨斧头。然后我们到别的房间找磨刀石，到了另一个房间，发现工具柜锁着，于是又去找钥匙……这时目标从椅子转移到了钥匙。

钥匙找不到，于是我们去找人帮助开锁。会开锁的是一个小偷，他说如果认他做师傅，他可以教我们开锁。而认他做师傅，必须先拿东西孝敬他，他想要我们送他斧子。而如果我们忘记了自己最初是要干什么，就会把斧子给了小偷。后来小偷教了我们如何开锁，而我们也终于进到了那个房间，我们很开心。不过，我们到这个房间来是要干什么来的？记不清楚了。回忆一下，似乎是要找磨刀石。找到了磨刀石，我们要磨什么东西呢？于是我们去找了一把刀……

很多人的生命就是这样度过的，一生不断地追求，但是最后做的事情也许完全不是自己最初想要的。目标偏移就是迷失。

目标偏移后，有的人不认为自己的目标偏移了，他认为现在他所追求的，就是他想要的。这种人会更坚定地追求现在看到的目标，但是当他达到了目标之后，却会在检验阶段发现自己并没有感到满足，心里有一种"空空的"感觉，焦虑也几乎没有减少。这会让他深感迷惑，为什么目标实现了，自己却并不满足呢？为什么目标实现了，心中还是那么不安呢？他也许会认为，这是因为目标的实现程度还不够。如果目标是挣钱，那么他就会去挣更多的钱；如果目标是当官，那么他就努力去爬上更高的职位。但是进一步的目标实现，带来的还是不满足，于是他就会继续追求更多……也就成了所谓的"贪得无厌"。

有的人意识到自己的目标偏移了，但是回忆不起自己原来的目标了，这种人会迷茫而且焦虑，于是他就会慌张地做这做那，试图找到一个目标，但是这个过程中他一直会有空虚感。这种人可能会成为那种玩世不恭的人。

各个不同的"界"就是根据目标偏移到了哪里来区分的。在界总的来说目标偏移不大，因此还在做那些减少存在焦虑的事情。营界目标已经偏移得较多了，他们不是在做减少存在焦虑的事情，而是在争得一些条件，他们认为有了这些条件，他们才可以去做自己想做的那些事情，而在条件没有得到之前，他们是没有办法去做那些事情的。到了守界，他们连条件都不争取了，他们只想让自己好受一点。而最后的溃界，目标只是希望巨大的痛苦能消失，而且他们对实现这个目标已经失望了，所以有些溃界的人已经没有了目标。

如果有人意识到了目标偏移，也能记得自己最初的目标以及偏移的每个步骤，那么他还有机会回到自己的根本目标上。这样的人就是我们所谓的"不忘初心"的人。

认同

认同是认知中的一个基本活动，它对人的心理影响非常大。认同的基本操作就是，认为某个事物是属于什么。认同中最重要的一点就是关于"什么是我"的认同。当人们在心里认为，"我是男人""我是有钱人""我是一个聪明人"，等等，就是在认同男人、有钱人或者聪明人。当人们把"我"认同为"男人"后，他们看待"我"和看待"男人"就有了一些一致性。"男人是有力量的，我是男人，所以我应该有力量"，人们的认同影响了他们对自己的期待，影响了他们行为的方式，影响了他们的人生。同样，人们对别人的认同，也影响到了他们对别人的期待。

改变认同就可以深刻地改变人的心理和行为，因此心理学中可以用广义的催眠方式来影响别人。如果改变了别人的认同，就会影响别人的心理和行为。罗森塔尔效应就是一个例证：当教师真心相信某个学生是有潜力的，当教师有意识或者无意识地表达了这个信念，而学生相信了教师的这个信念之后，学生就会把自己认同为"潜在有能力的人"，从而按照有能力的人的方式行动，以至于不久后真的成了有能力的人。

其实，认同是一种错误的认知。认同之中潜藏着一种假设：这个世界上有一些固定的品质、固定的人格类型。如果一个人属于某种人格类型，就必然会有这个人格类型所具有的那些特点。实际上，人是无限可变的，并没有固定的所谓"类型"。只不过当一个人相信自己是某种人之后，他相信自己会表现出某种特点，而他也就真的这样做了，从而显出了这个特点。

当然，我这里说"人是无限可变的"，可能会带来一些疑虑。"精神病患者相信自己是神，难道他就真的能变成神？"所以，这里我要稍微解释一下。所谓"人是无限可变的"，是说人的潜力无限，并不是说"人想变成什么就能轻易地变成什么"。我现在外语不好，但我想变成一个精通外语的人，可能吗？当然可能，但是我需要花费很多的时间精力去努力。我现在是个非常内向的人，但是这并非不可改变，如果我不固守对"内向"的认同，有意识地把自己转化为外向的人，一段时间后我也会变成外向的人。精神病患者相信自己是神，但是他们并没有能力也没有努力去让自己超越凡俗，那么，这种"相信"是没有根基的。精神病患者们自己在潜意识层面，也同样不相信这一点，所以这种相信是没有用处的。

自我

在循环的一开始，人就相信有一个"我"，这个时候没有任何理由和证据，这个时候的人也完全不知道这个"我"是什么样子的。但是，当证明有"我"后，人就开始在自己的心中创造一个更具体的"我"的形象，一个有某种样子的我。

既然相信有一个我，这个我有某种样子，那"我"是什么样子呢？在一圈又一圈的循环过程中，人会寻找这个答案。

人会把发生的一些结果归因于"我"，从而给"我"赋予了一些特点。比如，"我 × 故我在"，所以需要东西填充这个 ×，这个 × 是什么本来并不重要，重要的是"我在"。但是当人任意选择了某个 × 之后，他会觉得"我是和 × 联系到一起的人"。"我看故我在"，之后这个人就会认为"我是一个观察者，我善于看，我适合在看中生活，我适合做摄影师，等等"。"我思故我在"，之后这个人就会认为"我是个思想家，我聪明，我适合做哲人，等等"。"我爱故我在"，之后这个人就会认为"我是个重感情的人，善良的人，有爱心的人，等等"。

在营界追求成功的时候，如果这个人得到了比较多的成功，他就会认为"我是一个幸运的人，或者我是一个有能力的人"；而如果失败，他就会认为"我是一个不幸的人，或者我是一个无能的人"。在各个具体的方面，他也会得出关于"我"的许多结论："我可爱""我胆子大""我方向感强""我记忆力好""我乖巧"，或者"我笨拙""我爱生气""我就是喜欢偷东西"，等等。

由于营界的目标是追求成功，因此对"我"的能力和资源方面的评价非常多。积极的评价主要是"我有某种能力"或"我有某种资源"，而消极的评价就是"我能力差"或者"我缺少资源"。有一个心理学术语叫作"自我效能感"，就是指一个人对自己能力的看法。认为自己有能力，就是自我效能感强，相反就是自我效能感差。

在守界追求的是减少痛苦，但是痛苦却不可能消除干净。因此这个阶段重要的是"我的痛苦来源是什么"，这个阶段的人找到的是自己的"病"："我胆子太小""我太善良容易被人骗""我总是很倒霉"。

而到了溃界，自我已经崩溃了，关于"自我"有什么特点，人们反而又不知道了。他们只知道有我，而且这个我被伤害，很痛苦。

内或者外

当人们认为有一个"我"之后，随即就会有"内和外"的区分。内就是"我"的内部，外就是"不属于我"。区分内外的那个界限，就是自我界限或自我边界。在认知中，区分"内或者外"的影响很大。当我们把某个东西看作"内"，它就会影响自我观念，会让我们觉得对此应该可以控制，而且会让我们觉得对这个东西要负责。如果看作"外"，则会觉得它和自我无关，我们不容易控制它，而且我们不能对它负责，而应该由"外人"或外在的某个组织为之负责。

在循环的第一个环节，焦虑多被归于内部。人们会先觉得"我焦虑了"，然后才会产生减少焦虑的欲望。不过，和母亲共生的孩子因为和母亲之间的心理界限不清楚，有可能会把自己的焦虑投射到母亲身上，成为母亲身上的"恶"。在守界有些人会发展出一种策略，通过把自己的焦虑看作别人的，好让自己感到舒服一点。溃界的人区分内外、分辨自我和非我的能力几乎完全失去了，所以他们也常会把内部的焦虑看作外部的一种威胁，外部的一种邪恶。如果焦虑被归于外部，那么这个人不会有"减少自己的焦虑情绪"的欲望，但是会有"避免外来的恐怖危险"的欲望，内外不同，但是从量上看是一样的。

策略这个环节，内外的区别在于一个人是自己思考并发展策略，还是寻求外界给予策略。自己思考策略者可以说是更加独立的人；而寻求外界他人给予策略者，则有一定的依赖性。自己思考策略者需要发展自己的认知能力，从而可以思考分析，判断什么样的行为会有什么后果，并且设计出相应的整体策略。另外，自己思考策略者，还需要一种非常重要的能力，就是选择和决断。因为可行的策略不会是唯一的，而不同的策略效果会不一样，甚至可能有很大的差异，因此选择和决断需要勇气。寻求他人提供策略，让人感觉相对比较容易，只要找到一个比自己更聪明的人，就可以得到更好的策略。但是，这需要对他人能够有足够的信任，能相信这个帮助者真的会对自己好，并且也真的有能力找到好的策略。有些人甚至希望他人不仅仅提供策略，而且还代自己选择和决断——这样会更加容易，但是这会让自我的存在感受到损害。因为如果策略和选择都是别人的，那么一个人自己的"我"就体现不出来了。

有些人选择让他人为自己负责，让他人提供策略并选择和决断，但是他们却并不信任他人。这种人的人生就更加充满矛盾。他会希望那个"他人"能完美无缺，给出最好的策略并做出最好的决断。如果那个"他人"做不到，就会让他怨气冲天。但如果"他人"真的能做得近乎完美，那他会觉得对方让自己"失去了自我"，于是他也会很不满，并且会忍不住要破坏这个"近乎完美的人"。生活中，这样的人会被我们称为"作"。

在行动环节，内外之别则分为对内的行动和对外的行动。对内的行动就是自我管理、自我教育、自我调节以及自我训练等。对外的行动就是种种现实的活动。诠释阶段，把一个事情的结果归为内因或外因，更是影响人以后信念或行为非常重要的因素。归为内则我们称之为内归因，归为外则我们称之为外归因。内归因需要自己负责，而外归因则是别人负责。

低水平的觉知

认知的局限，不仅表现在记忆和运算中的限制，更多的时候问题出在觉知不够。觉知不够的时候，我们的感知会模糊不清，我们六步循环圈中任何一个环节都会可能被含糊地运行。这个过程中的觉知越少，越有可能会出现某个环节的含糊或者缺失。例如，正是因为觉知不够，人会把不同的情绪和感受混淆，对焦虑中的情绪或感受的成分不能明了。欲望更常常会含糊、不清晰。

精神分析理论很早就指出，人在意识中的欲望和潜意识中的真正欲望常常是不同的。意识中很社会化的一个欲望，可能背后是不符合社会标准的性欲望或者攻击欲望。因为焦虑是分层的，因此引出的欲望也是一层层不同的。虽然多数时候后发覆盖遮住了前面的焦虑，但是并不能遮盖得很严密，因此各层次的焦虑我们多多少少能感受到，而由此产生的各个层级的欲望我们也都多多少少能感受到，这就带来了一些混乱。因此，我们常常不是很清楚自己的欲望。

"你想要什么？"对这个问题，很少人能给出清晰、明确的回答。即使是自己的策略，人们也常常并不很清楚。多数人只是含糊地有一个大概的策略，而对这个策略的细节并不明了，可能潜意识中有个策略，而意识中却并不知道自己在做什么。行动可能在迷糊中进行，检验也可能是下意识地进行。即使是诠释，看起来似乎应该是有觉知才能完成的，但是实际上也未必如此。诠释可能会在潜意识中形成，而人在意识中完全不知道自己做了一个什么样的诠释。其实，所谓的潜意识并不应该看作"没有意识"，而应该看作一种相对更低水平的意识。在这种更低水平的意识中，人也有感受和认知，以及在此基础上可以行动，检验行动的结果并且诠释。

在实际生活中有些觉知水平比较低的人，可能在六步循环圈中，只有一部分环节是清楚地觉知的，而另外一些环节则是低觉知地、潜意识地进行的。最常见的情景是，只对焦虑有明确的感受，外部的行动当然也能自己看到，但是对自己内心的欲望、策略、检验和诠释都是潜意识的或者低觉知的。他们焦虑，于是行动，但是往往发现行动完全没有作用，于是就再慌乱地行动，然后发现无效，就再行动。在这种盲目中不断行动，而并无进步。

内嵌循环

什么是内嵌循环

仿佛是嫌六步循环圈还不够复杂似的，在人们的实际生活中，六步循环圈中还会嵌套着较小的循环圈，我称之为内嵌循环或者小循环。六步循环的检验环节，有些像一个工厂的产品出厂前的检验。是不是合格？合格就盖一个章，通过；不合格就需要返工。这个返工的过程，就是内嵌循环或者小循环。就仿佛银河系整体在宇宙中旋转，太阳系围绕着银河系旋转，而地球围绕着太阳旋转，同时地球也在自转。

内嵌循环有不同的种类。

行动内嵌循环

检验环节中，首先要检验的是"行动是不是完成了"。如果发现行动并未完成，就是不通过，这个时候就需要返回到"行动"环节继续去执行行动，然后再检验行动是不是完成了。如果这一次完成了，那么就可以通过；如果还是没有完成，那就需要再一次返回到行动环节。这是最小的一个内嵌循环。所谓的"拖延症"就是总无法真正行动，检验时就会发现行动没有完成，于是就必须再催促自己行动，然后再检验。

行动调整内嵌循环

如果行动完成，检验通过，就启动了另一个检验：行动是不是实现了策略？如果检验的结果是肯定的，这次检验也就通过了，但是如果是否定的，有时也需要回到行动环节，修正自己的行动，看这一次能不能按照策略去做。有时，人也会先看看，行动虽然没有按照策略执行，但欲望是不是意外地得到了满足？如果答案是肯定的，那么也许就不需要修正自己的行动了。

如果回到行动环节去修正行动，就构成了一个"行动调整内嵌循环"。人们做事的过程，常常都需要在行动调整的内嵌循环中多次循环。在一次次的小循环中不断调整行动，最终才能够做到实现自己的策略。做一件小事，例如修理汽车，要找到车的故障所在，然后修理好，这个过程就是一次次行动，并检验是不是修好了这样一个小循环。做一件大事，比如创立一项事业，也同样是这样的一个过程。刘备和诸葛亮在"隆中对"中，选择了一个"取天下"的基本策略："占据荆州和益州，保持有两个战略出口，并保证自己的安全防守。然后等待敌人方面出现变乱，一旦有机会就出川作战以夺取天下。"

以后，蜀汉的所有行动都是在执行这个策略。进四川是执行这个策略，占有荆州部分地域是执行这个策略，平息蛮族叛乱是执行这个策略，和东吴作战以夺回失去的地盘也是执行这个策略，诸葛亮七出祁山也还是执行这个策略。从"隆中对"的提出到诸葛亮死亡，这个阶段都是在做一个行动修正的内嵌循环。行动调整内嵌循环可以用于管理。做好这个循环，就可以更好地完成计划，实现目标，获得成就。如果最终发现策略已经被实现，则这个内嵌循环结束。

策略调整内嵌循环

策略实现后启动下一个检验：这个策略是不是满足了欲望？如果欲望得到了满足，则检验通过。如果欲望没有得到满足，就说明这个策略是错误的。如果欲望得到了部分满足，则说明策略不是最好，但是也没有完全错。

策略建构的时候，人的推测是这个策略会让自己的欲望得到满足。但是策略实现之后，却时常发现未必如此。穷人常常推测，如果有钱了人生一定很幸福，但是真的有了钱却发现未必。有的人感到很满足，有的人只是部分满足，还有些人甚至可能反而感到空虚寂寞，感到还是一样地不满足。这个时候，人就需要回到策略环节，尝试改变或者重新建立一个策略，然后再通过行动来看看这个新的策略是不是能满足自己，这个循环可以称之为策略调整内嵌循环。这个循环从策略环节开始，到检验环节结束。检验后如果发现新的策略可以满足欲望则通过，否则再回到策略环节继续循环。小事情上，这个循环可以运转很多次，直到找到有效的策略。人生的整体策略上，一般来说比较有能力的人、在中年就可以获得成功的人，就是在中年完成了这个内嵌循环。

欲望内嵌循环

策略有效，就需要检验是不是满足了欲望。如果欲望满足了，那么就可以通过检验，但是如果不满足，就需要在欲望开始到检验环节有一个内嵌循环。

　　一个人中年就完成了人生大策略，那么他会在中年就面临检验："我过去的活法是不是能满足自己？"如果他发现自己的策略成功了，但是欲望却并没有得到满足，就会出现心理学家荣格所说的"中年危机"。实际上，荣格自己就是这种人。他智力超群，在中年就已经功成名就，成为世界闻名的心理学家。但是，他却发现自己并没有感到足够的满足。功成名就但还是不满足，这就是他的"中年危机"，因为有这个中年危机，所以他发现他需要调整策略。

　　如果另一个人到中年还没有完成自己的人生策略，还在继续奋斗，那他在中年的时候，就没有荣格的这种中年危机。他可能会到老年时，才真正需要去检验自己是不是完成了策略，策略是不是能满足自己。那个时候，他才会考虑是不是需要调整策略——当然，往往也来不及调整了。如果修改了策略，但还是不能满足欲望，人们就需要回到内心，去看看自己真正需要的是什么，是不是自己对自己的欲望有什么误解。因为，只有重新审核内心，了解自己真正要什么，才能找到能满足自己的正确策略。

　　相对于策略和行为来说，欲望很难被修改。因为策略和行为都是手段，而满足欲望是目标。手段改一改无妨，而目标则不容易改变，但也不是完全不变。我们可以重新定义自己的欲望，告诉自己说，"我以前以为我要的是 ×，其实我真正想要的是另一个 ×"，这样欲望就有所改变。如果新的欲望（或旧欲望的新形态）更容易被满足，我们则可以找到策略来满足它。

走向整体的循环

　　如果欲望得到了一定的满足，则我们下一步要检验的是，焦虑是不是减少了？焦虑是不是还存在？欲望得到了满足，焦虑未必一定会减少。有的时候，欲望虽然被满足，却带来了其他的焦虑。比如，穷人有钱了，花钱的欲望满足了，却开始害怕被人绑架——而当他是个穷光蛋的时候，他从来不需要为此而操心。在这个时候，人会发现即使欲望满足，焦虑暂时有所减少，但是随后就会觉得焦虑还是很大。

这是因为后发覆盖让人们只看到了最浅层的焦虑，产生的欲望也只是能消除这个最浅层的焦虑。当这个焦虑消退后，更深层、更根本的焦虑就会浮现出来。而这个更深层的焦虑的能量，原来被误投在浅层焦虑上，现在回到了自己身上。这时人就会发现焦虑还是很大。

当欲望满足，而焦虑不觉得减少的时候，人的欲望会转变，从而看看当新的欲望满足后，是不是就不再焦虑了？这就是人之所以会贪得无厌的心理原因，因为他们发现自己虽然得到了不少，但是焦虑却并没有减少多少。

欲望改变的内嵌循环，其最后检验的结果，永远是"欲望的满足并不能彻底消除焦虑"，于是几乎人类社会中绝大多数的人都不可能超越它。人们在欲望的海洋中挣扎，却不知道回头。

不过，策略调整内嵌循环和欲望改变内嵌循环运行的同时，整体循环也在运行。就好比地球有自转，同时也有公转；河流中有旋涡，同时也在向大海方向流动。因此，人会一边修正策略，一边诠释，并且开启新的一圈循环。这使得人的心理活动变得非常复杂。

专栏 5-1 就没有我办不成的事

"就没有我办不成的事"，客观地说，这句话肯定是不合乎理性的。什么事情都能办成的，只有一个人。不，我们不能说是一个"人"，人总有办不成的事情。什么事情都能办成的，只有上帝或者别的什么神。但是，这句话作为能力自信的信念表达，却是很准确的。它也表达了营界中很有自信的人的内心感受，或者更具体地说，这句话是对成功感、成就感和胜任感最直接的表达。

早期的成功经验会带来成功感、成就感和胜任感，从而造就了这个信念。如果一个人在做某件事的时候，一开始遇到了一些困难，而且他也担心过自己是不是能做成，之后他经过努力把事情还是做成了，就容易产生这种信念。如果多次经历这种情况，之前担心做不成的事情最后做成了，就会产生这种"没有我办不成的事"的信念。

从客观角度看，这种信念肯定是有偏差的，不仅仅是有些事所有人都不可能做到，而且就算常人能做到的事情，这个人也未必都能做到。也许只不过他没有遇到过很困难的事情，所以才会这样盲目自信。但是，这种信念对于这个人来说，多数情况下都是利大于弊的。因为这种"我什么都能干成"的自信，会给这个人带来心理力量。在遇到困难和阻碍的时候，在别人都选择放弃的时候，他可以继续坚持而不放弃，因为他相信自己坚持到最后一定能成功。著名心理学家班杜拉（Albert Bandura）把这种人称为高自我效能感的人。

事情能不能成功，很多时候的确就在于你是不是能够坚持。看起来走不下去的时候，放弃了也就放弃了，但如果能坚持再努力一下，可能就迎来了转机。自信者坚信自己能成功，肯坚持，实际上他们成功的概率也的确会远远高于其他人。而每一次新的成功，都强化了他的这种"我什么都能干成"的信念。这就形成了一个正向的反馈，让他的自信越来越强。

自信的信念有时只适用于某个侧面，比如，一个在数学课上自信的学生，可能有个信念是"数学我最牛，没有我解不出的数学题"。这种自信的信念，非常有助于一个人在营界获得成功。有些人可能会有疑虑，既然这种信念的表述并不符合客观现实，那这些自信者如果被现实"打脸"了怎么办？如果有一件事他们做不到，会不会只好改变自己的信念？事实上，他们通常是可以维护好自己的这个信念的，并不会轻易改变。如果我们观察他们的行为，首先我们会发现一件事，那就是他们虽然号称"没有我干不成的事情"，但是他们实际上并不会接下所有的任务。那些显然不可能完成的困难任务，那些明显超出他们能力的事情，他们根本不会去做。既然"没有办不成的事"，为什么有些事却不去做呢？这岂不是默认这些事情是做不到的吗？这样逻辑上岂不是自相矛盾吗？

人的信念就是这样运作的。它并不是用逻辑推理来得出结论，而是用对行动的检验来得出结论。只要每一次行动中，要做的事情都做到了，那么"没有我办不成的事"这个信念就没有被打破。在诠释环节中，得出结论所用的所有素材只是"这个人自己经历过的事情"。我们可以把诠释环节比喻成一个"陪审团"，陪审团只以法庭认定的证据当作判断基础，而其他的证据都当作没有听到过。人的诠释环节也是一样，这次做了某件事情，成功了或失败了，这就是他所有的证据。只有我做过的事情，才是"事情"，而那些没有做过的事情，对于诠释环节来说等于不存在。所以，做不到的事情就不要做，这就可以保护一个人的自信。

这种做不到的事情就不做，现实中对维护自信也的确有用。过去有些号称妙手回春的名医，如果遇到一个他估计百分之九十九救不活的患者，通常都干脆不接诊、不开方子。为什么呢？因为如果自己去治疗了，而这个患者死了，那么对外会打击自己的声誉，对内会伤害自己的自信心。有很大影响力的人，也会慎用自己的影响力，从而避免某件事情失守对自己产生不良后果。

只不过凡事都需要有分寸。如果一个人为了避免失败，而回避了很多事情不做。那么，到了某个时候，可能就会带来一个不自信的诠释"我不敢轻易冒险"，而这个诠释变成的信念是不够自信的。如果沿着这个趋势继续下去，一个人越来越多地回避各种事情，有风险就不去做，那么他去做有难度的事情的机会就越来越少，获得成功和成就感的机会也越来越少。最后，他可能什么事情都不敢去做了。这样，他反而逐渐堕到了守界的边缘。

如何掌握好这个分寸是个问题。宋代大儒朱熹，本来有很好的治国理念，但是他却并没有积极地推出。他担心万一实操中因某种干扰因素导致失败，反而会让别人对这个理念丧失信心。王阳明则把自己的理念，积极地用于他的政治和军事事业上。这两者哪一个是最恰当的选择呢？直到今天也没有确切的答案。

如果这个自信者选择了去做某件事，尽管他很自信，而且坚持不懈，但是最终还是失败了，他将如何面对这种内心信念和现实结果的矛盾呢？是不是就只好修改自己的信念了呢？也并不是。这个人在失败的时候，可以用种种合理化的方式来否认自己的失败。项羽战无不胜。这个战无不胜的信念，在过去的很多次战斗中被证实，但是如何解释垓下之战？项羽的解释是，"天亡我也"。如果是天意让项羽去死，那么这就并不否定项羽的战无不胜的信念。

有人失败了，他可以说，这是因为有人在背后捣鬼，因为有不公平的竞争，因为有对低阶层的人的歧视，或者是因为自己有一个猪队友，等等。所以，这个事情最后没有办成，那不算"我没有办成"，而是算其他原因。还有，他可以说是"我改变主意了"，而不是办不成。这样，就还是可以维持原来的信念。他还可以找到一些理由，来解释为什么自己改变了主意。这些理由往往也的确有一定道理。所以不仅能让别人相信，自己也可能会相信。

对于这些合理化的借口，身边的人如果要去反驳，这个人会坚持捍卫。其实，身边的人不用太认真，不必把事情的真相辩驳清楚，你只需要知道，他是在自我维护就可以了。如果他只不过想维护自己的自信，为此找几个理由和借口，我们何必戳穿呢？戳穿这些借口会打击他的自信，也会激怒他并破坏你们之间的关系，有百弊而无一利。让对方有借口来维护自己，对于其身边的人来说，也许也是一件好事。

当然，本来自信的人虽然可以靠各种借口来维持自信，但是失败的次数多了，其信心还是会受到一定程度的挫伤。那种"就没有我办不成的事情"的信念还会有，但是说出口的时候，就会不再那么理直气壮了。等到挫伤足够了，"没有我办不成的事情"这个信念就会崩塌。

因为说到底，自信还是要靠成功来维持。如果一个人原本不够自信，但他选择难度恰当的任务，通过努力争取到成功，然后一点点逐步增加难度，并尽量让自己继续成功，那当成功积累到了一定程度，这个人也有可能会在某一天就突然形成了一个自信的信念：就没有我办不成的事情。

第 6 章

驱力形成：从焦虑到欲望环节

Chapter 06

焦虑环节

在每个焦虑环节开始时，负担着前面各圈积累的种种焦虑能量。前一圈的诠释决定了人把这些能量看作对什么的焦虑。

焦虑是一种不适

不管是什么焦虑，有一点是不变的，那就是焦虑是一种让人不喜欢的感受。说到这里，有人可能会反驳："不，有的时候有些焦虑是让我喜欢的。比如当期待着一次冒险的时候，那种焦虑、紧张我就挺喜欢。"但是深入去体验，你就会发现这种时候，焦虑本身也并不好受。只不过当一个人对自己有一定信心的时候，他会预期冒险将会成功。他想到自己会在未来成功的时候，感受到焦虑散去的那种释然的感觉。这种预期使他高兴，他喜欢的是这种预期所带来的喜悦，而不是焦虑。只不过当焦虑和这种预期所带来的喜悦混合在一起的时候，他误以为自己喜欢这种焦虑。这就好比一个患者看到医生拿着针走过来感到开心，那并非他喜欢被针扎，而是想到注射了之后病会减轻而已。或者说他真正喜欢的，其实是某个焦虑消除时的那种"释然"的感受。但因为要先有焦虑，后面才会有这种"释然"，所以他误以为自己所喜欢的是焦虑。

为什么我们不喜欢焦虑呢？可能还是因为怕被戳穿"我存在"的谎言吧。那为什么人们一定要认为"我"存在呢？为什么就不能承认"我"不存在呢？这个我不知道怎么说，就简单地说这是人的一种最根本的固执吧，没有道理的。借用电影《大话西游》的台词，"爱一个人需要理由吗？"同样，"爱我自己需要理由吗？"没有理由，但就是这样做了，这就是所谓的自由意志。执着地相信有"我"，就是一种自由意志。

焦虑的内外归因

前面我们说过，焦虑可能会被归于内在，也可能被归于外在。当归于内在时，焦虑是"我不舒服"这一类的感觉。"我难受""我烦恼""我痛苦"等都是内在的焦虑。归于外在时，焦虑被看作一种外在威胁，是"你们太坏了""你们要伤害我""你们太可怕了"这类的感觉。

当内外的界限还不是太分明的时候，人可能会把内部的焦虑看作外部的，也有可能会再一次把原来看作外部的"坏"又看作内部的。如果人没有目的，只是单纯地内外有些混淆，那这个过程只是发生在焦虑环节。不过有的时候，人会为了好受一点，作为一种策略而把焦虑外投或者内投，那就是发生在整个循环中的一个过程了。客体关系学派的梅兰妮·克莱因就总结过这样一个过程：很小的孩子和母亲之间的边界还不分明的时候，当婴儿内部的焦虑很强而难于忍受的时候，婴儿会把这个焦虑外投给母亲。于是婴儿会觉得我自己好，但是母亲坏。这个"坏母亲"会威胁或伤害自己，像是个可怕的女巫。这样，他内部感觉好些了，但是副作用是，外部有了一个可怕危险的"敌人"。为了减少危险感，孩子后面会把"坏"内化，"母亲对我坏，是因为我做了坏事。如果我不坏，母亲就不会威胁到我"。这种做法的收益是，孩子有了一种"可控"的感觉，如果控制自己不做坏事，就可以不受惩罚——或者说，如果不做某些事，就可以不感受焦虑。但是，随即他会发现实际上自己无法控制自己，因为实际并没有一个能自主的"我"，于是焦虑又出现了。而为了减少这种内部焦虑，他可能又外投再内投，然后外投，内投……

云南有个故事，某个恶魔占有了七个姑娘，后来姑娘们用恶魔的头发勒死了他。恶魔的头被勒断了掉在地上，然后就着火了。必须有人抱起这个头，火才能暂时熄灭，但是抱着这个恶魔的头会沾上血污，于是几个姑娘必须交替地抱这个头，并且用水不断洗身上的血污。"执着有我"就是这个恶魔，而那个血污的头就是焦虑。传来传去，焦虑并不会因此而消失，只不过在不同的地方交替存在。我们上面所说的过程中，焦虑就是在孩子和母亲之间不断地传来传去。或许我们可以换种说法，像一个永远也不会凉下来的烫手山芋。

　　如果我们不喜欢焦虑，但是完全没有想到或者意识到，我们有办法减少这个焦虑，那么焦虑就不会带来什么后继的结果。我们觉得难以忍受，但是如果我们确知必须忍受，我们也就会忍受了。故事里的七个姑娘，就是这样一直交替抱着恶魔的头。我们会忍受很多我们不喜欢的东西，比如我们不喜欢变老，但是既然我们没有办法不变老，人人也就忍受变老这个事实了。如果我们忍受焦虑，那么激发的那些焦虑会渐渐削弱并最后消失。只要没有继续制造，那些继发的焦虑能量就会在我们忍受的过程中被消耗掉。比如我们想到自己失败了，这个想法带来了挫败的懊恼并融入焦虑中，如果我们不继续想自己的失败，那么那些挫败的懊恼情绪就逐渐被消耗了。

　　人格障碍患者焦虑的时候，会把焦虑向外投射到别人身上。如果别人对他们让步，他们的焦虑就会稍许缓解，但这并不是好事。因为这会让他们觉得，"焦虑不是必须忍受的，我可以让别人顺从自己，这样就可以减少焦虑"。如果别人下一次不愿意让步了，那么这就是别人不好。这种心态，就会使得他们越来越归咎于别人、控制别人，而不愿意忍受焦虑。相反，如果他相信有些焦虑必须忍受，那么他就会忍受，并且发现只要肯忍耐，焦虑会自发缓解，这样人格障碍也就得到了缓解。

　　不过，一般来说，最初的存在焦虑却不会因此而消耗掉，因为人总是时时刻刻去想着"有我"，并且要"证明有我"，因此存在焦虑总是被源源不断地制造出来。除非在不可思议的长时间里，人都只是在忍受存在焦虑，而一直没有任何继发的思想和行为，那么才有可能在很久后的某个时刻，把"坚信有我"那个最初的"自由意志"的全部能量都耗尽，然后人全身心都不再固执地坚持认为有我，存在焦虑才可能被消耗掉。佛教的禅定技术，就是为了帮助人长时间地忍耐焦虑。

　　但是，如果我们不喜欢的是皱纹，而我们知道整容可以减少皱纹，就会有很多人去整容。因此当我们意识到，我们有办法减少焦虑，那么就会产生一个结果：我们希望它减少。而从这个希望中，人们开始有了欲望。

专栏 6-1　棉花糖心理实验

有个心理学实验很有名，叫作棉花糖实验。

这个实验中，心理学家欺负的是幼儿园小朋友。他们在小孩子面前放上了棉花糖，小孩子馋啊，看见棉花糖就想要。心理学家就对小孩子说："你如果现在就拿这个糖吃也行，不过吃了就没有了，如果你能先忍住不吃，过一会我就可以给你双份。"然后，这个心理学家就离开屋子，在旁边房间偷窥，看这些小孩子怎么忍，以及能不能忍住。如果你刚刚疑惑，用"欺负孩子"这个词说心理实验合不合适，那现在你明白了吧。小孩子自己在屋里，面前就是糖，让他忍住不吃，这还不是欺负人吗？

这些心理学家的实验结果表明，那些能忍 15 分钟左右，等来了第二份糖果的小朋友，长大之后更加成功：他们学习成绩更好、找到的工作也更好。而那些忍不住、在等待期把糖吃了的孩子，长大后平均成绩和工作都更差。所以，心理学家的结论是：自制力是成功之母。

最近，这个实验被推翻了，后人发现实验设计中有漏洞。不错，能忍的那些人的确更成功，但是未必是因为他们自制力更强，而有可能是因为他们家庭背景更好。幼儿园时期，这些家庭条件好的孩子，吃过更多好吃的东西，所以心理学家给的那些棉花糖，他们并不十分稀罕。而穷人家的孩子没怎么吃过，所以当然更馋。这些家庭背景好的小孩子长大后更加成功，这只证明家庭背景还是有用的。

心理实验这东西通常都不是很靠谱，因为人太复杂了，但凡研究人是怎么回事的，稍不小心就会有漏洞。不过，这个并不靠谱的实验居然被人们欣然认可并看作经典实验，这正说明一件事，那就是——实验虽然不靠谱，但是实验想要说明的那个道理，大家都还是很同意的，即自制力对人非常重要。

中国有一句老话，叫作"吃得苦中苦，方为人上人"。这句话我其实并不喜欢，因为有成功学的味道，非要做"人上人"不可。不过，能吃苦就更容易成功，这一点的确是真的。即便不考虑成不成功，能吃苦本身也是对人很有益的心理品质。吃不了苦，该忍耐的时候忍不住，其实并不会让一个人少受苦，反而可能带来更大的烦恼；而一个人如果具备了耐受力，该忍的时候能忍住，则心理必定更加健康。

　　《菜根谭》一书的作者洪应明有一句话："嚼得菜梗，则百事可做。"也是讲的这个道理。吃菜梗、菜根，就是忍受生活中的艰苦。当然，我们不必故意吃苦，但是当需要忍受的时候我们有这个忍耐的能力，那就给我们带来了更大的自由。我们想做某件事就可以做，我们不想做就可以不做。女孩子喜欢谁就可以嫁，不喜欢谁就可以不嫁，而不用太多考虑对方的经济条件、不用考虑父母需要她嫁给谁，她就有了更大的享受幸福感的自由。

　　有时我们需要忍耐的不是生活的苦，而是心理上的痛苦。曾国藩说过，能成事的人，需要能"耐烦"，能够忍耐很多麻烦。能忍耐麻烦，那么就可以坚持做很多麻烦事，最后就能做成。而如果遇到麻烦，心里就不能忍，那么很多能成的事情都成不了了。我自己在吃穿、生活上是不怕苦的，但是对于麻烦的耐受力就比较差。多年之前，刚刚兴起出国热的时候，我也觉得出国见见世面是蛮好的事情，但之所以没有出去，就是因为怕麻烦，当时出国办手续非常困难，动不动耗时以年计算，这种麻烦实在超出我的忍耐力。而因为没有出国，不是"海龟"，所以在现实中就对我的职业发展产生了一些不利影响。单从"成事"的角度来说，这个不能"耐烦"的确让同样拥有博士学位的我输在了起跑线上，让我后来的事业发展受到了许多专门为"土鳖"设立的限制和阻碍。

　　对一个人来说，在日常生活中需要忍耐的东西很多——身体受伤或得病了，不喜欢的人整天在我们身边晃悠影响我们的情绪，喜欢的东西得不到或者得到了却保不住，担心的事情还没发生或者正在发生，甚至只是天气太冷或太热……从这个意义上来说，实际上焦虑就是我们的日常。

　　换句话说，焦虑是人根本的心理痛苦。所有的不安、所有的烦恼、所有的不愉悦体验，归根到底都是焦虑。"面前有糖，但是不能吃"，这就是焦虑；生活穷苦，吃不好穿不好，这时内心的那种不舒服也属于焦虑；办个手续，办事人员给自己设置了障碍，不肯给我顺顺当当地办，我心里也是焦虑。

　　正因为焦虑难以忍受，所以，我们总是期望眼前的这个焦虑能"消失"，我们会不由得向往焦虑消失之后的那种愉悦——这就是我们的欲望。因为不能忍受焦虑而带来了欲望，然后一环一环地开启了我们前面总结出的那个六步循环圈。

在六步循环圈中，如果人的行为得当，那么可以暂时减少一些焦虑。但是，世界并不是为了满足我们的欲望而产生的，所以，焦虑也是永远不会彻底消除的——旧的焦虑就算能减弱，新的焦虑也会随之出现。于是人就被驱使着在一个个焦虑的圈里不停地兜圈子，不停地轮回。

前面说过，越不能忍受焦虑，就会被越小的焦虑驱使而做不得自己的主、越没有自由。不能忍受焦虑的人就好比古代那拉磨的驴，焦虑就是鞭子，鞭子驱动着驴不停地转。对焦虑耐受力越差，就越是被动；越不能忍耐，就越容易轻举妄动，于是结果也往往不够好，反而带来了更多的焦虑。相反，如果一个人忍耐焦虑的能力高，他就有了做和不做的选择自由，有了现在做还是过一会儿再做的自由。有了自由，做的时候他会做得更好，不做的时候他也不会不堪忍受。于是他就能够得到一定程度的心灵自由。

在六步循环圈中，如果一个人虽然有焦虑，但是他有极高的忍耐焦虑的能力，那么，他是可能连"欲望"（注意，这里特指"消除当前这个焦虑的欲望"）都不会产生的。那么，他也就不会被此刻的焦虑驱使着进入为了缓解焦虑而展开的六步循环，他可以在当前的焦虑以外的世界里，去自由选择做什么或不做什么，而不是身不由己地直接被套进这个焦虑病毒程序中。即使他只是忍耐力稍高一点，也可以得到多一点的自控力和自由，避免一些不良的后果。

当初，司马懿和诸葛亮对阵。诸葛亮后勤更困难，不适合长期对峙而希望速战速决。司马懿按兵不动，诸葛亮便派人送女式服装给司马懿，嘲笑他胆小如女人不敢决战。诸葛亮的这个做法，就是考验司马懿忍受焦虑的能力。假如司马懿忍耐力差，就会有欲望和诸葛亮决一死战并且马上付诸行动，那就正中了诸葛亮之计。但实际上，司马懿忍受焦虑的能力更在诸葛亮之上，所以司马懿并没中计，而诸葛亮自己却反而因焦虑而病故。

这种忍受焦虑的能力，可称之为"焦虑容纳力"。中国古人说"无欲则刚"，意思就是，焦虑容纳力高的人，就可以"无欲"；而"无欲"就可以有强大的力量坚守自己的主心骨，而不会被外在发生的一切所撼动和摧毁；而一旦能守住自己不为所动，那么一开始给自己带来焦虑的事物就失去了继续给自己带来焦虑的"能力"——就像一根火柴着火了，如果你不给它继续添加燃料，那么一根火柴烧几秒钟之后就自生自灭了。

"一根火柴烧几秒就会自生自灭"，用这个原理来帮助我们理解焦虑的生灭，是再恰当不过了。外界的一个刺激会引发我们内心的焦虑，就像火柴这个易燃品一旦遇到摩擦就会着火一样，这就是焦虑的生。如果我们能耐受住这几秒赤裸裸的焦虑，而不做下一步的应对，也就是不产生一个消除焦虑的"欲望"，就好比我们不给它提供任何新燃料，那么这根火柴的焦虑"烧完就完了"。

但如果我们的焦虑容纳力不够，不足以耐受那几秒，那么我们就会在这根火柴熄灭之前忍不住去给它"添柴"——被我们新注入进来投给这个焦虑的心理能量——欲望、策略、行动，等等。这就是焦虑循环圈的激活。

严格地说，虽然我们做不到也不必真的做到完全"无欲"，但是我们有必要去加强焦虑容纳力。这就是关于"焦虑"的秘密。实际上，某一次具体的焦虑不可能永恒存在，如果一个人能坚持耐受焦虑，焦虑就不会导向欲望，一段时间之后焦虑可能自行缓解。即使焦虑不能缓解，如果人能耐受焦虑，也有机会观察自己内心中所发生的心理活动。通过观察就可以发现焦虑源于什么样的情结，把情结看透并且加以化解，这之后焦虑就会消散。反过来说，焦虑容纳力差的个体，因忍受不了消极情绪，会目光短浅地选择一些治标不治本的方法来缓解焦虑，从而失去情绪自我觉察的机会。他们也难以忍受挫折和欲望的不满足，追求即时满足，或者选择短视的行为，不但日后会让自己付出更大代价，而且还会有害于心理健康。

警察抓到了一桩杀人案的犯罪嫌疑人，被害者的亲属强烈要求法院判处嫌犯死刑。这时有位律师发现了案情的一个小漏洞，并且指出该嫌疑人有可能是被冤枉的。被害者亲属会支持律师吗？几乎不会。从理性的角度看，既然案情有漏洞，那就说明嫌犯可能是被冤枉的。如果法院直接将其判处死刑，那就等于错杀了无辜者，而真凶依然逍遥法外。这显然不是被害人的亲属所期望的结果——受害者最期望的是抓住真凶并让其偿命。然而在现实中，被害人的亲属几乎没有人能够这么理性地思考，通常他们的做法很简单，就是"快把这个杀人犯枪毙，为我惨死的亲人报仇"。

明明这样是放过真凶、与自己的初心相悖，可为什么绝大多数被害人的亲属还是会这样选择呢？因为杀人犯一天没有被枪毙，他们内心的消极情绪就一天不能消除，这实在是让他们无法忍受。如果杀人犯被枪毙了，他们就可以平静下来，安心过自己的日子了。所以他们宁愿冒着杀错人的风险，只盼着尽快枪毙眼前这个犯罪嫌疑人，也不愿意等待几年或者十几年，直至真凶落网。

如果我们把那些引起我们焦虑的真实的心理原因，比作这里的杀人真凶。那么，不能忍耐焦虑的人，就是那些把眼前的犯罪嫌疑人匆匆杀死以缓解自己焦虑的人。但是因为"真凶"并没有落网，所以将来他还可能继续"杀人"。

古人知道焦虑容纳力很重要，甚至会专门训练自己，提升自己的这个能力。佛教修行的方法中，有一种方法叫作"安忍"（过去被翻译为"忍辱"）。这种修行的意义，就是训练并提升一个人的焦虑容纳力，从而让一个人得到心灵的自由和解脱。如果焦虑太大，忍受起来很辛苦，佛教也会提供一些辅助性的方法帮助一个人去坚持忍耐。比如，念咒、诵读适当的经文都可以帮助一个人承受焦虑而不即时采取行动，从而少做错事。

在我们的日常生活中，其实也可以用类似的方法。比如，孩子做作业不认真的时候，父母忍不住想大吼大叫，但是心理学家告诉父母说，这种粗暴的方法是没有用的，大吼大叫的效果会适得其反。父母如果能忍住，或许什么都不做，效果反而更好。父母也认同这个道理，但是看到孩子做作业不认真的时候，父母却缺少忍耐力或者焦虑容纳力，忍不住就是要大吼大叫。这个时候，其实也有现成的咒语可以念，如"孩子是亲生的，孩子是亲生的，孩子是亲生的……"，这样或许还有一点用处。面对异性诱惑的时候，也可以念个咒语，如"有危险，不值得；有危险，不值得……"，这多多少少可以提高一点点耐受力，从而让头脑清醒一点，免得做出令自己后悔的冲动之举。

欲望环节

更准确地说，欲望是一种不合理的愿。愿是人心的一种最基本的功能。愿这个字，下面是一个心字，上面是一个原字，意思就是原初的心。所以我们有时也把"愿"称作心愿。原初的心是"空"的心，是光明澄澈、毫无挂碍的心。而这之后自由意志创造了一种"大梦"，所谓自由意志的意思是它就这样产生了，而且带着一种能量。这种自由意志也是一种愿，一种后续产生的愿，它蕴含的能量我们可以称之为"愿力"。欲望的"望"是指向一个方向和目标的；而欲望的"欲"则代表一种"不满足"，"欠"加"谷"的意思就是一种类似饥饿的感觉，人会希望通过某个目标来满足它。

欲望的冲突

我们说欲望是一种不合理的愿，意思是欲望中有其固有的不可解决的冲突。比如，我们有个心愿是"有我"，还有个心愿是"不焦虑"，但是这两个心愿是冲突的，如果说谎就不可能不怕被戳穿。真的想不焦虑，就要面对真相；真的不愿意面对真相，那就必须忍受焦虑的存在。这是循环圈中最早的那个欲望中的矛盾冲突。

各个层次的循环中有各种不同的欲望，其自身就包含着矛盾冲突，所以本质上欲望是不可能真正被满足的。更何况一个人有很多欲望，这些欲望之间也是有冲突的。性欲望是不顾一切地满足性冲动，和异性（当然也可能是同性）发生性关系。但是这个欲望和想要安全的欲望常常是冲突的。因为追求异性的过程中有很多风险，轻则身败名裂，重则性命堪忧。不劳动的欲望、享受安闲的欲望，有时会和成就的欲望相冲突，有时会和消费的欲望相冲突，因为有些人不劳动就没有收入供其消费。

在策略环节，有的人可以找到一些策略以减少冲突，甚至让几个欲望同时被满足。但是，完美的策略是不存在的。再好的策略都不能全然消除欲望和欲望之间的冲突。

还有，我们不能同时且同样清楚地意识到我们所有的欲望。有些欲望被清晰地意识到，有些欲望被"潜意识"感受到，有些欲望大而有些欲望小，我们有可能在一心一意地满足某个欲望的时候，一不小心就阻碍了对另一个欲望的满足，甚至使得另一个欲望更加严重地不满足。就好像玩魔方，当我们努力把某些色块拼到一起的时候，却不经意地打乱了别处那些本来连在一起的色块。

更何况，这个世界上生活着很多人，每个人都有自己的欲望。而人和人的欲望之间，也可能是冲突的。当我的欲望和别人的欲望冲突的时候，我们之间总有一个人的欲望难以被满足。

欲壑难填

最重要的问题是欲壑难填。就算满足了一个欲望，就算没有带来什么副作用，我们也不会舒服多久，短暂的满足感过后，随即就会产生新的欲望，让我们继续感到不满足。正如电影《大话西游》中所说，"可惜快乐总是短暂的，留下来的只有无穷无尽的痛苦"。

为什么会欲壑难填呢？简单地说，这是因为人的贪念。但这样的答案实际上并没有说明什么，就好比说物体燃烧是因为有燃素、甜是因为有甜素一样。所以我这里给出一个复杂一点点的答案。

我们的焦虑是一层层累积的，由多种情绪复合而成。由于诠释中的简化以及后发覆盖，我们往往会把累积的焦虑当作更后面的或者说更表面的那种焦虑，并且把各种情绪的能量都当作更表面的那一种情绪所具有的。因此，我们会有一个误解，认为只要满足了最表面的焦虑所激起的那种欲望，我们就会幸福、安心，就不再焦虑了。在欲望刚满足的一瞬间，感觉上仿佛真的如此，我们不焦虑了，我们称心如意，很开心。因此我们留下了一个信念，那就是满足欲望真好。

但是，其他那些没有被意识到的焦虑还在，那些焦虑现在没有办法被解释为原来的那种表面焦虑了，但能量还在，因此那些更深的焦虑随后不久就会浮现出来。我们可以把焦虑想象成地下水，而把某个表面的焦虑想象为一口井。如果人误以为全部存在的水只是这口井里的那些水，他用抽水机在这口井里大马力抽水，可能会有一个时刻，他发现井里的水干了。他很开心，认为任务完成了，以后再也不担心会淹死在这口井里了。但是，开心持续不了多久，因为随后井里就会又有了水。

　　即使一个人富可敌国，或者一个人成了皇帝，他依然会感到不满足。我们可以在历史上找到一些骄奢淫逸的皇帝，但是不会在历史上找到一个满足的皇帝。而且，越是内心觉知能力强、心智敏锐的人，就越快地感受到这种不满足。释迦牟尼身为王子的时候，物质和性都完全可以得到满足，而他还是感到不满足。

　　一个觉知力更强的人，会知道这种不满足是因为有了新的欲望，是因为更深层、更基本的焦虑。不过多数人没有如此强的觉知力，于是他们就会误以为只是满足的量还不够，而继续更多地在原来的欲望上追求满足。过去挣钱得到过满足的，如果不久后又感到不满足，他只想挣更多的钱，而往往不知道也许他需要在更深层次的地方满足自己的其他需要。于是他就会在钱上表现出欲壑难填、贪得无厌，即使是家财百亿也还是心有不足。在权力上满足过的人，可能会追求无限的权力，即使几乎达到权力顶峰也不满足，最后甚至希望能对大自然行使权力，扭转自然规律。觉知力低就会欲壑难填。觉知力高则可以转而满足更深一层的欲望，在更深的层面获得满足，然后缓解更深层的焦虑。所以，他们相对而言并不会让别人感觉太贪得无厌。

　　有多少焦虑就有多大的欲望，有多大的欲望就有多少动力驱使人去改变。欲望是人的驱力源。欲望有指向性，它指向某个没有焦虑（是真是假不好说）的目标。欲望也有力量，现在它缺少的只是具体的方法。

专栏 6-2　灯神也没法子

　　如果碰巧捡到了阿拉丁神灯，灯神能满足你三个欲望，你提出的会是哪三个？有聪明人说，前面两个随便提，金钱、美女什么都可以，第三个最关键，这个欲望应该是"再给我一个阿拉丁神灯"。

　　显然，故事并没有让这个聪明人捡到神灯，然后过上"所有欲望都被满足"的幸福生活。即便这个聪明人存在，我估计他也不会有捡到神灯的机会，因为灯神一定会千方百计躲开他——满足一个人所有的欲望，对于这件事，灯神也没有法子。

"我只是个小小的灯神。"灯神想，你以为我是上帝吗？

"上帝啊，你这么伟大，100 亿对于你也就是相当于一毛钱吧？"

"是的，100 亿对我来说就好比一毛钱，一万年对于我来说就相当于一秒。"

"请你赐给我 100 亿吧，伟大的上帝。"

"好的，等我一秒。"

上帝之所以要用他伟大的智慧去要弄聪明人，是因为上帝知道，即使是自己也不可能满足他的所有欲望。欲望是一回事，能不能满足是另一回事。在这个世界上，有些欲望是注定不可能被满足的。

例如，有位女性的欲望是"我要永远不老"。为了满足这个欲望，她用了一些策略：（1）每天用抗衰老的化妆品；（2）让她老公每天告诉她，她像少女一样年轻；（3）她像少女一样穿衣打扮。然后，她按照这些策略行动了。最后一检验，她还是发现，皱纹、赘肉、性能力下降，甚至可怕的更年期症状等，这些都在告诉她，她正在随着时间不断衰老！

这意味着她的欲望没有得到满足。于是她就改进策略：（1）每天只用最好的抗衰老化妆品；（2）尽量接触那些把她看作少女的异性；（3）专业学习衣饰穿搭的技巧。过段时间再一检验，还是发现她在随着时间不断衰老！于是她总结经验再次改进策略：（1）除了化妆品还接受去皱、祛斑、抽脂等医疗美容；（2）学会在年长的男人们面前像少女一样撒娇；（3）不只是学会衣装技巧还要进行仪态、形体训练；（4）服用一些增强性功能的药物；（5）不管不顾地谈一场有激情的恋爱；（6）每天对着镜子告诉自己说，"时间只是虚幻，我相信自己不老我就不会老"；（7）……各位读者朋友，你们猜下一次检验，她的欲望能够得到满足吗？

如果一个人产生了一个不可能被满足的欲望，那么不论他的回归循环圈中所用的策略有多好，行动的结果必定会失败。在这种情况下，无论他如何改善行动，都没有任何意义了，因为他真正需要做的事情，是放弃原来那个注定不可能实现的欲望。如果这个人一次次改进策略，可每次检验的结果依然都是"行动执行了策略，但策略并没有满足欲望"，也许最终他会意识到，自己的欲望可能是无法满足的。早意识到这一点，他在这个事情上耗费的生命就会少一点，这对他来说也就更好一点。

有些欲望，我们很容易就能发现它是无法满足的，于是我们就不大会为了满足它而浪费生命。比如，我们希望冬天不要太寒冷，夏天不要太炎热，我们希望出门的时候天不要下大雨，女人生孩子的时候不要疼痛，我们想要什么东西就能立马得到，等等。对于这些我们都有的欲望，我们反而对它们的无法被满足或无法被完全满足持有一种接纳的态度——这使得我们能够接受现实的不如意：天太冷了、太热了，如果有空调最好，没有我就多穿或少穿衣服；如果连这样的条件都没有，我就忍耐一下。

然而，有些实际上无法满足的欲望却很难被我们意识到。这个实际上几乎不可能满足甚至绝对不可能满足的欲望，才是最容易浪费生命的。人们最喜欢的是别人满足自己的欲望。但是心理学家知道，有些欲望连灯神也没有办法。这些欲望，我们就不用帮助别人去实现了，我们只要让他们知道，这些欲望不可能被实现，这就是帮助他们了。那么，我们怎么知道，哪些欲望是可以实现的，哪些欲望是几乎不可能实现的呢？

在回归心理治疗的实践中，我们对此做过一些总结，发现不能实现的欲望目标大体上可以分为以下几类。

第一类，欲望目标是要排除某种可能性的，即达成"全无"。

我们这个世界是一个"概率性"的世界。可能性大或者小，我们是可以通过自己的行动去改变的。但是，想彻底让某个事情"绝对不出现"，这种欲望目标是几乎不可能实现的。比如，我们每个人都想让自己身体健康，但是在不同人的心中，和健康有关的具体欲望目标却是不同的。张三的目标是"不生大病"，而李四的目标是"不生病"。那么对张三来说，只要他一辈子不得绝症、身体器官不需要被切除、没有进过医院的重症监护室，那么张三的欲望目标就算达成了。而对李四来说，只要他患上点小病，他的欲望目标就无法实现了。再如，我们每个人都想"安全"，如果欲望目标是"绝对不要出交通事故"，这也是不可能确保的。要自己安全，或要自己的亲友安全，这都是很常见的欲望，也是合理的。但是如果我们想绝对保证，那就是不合理的了。

如果一个人对自己要求的欲望目标是"少出错"，这是没有问题的，但是如果他的欲望目标是"不出错"，那就完全不可能了。现实生活中，要求自己"不许出错"的人不少。这也许是因为他们的父母或其他人曾经要求他们"不许出错"，让他们把这个当作欲望目标。如果强求实现这个欲望目标，那么心理压力就会很大，甚至很容易把人逼出强迫性人格障碍。强迫性人格障碍的患者极度小心谨慎，唯恐自己出错，但越是这样就越紧张，越是紧张就越容易出错，最后出的错反而比一般人还多，这给他们带来了无穷无尽的挫败感。

在回归疗法的实操中，咨询师会请来访者把自己的欲望凝缩成一句最贴切的话。而通过来访者自己找到的这句话，我们常常可以观察出这个欲望是不是"注定无法满足"。比如一个投资股票的来访者，如果他找到的欲望是"我想判断正确"，就和"我想判断不要出错"的结果会非常不同。尽管表面上看起来二者是一回事，但实际上，这两个欲望的"可实现性"是完全不同的。假设他对股票涨跌的判断，每 100 次中有 50 次正确、50 次错误，如果他的欲望目标是"我想判断正确"，那么每一次正确，他都会注意到他的欲望被满足了；而如果他的欲望目标是"我想判断不要出错"，那么每一次没有判断正确，他都会注意到他的欲望目标被挫折了。

亲爱的读者朋友们，如果有兴趣，也可以观察一下自己的欲望，看看心里那句最贴切的话是什么。

第二类，所求的欲望目标是无限的、无条件的。

比如，我想他永远爱我，我永远得第一，永远是我说了算，我时刻是大家关注的焦点，我可以不劳而获，好事都应该是我的，大家应该时刻考虑我的感受……这些欲望就是所谓无限或者无条件的欲望。虽然理智上人人都知道，这样的欲望是不可能实现的，但是在内心深处，其实很多人确实都有这样的欲望。

比如很多在恋爱中受宠爱的一方，都想让对方时时刻刻关注自己，以自己为中心。电影《河东狮吼》中女主角的一段台词，就清晰地表达了这种欲望："从现在开始，你只许对我一个人好；要宠我，不能骗我；答应我的每一件事情，你都要做到；对我讲的每一句话都要是真心。不许骗我、骂我，要关心我；别人欺负我时，你要在第一时间出来帮我；我开心时，你要陪我开心；我不开心时，你要哄我开心；永远都要觉得我是最漂亮的；梦里你也要见到我；在你心里只有我……"

　　理性地想，大家都是人，你想无条件地要一个完美的配偶，但你的配偶难道不想要一个时时刻刻关注他、仰慕他并以他为中心的伴侣吗？如果你想要一个非常出色的配偶，那么你自己也应该是同样出色的人，或者真的是天生绝色，或者有足够充分的其他理由。如果你自己的条件很平常，那人家凭什么会选择你呢？这种无限的要求在现实生活中是不可能实现的。对方关注你是很可能的，时时刻刻关注你是不可能的，当对方偶尔没有以你为中心的时候，无限的要求就会让你感到非常不满足，从而给自己和对方带来很大烦恼。

　　为什么在很多人心中，会保留着无限的或无条件的欲望而不放弃呢？这里面其实有个心理的原因。因为胎儿和新生儿在他们的生活中，曾经得到过近乎无限和无条件的欲望满足。胎儿获得的一切都是无条件的。母亲把营养和保护给予自己所孕育的孩子时，并不会提出任何交换的条件。胎儿需要的一切，孕妇也都能满足，这种感受让他默认，"我的欲望应该被无限制、无条件地满足"。

　　新生儿也近乎可以继续得到这样的满足。母亲或其他抚养者，几乎时时刻刻以新生儿为中心，全心全意地关注着他们的需要，并尽量及时地去满足他们，并且也不需要任何条件。新生儿每天都是不劳而获的，这会让他们继续维持着这种"我就应该被无条件地满足"的深层信念。

　　等孩子逐渐长大之后，就逐渐地越来越不可能再获得这种无条件的关爱了。成年人的关系中，一切都应当是相互的，要想被别人满足欲望，自己也要满足别人的欲望，有时自己是中心，有时也要以别人为中心。但是，人们都还留恋着胎儿或者婴儿时期，所以就会暗暗地保留着无限或无条件的欲望。

　　第三类，和别人的欲望目标冲突——你的欲望需要他人舍弃他自己的欲望。

　　刚才我们所举的例子中，也包含了这个问题。那就是你的欲望如果和别人的欲望冲突了，那么即使你有很好的策略，你的欲望也不能保证实现。别人也是人，别人也有策略，你的行动和别人的行动总是相互抵消的时候，你的欲望就难以满足了。

　　夫妻之间，如果一方的欲望目标是让配偶能够按照自己的想法做，这就包含了一个冲突。就算你现在足够强势，对方可能会被迫依从你，他也不会总是心甘情愿。久而久之，他的不满逐渐积累，总会想出办法来对付你。

父母对子女，更经常会出现这种情况。父母说，"我就是想要孩子好好学习"。但是，孩子为什么要好好学习？好好学习符合孩子的欲望吗？如果孩子根本就没有好好学习的欲望，那么父母的目标就很可能无法实现。

在人与人的关系中，没有谁是专门为了满足你的欲望而来到这个世界上活一遭的。从本质上来说，每个人都是以他自己为中心的——这就是一种更大意义上的人人平等。如果我们能够从内心里面对这个赤裸裸的事实，接纳它、尊重它，那么我们就会极大程度地减少人际关系中的痛苦与烦恼。请记住，身为一个凡人，如果你的欲望是当上帝，那么你已经注定了惨败的结局。

第四类，所谓"我想要的"，其实并不是我真正想要的。

有的人说出来的欲望，听起来似乎可以实现，但是在现实生活中，却发现总也实现不了。原因是他所说的和他真心想要的，其实并不相同。

比如，有人说，"我想被人看见。"想被人看见，这个欲望并不过分，也不是不可实现的目标。但是，当别人看见了他，对他有所评价的时候，他却非常不满。他会觉得，"我根本就不是你所说的那个样子，你根本没有看见我。"因为他真正的欲望并不是"被看见"，而是"别人必须把我看成我想被他看成的样子"。换句话说，当他宣称"我想被人看见"的时候，他真正想要的其实是"你千万不要看到我的阴影"，是"我想被你关注、欣赏和肯定"，是"哪怕我看到的自己其实很离谱，你也要同意我是对的"。

再比如，有的人说"我想要你看到我对你的爱"，实际上他真正想要的是放高利贷——"你看我已经为你付出了那么多，所以你应该听我的话、给我所想要的东西来作为回报"。这样的欲望在我们身边比比皆是，我们几乎在每个咨询案例中都能听到类似的故事，仿佛在每一位来访者的家庭里，都很神奇地有一位"都是为你好"甚至"为你付出了一切"的母亲，于是来访者只好花自己的一生去偿还内心中那份沉重的内疚。

还有许许多多常见的例子：比如，得了公主病的女孩会对她的男朋友说，"我只想要你爱我"，实际上她真正的欲望却是，"你除了我应该谁也不爱，包括你妈、手机和你的那些爱好"；比如，一个拼命挣钱的人宣称，"我只想不为生存发愁"，实际上他真正想要的却是，"我想成为全国首富"。

如果一个人只是对外这样宣称还好，他只是说给别人听听，他自己内心还知道自己真正想要的是什么。怕的是，许多时候他说着说着连自己也被糊弄了，忘记了自己真正想要的是什么。这样一来，他就会继续为一个自己并不想要的目标而去奋斗——如果"尚未成功"，那就"仍须努力"；如果成功了，那么可能更惨，因为他将不得不面对"为什么我已经付出了一切，却还是觉得一无所得"的更大焦虑。

更可惜的是，如果一个人不知道自己真正想要什么，而误以为自己想要的是另一个东西，那么在他短短的人生中，他实际上就等于错过了所有那些机会去得到自己真正想要的东西。如果有一位大龄优质女性，她很骄傲地骗自己说，"我就是想要一辈子享受自由""我根本不想要男人"，而实际上，她真正的欲望却是"我不想再与一个伤害我的男人在一起"。那么当她有一天终于遇到一个真心疼爱她、珍惜她、愿意与她认认真真白头到老的男人，她就会竭尽全力地把他推开，这样一来，她就真的与一个好男人失之交臂了。

亲爱的读者朋友们，你认为你想要的真的是你想要的吗？

第五类，水涨船高型的欲望目标。

这类欲望目标如果凝缩成一句话，会有一个典型句式："我想要更……"例如，我想要更有钱，我想要更优秀，我想要更勇敢，我想要更自信……这样的欲望目标看似有底，但这个"底"却很不稳定，实际上还是"浮动型的无底洞"，因此本质上还是不可能被填满的。

一个人想要达成的目标是更有钱，那么当他吃不饱、穿不暖的时候，他的欲望目标是没有被满足的。后来他经过努力，吃饱穿暖已经毫无问题了，但这个"我想要更有钱"的目标也随之上浮了，于是他必须继续努力挣钱。等他已经成了百万富翁，这个"我想要更有钱"的目标又上涨了，于是他必须朝着千万富翁、亿万富翁继续努力。而这个"更有钱"，就好像拴在大象鼻子前头的香蕉，无论他如何追求，都依然在前方一步之遥。

"不要最好，只要更好"，这个欲望目标在当今社会上是非常被提倡的。在一定程度上，它甚至已经成为一条标语，不断地激励着不满足的人继续追求。但如果你能够静下心来不被催眠，你就会意识到，所谓的"更好"，其中隐藏着一个真正的信念就是"现在的你是永远不够好的"。如果你接受了这个看似很理智且很励志的欲望目标，那么你实际上也就认同了"我永远不够好"的自我催眠。从心理健康的角度来看，这种表面上很积极但实际上很有毒的信念是很不好的，因为，这个信念本质上是一种持续不停的自我否定。如果对此信以为真，那么这个人就不得不花一辈子去雪耻——洗刷一个本来不存在的"我永远不够好"的耻辱。

此刻，当下的我产生了一个欲望——我希望读过这本书的读者朋友们，能对这副美味的毒药产生一点点抗体。当然，我不会对此报以更高的期望，毕竟人生是一个复杂性系统。很多欲望目标显然并不像上面罗列的五类那样单纯和一目了然。因为很多时候，一个欲望目标中就包含了两个或多个"注定无法达成的欲望"。

比如我曾经认识一位虎妈，她给孩子提出的学习目标是"你可以因为不懂而丢分，但不能因为粗心而丢分"。她的学霸儿子隔三岔五就因为拿不到双百分而被惩罚——学校教的那点东西他一学就懂了，但还是时不时因为粗心没看清题目而丢分。

在虎妈看来，自己的欲望是非常合理甚至是仁慈的，孩子连"学不会"都可以被允许。但实际上，她的欲望中含有一个"全无"的期待——从常识看来，让一个人一辈子都不粗心，这完全是异想天开，但当事人却往往当局者迷。

不仅如此，虎妈的欲望注定不可实现，是因为她的欲望目标是"无限的、无条件的"。无论在时间上还是在空间上，人类所能企及的能力都是非常有限的。别说一个孩子了，就算她自己或者任何人可以达到这个"永远不粗心"的目标吗？结果是显而易见的。

此外，虎妈的欲望注定不可能实现还有一个重要原因，那就是她所设定的欲望目标，需要依赖另一个人放弃自己的欲望目标来达成。且不说别人有没有那个能力，就算有能力，天底下又有谁愿意"不为自己活，专为别人活"呢？

在以上篇幅中，我已经列出了一些生活中常见的"注定无法实现的欲望"。虽然各有不同，但有一点是相同的，那就是欲望的"无限性"或"无条件性"。

实际上，在日常生活中，每个人心中可能都有一些"注定无法实现的欲望"，而这些欲望的存在让我们一次又一次感受到痛苦和绝望——这些欲望，我们当然也无法在这里全部罗列。那么我们如何才能辨别出哪些欲望是可实现的，哪些欲望是不可实现的呢？对于这个问题，我们可以把握一个要点："有底"洞是可能被填满的，而"无底"洞注定无法填满。

如果一个人的欲望是这些不可能实现的欲望，那么，他们必定会与挫败感为伍。毫无疑问，他们的人生幸福感也会大大降低。因此，如果一个人能说服自己，放弃这些"注定无法实现的欲望"，那么这个人就会少遭遇很多挫伤，也就少了很多不必要的痛苦和烦恼。——这就是所谓的"知足常乐"。很多当代人不懂得"知足"的意义，会庸俗化地把它看作"不思进取"。他们浅薄地认为，如果放弃了某些欲望，那么自己将来能"得到"的就会更少，而更少不如更多好，于是他们坚持不肯放弃那些注定无法实现的欲望，而把自己有限的生命和精力虚耗在一个又一个无底洞里。而少数有智慧的人因为深深地懂得这一点，所以会把有限的精力用来追求一些有限的目标。最后，他们看似放弃了很多甚至显得有些"不思进取"，但他们却比那些不知足的人拥有更多、更大、更真切的幸福和满足。

如果一个人脑子里明白这个道理，但就是不甘心放弃这些欲望，那就只好让生活去慢慢教育他了。极大的可能是，他可以继续保有原来的欲望，但生活肯定不会去配合他的幻想，而是会"尽职尽责"地一次次毒打他，直到他不得不接受事实的深刻教诲。

这种情形下，一个人可以做的事情，是在每一次被"毒打"之后，能认真地总结经验，让自己能更快地真正建立起信念："有些欲望是不可能被满足的"。千万不要浑浑噩噩不做总结，继续在过去的循环中兜圈子。这就是所谓的"困而知之"，虽然仍不免被生活毒打几次，但也还算是好的。至少，这之后你就不会再去为难灯神了。

欲望不可抗拒

关于欲望，很多人有一个信念，那就是欲望不可抗拒。有这种信念的人，在解释自己的行动时，基本的说法是："我只能那么做，没有办法，因为我产生了欲望。"

一个贪吃的人解释说，"我知道我不应该再吃那么多，但是没办法，那个东西太好吃了，一看见它我就有食欲"；一个性犯罪的人解释说，"怪就怪她打扮得太性感了，看见她我就产生了强烈的性欲，不可能忍得住"；一个打架斗殴的人解释说，"看他不顺眼，就是想揍他，我能怎么办"。

被称为心理咨询师"杀手"的边缘型人格障碍患者尤其如此，狂野的欲望驱使着他们，让他们不顾一切地做出很多破坏性的事情。而当恶果出现的时候，他们也并不后悔，因为他们认为自己只能那么去做，他们无法抵御欲望的诱惑。

产生了一个欲望，就只能去满足这个欲望，这背后的信念就是，欲望不可抗拒。因不可抗拒所以只好去满足，就算会带来一些不好的后果，那也是没有办法的事情。所有的自我放纵的背后都有这个信念的影子——"欲望是不可抗拒的"。他们认为欲望就是理由，想要就只能去要。

情绪是欲望的直接产物，求而被阻会产生愤怒，所欲丧失会产生悲哀，想要的东西得到了会产生快乐，想一直拥有的好处面临被强力夺走的威胁会产生恐惧，想自己独占的东西有人分享会产生嫉妒，想摆脱的东西却甩不掉会带来厌烦，想做好人却干了坏事会产生内疚，不想示之于众的短处被暴露了会产生羞耻……不能抗拒欲望的人也不能抗拒情绪。

情绪会带来一种强烈的倾向，让人们做出相应的行动，这时候"马上就干"又是一个新的欲望：愤怒的时候人们就想攻击，恐惧的时候人们就想逃跑，羞耻的时候人们就想把自己藏起来……

尽管人人都有受到情绪驱使而付诸行动的本能倾向，但并非人人都会马上付诸行动。在生活中我们可以看到，有些人更有情绪管理能力，他们会克制自己想要"不顾一切痛痛快快干一场"的欲望，会选择"三思而后行"，因此他们就不容易被自己的情绪冲昏头脑而冲动行事。但对另一些人来说，情绪就是他们行动的理由，他们不需要其他的理由——愤怒就是攻击的理由，恐惧就是逃跑的理由，嫉妒就是害人的理由——这种人被其他人称之为"冲动者"。这类人在回归循环圈上看，就是直接从"焦虑"到"行动"，因为这是低等动物的反应模式，不受高级大脑皮层"指挥"，因此我们把它叫作"蠕虫反应模式"。

细分一下的话，我们还可以把无法抗拒欲望的人分为以下两大类。

第一类，把欲望认同为"我"——欲望在我就在，欲望不在我就不在了。

这类人认为"我有欲望所以我在"，或者"我有情绪所以我在"。如果他们感受不到欲望，或者情绪过于平静，他们就觉得自己没有存在感。他们之所以不能放弃"欲望不可抗拒"的信念，是因为在他们的认知里，这个信念的意思是："我不可以抗拒我的欲望"，因为抗拒欲望就是抗拒自己的存在感。

由于"我的存在感"就等于"欲望"，因此他们内心对待欲望没有多少矛盾心理，他们是放纵自己欲望的人，是寻找刺激的人，即使这种放纵对自己、对别人都产生了危害，他们也在所不惜——如果世界、他人对"我的欲望 / 存在感"满足没有用，那么它们对我而言也是没有存在意义的，所以世界、他人在我的世界里存在的唯一意义，就应该是满足我的欲望 / 存在感的需要。

第二类，把欲望认同为"我的"（而不是"我"）——欲望是"我的一部分"，但不是"我的全部"。

由于这些人并非像第一类人那样把欲望认同为整个的"我"，而是只把欲望认同为"我的一部分"，因此，他们在内心深处会默认"我是欲望的主人"。这样的心理认同会让他们相信自己是可以管理自己的欲望的，就像一个人可以管理自己的胳膊、腿一样。

因此，他们会认为抗拒自己的欲望是可以接受的。事实上，能抗拒自己的欲望这件事虽然给自己的满足感带来了一些损失，但同时也给"自我存在感"带来了更大的好处。我能够指挥我的手去拿东西，也能指挥我的手不去拿东西，这证明"我"是比"手"更大、更高级、更有力量的存在。这种自我管理能力，向我彰显了一个事实，那就是"我说了算""我能做得了主"，这实际上会在整体上给一个人带来自我存在感，会让这个人更加自信（心理学上叫"增强自我效能感"）、更有自尊感、自主感和自豪感——这些与自尊和自信有关的"人"的自我存在感和"动物层"的存在感不同，自尊、自信、自主等感受会让一个人的自我存在感更充沛、更完整和更高级。

正因为"我能管住我的欲望"这件事其实是"弃车保帅"，是对"自我存在感"更有利的，所以当他们发现自己没有能力去抗拒自己的欲望时，内心就会有很大矛盾——这一点就和第一类人不同，第一类人会打心里觉得，我有欲望就该被满足，这就是理所应当的，因为我就是欲望、欲望就是我。

由于第二类人没有把欲望认同为"我"，而只是把欲望认同为"我的"，因此当他们有抗拒自己欲望的动机，却发现自己并没有这样的能力时，内心就会很冲突。比如，有些人很想克制自己过量饮食的欲望，很想保持好的身材，但是他发现自己没有办法抵御食物的诱惑；有些人很想努力工作，但就是忍不住要玩；有些人很想对孩子和颜悦色，但就是忍不住天天打骂孩子……对于他们来说，想要抗拒欲望却发现"我没有抗拒欲望的能力"，会让他们很懊恼。因为他们虽然满足了一个小的欲望，却让更大的欲望（我说了算、我能）付出了代价，为了贪一个暂时的小便宜而损害了整体的自我价值感，会让他的自我存在感被羞辱，就像削足适履，为了一时兴起去穿一双喜欢的鞋而把自己的两只脚削去一块。

我们多数人可能都是第二类人。这也意味着我们在面对种种欲望的时候，可能会有很多心理矛盾。那我们该怎么办呢？

从现实的角度来说，如果去满足一个欲望并没有什么太坏的影响，也未必非要去矫正它，追随自己的欲望行动或随着自己的情绪驱力行动毕竟会给人带来一些快乐，这也是可以理解和接受的。但如果追随欲望的行动，给自己或别人带来坏的影响甚至恶劣的后果，那么我们就需要约束和调节这些欲望了。

在回归疗法中，我们如何对欲望工作呢？

　　第二类人因为和存在感有关的基本信念是健康的，因此做起来相对比较容易。因为"根上没毛病"，只是细枝末节的问题，所以我们工作的对象是那个正在困扰他的具体问题。我们聚焦在这个问题的焦虑上，和他一起按照"焦虑－欲望－策略－行动－检验－诠释"的基本流程，把关于这个欲望的循环圈呈现出来，这时候来访者和咨询师都会从中找到解药。

　　而第一类人通常自己是不会来"求助"的，因为他们没有心理矛盾。除非现实狠狠地把他们打翻在地，这时候"缓解痛苦"的欲望压倒了其他欲望，他们才会来心理咨询师这里找"止痛药"（满足当前欲望的策略）。

　　如果他们来了，心理咨询工作也不容易做。因为在他们的内心深处，"我＝欲望"这个信念已经根深蒂固。而我们需要做的是改变他们对自我的核心认同，帮助他们把"我"和"欲望"二者分开。

　　这必须一步步慢慢做。首先我们需要了解，问题的根源是他们会把放纵和顺从欲望、"想干什么就去干什么"看作"我活着的自由"。而"不顺从欲望"会让他们觉得是不自由，是对自我的压抑。显然这个错误的信念给他带来了问题。但请注意，回归疗法的咨询师并不会去和他辩论或是直接告诉他什么道理，也不会使用各种心理技巧去直接矫正他的行为。因为表面的说服和矫正即便成功了，那也是"别人的意志"，会在更深层损害他心灵的自主感、自尊感和自我存在的完整感。试想一下，你下围棋的时候，如果聂卫平每一步都给你支着，最后你果然赢了，你会是什么感觉？你很难享受胜利者的开心和荣耀感，因为你会觉得那不是你赢了，而是聂卫平赢了，你只是被当成一个落子的工具，对不对？

　　将心比心就是回归疗法的操作原则，因为从存在焦虑的意义上来说，你的心、我的心、他的心都是一个心。所以，这种情况下，回归咨询师只会和他一起做回归圈——通过一次一次地一起做回归圈，让他们自己慢慢从内心深处领悟到，顺从欲望的驱使也是一种不自由，是让"我"成为欲望的"奴隶"。在这个过程中，他们会一次一次真真切切地感受到，做欲望的奴隶是真的痛苦的，有时候甚至是极端痛苦的，更可怕的是，做奴隶的代价会随着时间的推移而越来越大，为了贪一时之欢而付出太多代价很不值得。这样，他们内心中原来的信念就会自动松动下来，渐渐地被新的信念所转化。

信念有了转变之后，我们会带着他开启一个新的回归圈。这时候，焦虑变了，欲望也变了。做新的回归圈的时候，他会在咨询师的启发下获得更有建设性的策略。而这些新策略，在现实中实践之后通常会帮助他体验到成功的喜悦，增强"我可以做欲望的主人"的新信念和自我效能感。这样，自我认同就转变了，不再是"我欲故我在"，而变成"我能做主故我在"。

其实，哲学家所做的就是这件事情。所以哲学家会说"品德所带来的幸福，远超过欲望所带来的"。哲学家虽然未必有最多的物质财富，但是他们的幸福感却超过世界上最富有的富翁。

回归疗法是让我们回归到初心，而初心实际上就是快乐幸福的心。

专栏 6-3　活着为了别人的欲望

很多孩子高考填志愿的时候，父母坚决要求孩子填报某个专业，尽管孩子自己并不喜欢这个专业，但还是不得不屈从于父母的压力。父母为什么一定要子女填报这个专业呢？其中有不少都是因为父母曾经自己想学却没能学上这个专业。所以，他们就希望通过孩子替自己实现这个愿望，以弥补内心中的遗憾。

这是父母在特殊情况下，满足自己欲望的一种特殊方式，就是让子女替自己满足欲望。在报志愿上较为常见，但在其他情况下也偶有出现。比如，父母辈喜欢某个人，但是阴错阳差或受到阻碍而没有终成眷属，他们就会希望自己的子女和自己过去喜欢的那个人的子女能够成为眷属。比如，妈妈会希望女儿嫁给自己所喜欢的那个男子的儿子。

按照回归循环圈来看，这种情况下父母等于选择了这样一个满足自己欲望的策略，那就是"通过认同作用，把子女认同为自己，然后让子女去行动以满足这个欲望"。子女"接受"了父母的这个期待，并且在某种策略下采取行动了，父母也算是完成了行动，因为父母的行动就是"控制子女，让他们做自己想让他们做的事情"。这之后，父母对自己的检验就是看子女的行动是否满足了自己想让他们达到的欲望目标。

比如，父亲当年想学艺术，但是没能实现，那么父亲就会控制儿子，让他考艺术院校。如果儿子最后考上了艺术院校，父亲在检验环节就会得到检验结果："成功了，我儿子考上了艺术院校，而儿子一定程度上就是我的化身，所以这就等于满足了我的欲望"。

这种检验和一般的检验稍有不同。一般人检验自己行动是不是成功，还需要检验其行动是不是实现了自己原定的策略。而这种让别人替自己满足欲望的情景中，检验时不大在意自己的替身使用了什么策略，因为其策略很清晰，就是"认同某个人，让其替我完成目标"，至于替身用什么策略完成并不重要。

还有，如果父母一心想让子女替自己实现欲望，那他们是不在乎子女的想法的。某种程度上，子女如果心里并不愿意成为满足父母欲望的替身，而父母却强制子女那样去做，这种情况下父母的满足感反而更大，因为这才更能证明欲望真的是"我的"。如果我想让儿子报艺术专业，儿子自己也非常喜欢艺术专业，结果他填报了艺术专业并且被录取。这种情况下，我心里不大能确定，他是在替我满足欲望，还是只是在满足他自己的欲望。如果这一点不能确定，那么我的满足感也就不够强烈。相反，如果儿子本想填报计算机专业，但是在我的压力下报了艺术专业，那么我就可以确定，他读这个专业就是在满足我的欲望，这样，我心里就更加开心。实际上，这种情形在自恋程度高的父母身上是很常见的。

因此，我们会知道为什么很多现实中的父母会明知道子女不愿意，还会威胁利诱，让子女去选择父母喜欢的那个对象。祝家妈妈之所以一定要把祝英台嫁到马家，也许就是因为她妈妈自己觉得嫁到马家多好啊。祝英台越不愿意，她就越要逼她同意。

而在子女的一方，他们为什么会屈服呢？如果他们所选择的目标，只是用来满足父母的欲望而不是满足他们自己的欲望，这对他们的人生来说，实际是一个很大的损失。因为对这个子女来说，在父母为他们选择的赛道上，就算能够得冠军，那也只不过是父母的成就。而对于他们自己来说，这本身可能并不会带来满足感。即使成功了，在检验的环节他们也会发现"行动并没有满足欲望"——因为没有欲望就谈不上满足欲望。所以即使成功了，他们的感觉也只是"无聊"或者"淡然"。既然没有满足欲望，也就不可能缓解他们的焦虑，不可能给他们带来存在感。既然如此，当初他们为什么会服从父母的安排呢？

因为有另一个回归循环：父母向他们施加压力，使他们产生了焦虑。内心越是依赖父母的人，这种情况下的焦虑感越强。对于依赖性强的子女来说，惹得父母不满，在内心中就会感觉自己会被父母所抛弃，而被抛弃就仿佛是死路一条。因此，这个焦虑是难以忍受的。

而这个时候子女会产生一个欲望，那就是"平息父母的愤怒和不满"。如果他们能消除父母对自己的愤怒或不满，那么父母就不再给他们施加压力，他们自己也就不用焦虑了。

接受父母的安排，去填报父母觉得好的专业，或者按照父母的意图去找一个人结婚，那么至少在这样做的时候，父母得到了暂时的满足，而子女也缓解了焦虑。这个策略以及行动至少暂时是有效的。这个时候，子女内心可能会说的一句话就是"好了，这样您总满意了吧"。

但我想强调，这只是暂时的如愿，是因为孩子这样服从了父母之后，后面必定会出现很大的困难。子女在填报志愿的那一刻选择填报父母所要求的志愿，背后的驱动力来自"父母的压力"。但是，上了大学之后呢？子女到了学校，由"父母的压力"所形成的驱动力逐渐消退，所以，在之后的生活中，子女并没有欲望的力量，那么他用什么能量驱动他的学业呢？可能只有教师所施加的压力，而这个压力比起父母的压力来说，会小很多。因此，他在学习这个专业的四年内的基本情况就是他会没有欲望也没有驱力，于是他只能随波逐流地学习，而没有心理能量的投入。这样的情况下，当然他也不可能有什么学业成就，更不会在学习中获得什么满足感。

按照父母的意愿去结婚，或和父母所认可的人结婚，也会走向同样的困境。决定结婚的那一刻，子女的确减少了自己的焦虑，但是之后呢？最大的可能性就是，日复一日和一个自己没有欲望的异性在一起。两个人关系好或不好都不会带来满足感，也没有什么对自己的奖励。所以，最可能的相处感受就是无聊和厌烦。

鲁迅对待他的原配妻子朱安，大体上就是这样的一种感受。因为朱安是被母亲所接受的，鲁迅娶她是为了遵从母亲的意愿，他自己对朱安则一直"没有欲望"。

这种情况下，子女稍微可以有一点点满足的，也只是可以满足他们的"让父母满意"的欲望。如果他们之后一次次看到，"我现在做这件自己不喜欢的事，至少满足了我讨好父母的欲望"，那么，这多多少少能给他们带来一点满足感。不喜欢某个职业，就没有"把工作做好"的欲望；不喜欢某个异性，就没有"把关系处好"的欲望。长此以往，在这个行当中或在这段婚姻中，也就很难得到好的结果。

所以从长远看，父母也得不到满足。因为，子女可能填报了自己认为好的专业，也如愿成为这个专业的学生，但是，他很可能在之后的学习中很失败，完全不是干这一行的料。子女也可能会按照父母的意愿和父母觉得好的人结婚，但是在之后的生活中，他和那个人之间却感情淡漠，矛盾冲突不断，过得很不幸福。而这样的结果，必定会让父母感到非常失望，甚至感觉子女在阳奉阴违。

当然，在夫妻关系中也容易发生这样的情形——强势的、自恋程度高的一方常常会以各种方式逼迫另一方满足自己的欲望。如果被要求的一方在经济上或者情感上非常依赖强势的一方，那么这种关系虽然会充满怨念，但毕竟还可以维持下去，因为双方在某种程度上达成了营界的平衡，各有所得也各有所失。毕竟，从营界的现实法则看，责权利是一致的，如果你靠别人养活，那么吃人家的嘴软、拿人家的手短，你就是要付出一些代价来补偿；或者你的自由最后是由别人来买单的，那么别人也有权力在给你自由的同时对你提出要求。如果被要求的一方在经济上和情感上并不依赖强势的一方，那么这个关系就会出现各种危机。比如，感到自己的欲望总是遭到压抑的弱势一方，终于有一天不堪忍受而离开关系；或者虽然他还待在关系里，却如同行尸走肉；或是他待在关系里也没有变成行尸走肉，而是会出轨，在另一个地方去满足自己的欲望，以此来达成心理平衡。

所以聪明的人是不会让别人替自己满足欲望的。自己的欲望能满足就满足，满足不了就认了。因为让别人替自己满足，几乎永远都是一个下场，那就是瞬间的满足之后，是无穷无尽的不甘心和不情愿。

第 7 章

执行过程：从策略到行动环节

Chapter 07

从简单到复杂

在在界，策略都是非常简单的。要获得存在感，那就看看什么可以填在"我 × 故我在"里面。要想让存在感持久，那就持久地做有用的事情。

策略简单，并不是因为他们不会用复杂的，不是因为他们笨，而是因为不需要复杂策略，使用简单策略足矣，并且简单策略更好用。心很简单，简单的策略直接就能解决问题，因此，在界的策略可以称之为"直心"。在界关注的是内心，我爱故我在，所以重点是我要爱，我只要爱了就在了，"我欲仁，斯仁至矣"。

营界为什么需要复杂策略呢？因为营界开始追求条件了，而条件并非想有就能有的。我有爱心就有了爱，但是如果我们认为必须要用一个礼物来表达爱心，并且误以为这个礼物是必须有的，那么"我欲礼物"，礼物不可能就来了。我们必须花钱去买礼物，那么我们首先要有钱，这就是条件。而想有钱，就必须想办法得到钱，这就需要有挣钱的方法和策略。

世界是复杂的，世界上的关系是复杂的，世界上的人也是复杂的，要在这么复杂的条件下，让事情按照自己希望的方向发展，这不是一件容易的事情，因此也需要有复杂的策略才行。

认知与策略

策略可以看作一场对话。对话的一方是欲望，它提出索求；另一方是外部或内部的世界，它可能会满足欲望，也可能不会满足欲望，是不是会满足取决于对话的结果。直接索求如果不行，索求者就要运用技巧，迂回地去要到自己想要的结果。

因此，在策略这一环节，对世界的认识就变得非常重要。当然这里所说的世界，既包括外部他人和外部的物体所构成的客观世界，也包括自己的人格、智力、情绪等构成的主观世界。在认识世界的时候，人会运用动作、意象、语词等构建一个对世界的模拟，并且通过思维的运算得出一个行动可能带来的后果，然后再看这个后果是否符合欲望的目标。

在人构建世界的模拟时，需要从一些对世界的知识素材开始。这些知识有些源于感官经验，有些源于别人之口，也有些源于上一圈循环中通过诠释而得到的一些信念。素材不同，得到的世界图景就不同；素材相同，不同运算得到的世界图景也不同。实际上，我们每一个人心目中的世界都是不相同的。

由于认知有其天然的有限性，因此认识过程不可能是完美的。这个阶段中，审慎地分析思考，尽量多地收集信息，这些都是很重要的。如果在信息不够、思考不细的时候就急于制定一个策略，那就是我们平时所说的"盲目""鲁莽"。多观察、多思考可以让认知更深入，因而制定的策略也可以更完善。

但是在绝大多数情况下，人们的思考远远达不到人类认知能力所能达到的顶峰——没有几个人能深思熟虑，我们往往都是粗略地、近似性地思考。在时间有限的时候，人的思考更是必然要以很简化的方式进行。如果我们花费过多的时间去思考，可能当你思考清楚了之后，外界的情况已经发生了变化，原来具有的机会已经消失了。这样的话，你的"深思"就没有任何实用价值。有个故事，男孩子爱上了同班美丽的女生，于是反复思考如何才能更好地求爱，他想了几年终于感到自己准备充分了。于是他去表白，得到的回答是："中学时其实我对你也有好感，但是到大学后我已经找到了一个很好的男朋友。"

要想改善策略，我们还需要支付成本。为了获得更多、更准确的信息，我们不仅仅要花费时间和精力，有时还需要花费金钱或者需要人际支持等，我们需要考虑我们的收益有多大，是不是值得我们付出这些成本。这些考虑也使得我们不可能追求更多、更好的信息。因此在非常不完美、可靠性有限的知识基础上，在有限的思维能力基础上，人们所能设想出来的用来满足自己欲望的那些策略，注定远远达不到完美，也不必要完美。

选择

当然，为了达到一个目标可能想出多种不同的策略，但是每个策略都不可能完美。在这种情况下，策略环节有一个重要的任务，那就是在多种不同的策略中选择一个综合评估更好的策略。

这个选择策略对个人有重大意义，因为策略选择的好坏，决定了是否能在此策略的基础上做出好的行动计划，也决定了是否能成功，以及欲望是否能得到满足。由于人生时间的有限性和外部资源的有限性，我们多数时候都没有机会重新来一次。因此，选择如果错了就意味着失败，意味着欲望得不到满足，意味着焦虑、烦恼和痛苦。而做这个选择的时候，我们对世界的认识是不全面的，有些情况我们并不知道。因此做这个选择的时候，我们没有什么客观的必然的指导，而只能冒险在无知中做决定。

策略有不同的种类，有些策略更为安全，有些策略更为冒险；有些策略收益小，有些策略收益大。在不同策略进行比较的时候，那些又冒险而收益又很小的策略，当然很快会被淘汰，而比较常用的会是冒险而收益大的策略和安全但收益小的策略。有的人会习惯于更冒险但是收益也更大的策略，有的人则相反。策略也可以有其他很多分类方式，比如根据对别人的态度，可以分为攻击性的策略和非攻击性的策略；根据策略的影响范围，分为广泛策略和具体策略；根据策略的可变程度，分为高弹性策略和低弹性策略；等等。

计划

在策略的基础上，这个环节还会或多或少地把策略具体化，形成执行策略的具体计划。策略和计划的区别是：策略是方向性和原则性的，有了策略后具体的行为中还可以根据具体情况调整细节。计划则不然，计划中对先做什么、后做什么、怎么做都具体地定下来了。

制订计划是在策略的基础上，根据对现实的知识，确定执行过程的具体步骤。有了计划，策略到行动的转化就比较容易了。但是，在执行过程中，多数时候我们会发现，我们对现实的知识不是完全正确的，或者外界的情况发生了变化，因此计划就需要调整。所以在现实中，我们也很少能完全按照计划去行动。

专栏 7-1　捡芝麻的人，一定会丢西瓜吗

不要捡了芝麻，丢了西瓜——在中国，这是一句人尽皆知的俗语。只顾计算小事上的得失，忽略了更加全局性的事情，结果小事情上成功了，但是在全局上却失败了，这当然是很笨的。例如小饭馆的老板，为了能稍微节省一点开支，就在食材上打主意，选购不太新鲜的食材，或者买便宜一点的调料，等等。这种做法所省下的钱其实很有限，但是他们会觉得，省一点是一点，少一点成本总归好一点。家里的老人为了能占点小便宜，把水龙头打开一点点，然后用一个盆在下面接滴下来的水，一晚上也能攒上一盆"免费水"。

这些想办法获得蝇头小利的行为，就是所谓的捡芝麻。这样做的人，也知道"不要捡了芝麻，丢了西瓜"这句俗语，只不过他们不以为然：捡了这些芝麻，真的就一定会丢西瓜吗？西瓜和芝麻难道不能兼得吗？

当然，理论上说，西瓜和芝麻也是可以兼得的，但是从实际操作上却很难做到兼得。所以在回归循环圈中，选择策略的时候"抓大放小"是一个很有价值的现实选择原则。为什么对"二者兼得"这件事，回归疗法的看法会这么"悲观"呢？有以下几个主要原因。

首先是人脑本身的特点带来了这个难以兼得的局限。人脑不是电脑，人脑在思考事情运算得失的时候，不像电脑那么理性，所以纯粹计算、博弈的时候人会输给电脑。当人脑推测某个策略是否"合算"的时候，赚一块钱人脑会感觉合算，赚一万块钱人脑并不会感到"一万倍的合算"。人脑本身的特点就决定了，有一万倍差异的情景并不会给我们带来"一万倍"的感受差异。

换句话说，当我们买菜讲价省了一块钱的时候，大脑会分泌让我们感到快乐

的内啡肽；当我们买车讲价省了一万块钱的时候，大脑并不会分泌一万倍内啡肽，让我们感受到一万倍的狂喜。这就使得"大便宜"和"小便宜"所产生的快乐差距并没有多大。

从现实的角度来说，占大便宜的机会肯定是远远小于占小便宜的。所以在一个人的情绪记忆中，会存储很多占小便宜的快乐，而罕有占大便宜的快乐。所以情绪记忆会很诚实地不断"提醒"人的潜意识——"八百辈子也遇不上一次的大便宜是不靠谱的，小便宜才是实实在在捞得到的，所以你可要时时盯着有没有小便宜正等着你啊，千万不要错过那些一点一滴让你快乐的机会啊！"这样一来，越是擅长捡芝麻的人，潜意识里就越不愿意去关注西瓜了。

人的情绪还有一个非理性的特点，那就是你捡到 10 块钱的快乐和你丢了 10 块钱的沮丧，两者在情绪强度上并不是对等的。同样是 10 块钱，你失去它的痛苦会远远大于你得到它的快乐。

我们再回到捡芝麻还是捡西瓜的事，刚才我们对比了"得到"这一面，这次我们来看看"损失"的一面。显然无论是捡芝麻还捡西瓜，捡不到都是很沮丧的。生活经验告诉我们，如果我们捡芝麻，成功率会很高，但如果我们捡西瓜，成功率就会很低。基于这样的常识，损失厌恶的心理会更加驱使我们避免去"捡西瓜"。

除了以上两个原因，还有第三个主要原因——如果你在小事上关注太多，就会大量消耗你的注意力和精力，这样对于大事的思考反而会因此受损，因为"大事"往往是一个复杂性系统，对复杂性系统进行运算比简单运算需要更长久的注意力和更大的精力。

因此，如果一个人有大事需要去考虑，那么就算他有能力兼顾小事，理想的做法也是不要去管那些小事。大企业的董事长、总经理，即使有空余的时间也不必去关注公司卫生纸和洗手液的消耗问题。他把这个时间用来休闲，去钓鱼、打高尔夫，也许对公司是更加有益的。诸葛亮事必躬亲，虽然精神可嘉，但并不是最好的做法。恰恰是因为诸葛亮如此"鞠躬尽瘁"，所以才导致他"出师未捷身先死"。何必呢？杀鸡焉用宰牛刀。

相比诸葛亮，陈平是一个更加称职的丞相。当汉文帝问陈平，国家一年收了多少粮食，断了多少案子的时候，陈平的回答是，"我不知道具体数字，这些各有人主管。我只负责去管更重要的大事情"。从回归疗法视角看，陈平在获得自我存在感方面显然是更有策略的。正因为懂得生而为人的有限性，他才会抓大放小，不忘初心。这样，既给自己的存在感以方便，也给别人的存在感以方便，既是智慧也是慈悲。

根据回归循环圈分析，捡芝麻这个做法还有一个可能不利的后果，那就是它会塑造"我是小人物"的自我信念。

我们看待自己的方式并不是随意形成的，而是在生活经验的循环往复中形成的。如果我们在策略选择的时候，选择了"锱铢必较"的策略，对于小的得失反复精算，投入了很多的精力，那么，如果我们的策略最后得到了一定程度的成功，获得了一些小收益，在诠释的环节，我们就很容易形成这样一种诠释："锱铢必较"是正确的，因为它会带来令人满意的收益。

这种诠释是一个积极的信念，有收益的快乐总归是好事。所以，假如自己心中有另一个声音质疑说："花这么多精力，收获这几粒芝麻，值得吗？"自己就会倾向于去保护"锱铢必较策略好"这个信念。如果是别人质疑，那出于自恋的需要，自己就更迫切地需要自我保护。

为了保护这个信念，就必须证明"这么做是值得的"；而要证明这么做值得，就必须证明"对于我来说，这几粒芝麻就是重要"的。在潜意识层面，当我们证明了"芝麻对我真的很重要"，也等于证明了"我的价值也就是芝麻等级的"，或"我是一个小人物"。

如果一个人在潜意识中已经自我认同为"小人物"，那么在后面的循环中，他就会按照"自己的实际情况"来选择策略，以后也不大敢去选择做大事了。如果他这样走下去，他的未来就受到了很大的局限。

庄子讲过一个"不龟手之药"的故事，说某人发明了一种能防止手生冻疮的药膏，他把药膏卖给那些冬天要在冰冷的河水中洗衣服的女人，也能挣上一些小钱。不过有个人发现了这药膏，出钱从这个人手中买来配方，然后把药膏卖给了国王。国王可以用这药膏防止士兵冬天出征的时候手生冻疮，极大地提升了军队战斗力——同一个药膏，前一个人只挣了一点小钱，而后一个人却发了大财，原因就是后一个人有更大的视角。自我认同是小人物，就不容易有这种大视角了。从这个角度来说，小事上的那一点成功，也是捡了芝麻却丢了西瓜。

当然，从另外一个角度看，小事也总要有人做，芝麻也需要有人负责捡。在一个团队之中，有些人也许分工就是负责"捡芝麻"的，这些人也不必非去找西瓜。做好自己分内的小事，本身就是有价值的。再说，如果你并不具备"捡西瓜"的实力，那么不捡芝麻也就不是什么好的选择了。小事不干，大事干不了，这种人生才是最可悲的！另外，什么是小，什么是大；什么是芝麻，什么是西瓜，如果认真去说，这也不是个简单的问题。有时候，小事做不好，也可能会坏大事。

当然，从最深刻的角度去看，其实世间所有的功名利禄都是小事，让自己的心能解脱烦恼才是大事。所以过去道家的某些高人，会提醒自己的师兄弟不要去当"帝王将相"。为了浮华和虚名，损害了自己成就大道，这也是捡了芝麻丢了西瓜。"成道"这个西瓜，我们平凡的人也许拿不动，那么我们就在自己拿得动的范围内提醒一下自己就好：不要捡了芝麻丢了西瓜。

其实，一个人的芝麻可能就是另一个人的西瓜，各取所需就好。

行动环节

开始行动的瞬间

在此环节中的第一个行动就是"拍板"做决定，也就是决定执行已确定的策略。用赌博来比喻最形象：选择策略就是决定把筹码压到那里，而执行策略就是真的把筹码放上去的那一瞬间。

这一瞬间是考验人的勇气的一瞬间，因为这个瞬间将决定人未来的命运。这一瞬间的决定就是"责任"的体现。我们选择的结果要通过这个负责的行动来体现，敢于拍板就是敢于负责。

军队中的参谋，所擅长的就是参与策略的制定，但是最后拍板却是当地最高军事长官——司令的工作。司令之所以重要，并不是因为他最聪明，在策略制定中最有贡献，而是在于他敢于拍板，也就是说他敢于为大家共同的命运负责，这需要极大的勇气。

如果一个人缺乏做决定的勇气，就可能"犹豫不决"，或者长时间的"举棋不定"。行动环节迟迟不能开始，命运长期处在"尚未确定"的状态，这样错误的可能就被延迟了，但是正确选择并成功的可能也被延迟了。保持在这种状态下，他可以想到自己面前有更多成功的可能性，而获得一种"想象中未来会被给予的满足"，但是他不可能得到真正的满足。缺乏勇气的人，可能宁愿拖延，也不愿放弃幻想，也可能是实在恐惧而不敢去为自己的未来负责。

有些人犹豫不决却不仅仅是因为恐惧，而是因为其他原因。比如一部言情电视剧中，女主角在两个爱慕她的男子中犹豫不决。但她并不是担心自己选错了人，而是很享受同时被两个男人追求的状态，内心中根本不喜欢选择一个而放弃另一个。她并非真的犹豫不决，而是决定多一些时间不表明态度，好继续享受"齐人之福"。

如果一个人缺乏做决定的勇气，他有可能会退回到前一个环节去，试图继续完善策略或者继续在不同策略中做比较。他会告诉自己说，我之所以没有办法做决定，是因为我对这些策略还不够了解，这些策略还需要更完美。如果现有的策略的确失之草率、鲁莽，当然退回去重新修订也并非不可以，但是更多的情况下这种说法只是一个借口，是一个人为了掩饰自己不敢做决定所找的借口。因为天下没有完美的策略和计划，所以利用这个借口，这些胆小的人就可以一直拖延下去，直到他自己的生命终结，他才懂得一个道理，做了可能出错也可能正确，而不去做永远是错的。

不敢做决定的人还有一个常见的表现，那就是把决定的权力交给另一个人，让别人为自己做决定。与此同时，他希望那个替他做决定的人能保证这个决定是正确的，或者至少保证为这个决定负责。

我们在生活中的一些小事上可以看到这种例子：

"我们去哪里吃饭？"

"你定。"

"你想吃什么？"

"随便。"

"那好，我们去吃火锅。"

"火锅，那会上火的。"

"要不去吃西餐？"

"西餐，我根本吃不饱，好不好。"

"那吃杭帮菜？"

"太甜，我不爱吃。"

"那你想吃什么？"

"你定，我随便吃什么都行。"

讲逻辑的人会感觉这个对话中的第二个人非常没有逻辑，实际上其内部的想法是不矛盾的，其想法就是："我把决定权给你，但是你必须做出对我最好的正确决定。"

追随独裁者的心理

这种心理也让人去追随独裁者，因为独裁者是勇敢的，会不顾一切地坚持自己的决定。和独裁者在一起，人就不需要自己做决定了，也就不需要自己负责了，也不需要为可能做出错误决定而担心了。

独裁者常常会吹嘘自己，保证自己所做的决定肯定是正确的，对大家是最好的。这种吹嘘也许是很容易被识破的谎言，却常常效果极好。其原因就是，这种谎言迎合了追随者的心理需要。如果独裁者说，自己的决定常常是对的，但是偶尔也会错误，那么追随者就会非常愤怒。因为他们需要一个不犯错误的人替自己做决定，如果那个人也会出错，那和他们自己做决定有什么分别呢？

但是，独裁者是不可能真的不出错的，如果独裁者出错了，会发生什么情况呢？首先，独裁者和追随者会共同掩盖这个错误。双方在这一点上会齐心协力，所以绝大多数错误会被掩盖。如果真的没有办法掩盖，独裁者就会保证这是当时条件下能做到的最好结果，或者错误会被改正，而且只有自己有能力去改正。那时追随者会欣然接受。

如果错误非常明显，使得追随者没有办法自欺欺人了，则追随者会对独裁者产生强烈的愤怒。但即使如此，他们还是有所获益：他们可以把失败的责任归咎于独裁者，而不会感觉自己有什么不对。

在日常生活中，不敢自己做决定的人如果找不到一个独裁者，至少他可以找到一个权威人物；如果找不到一个权威人物，至少他身边有家人、朋友、伴侣等人，可以把决定权交给对方。而对方一旦出错，他们就可以理直气壮地抱怨或者发怒，"都怪你，你毁了我的生活！"

对于有勇气的人，实际上这一步非常简单，那就是在策略制定完成并做过比较评估之后就做决定。拍板就是那么一下子，不需要什么复杂的动作。他们在心里对自己说，"不论结果如何，我现在决定了，我对自己负责"。当然，他们也许会有不同的表达，比如说"死活就是它了，不管怎么样我都认了"，等等。

有人会问，有什么方法能让人勇敢地做决定。实际上这不是方法问题，而是勇气问题。飞机上跳伞的新手学习如何开伞是技术方法问题，而在飞机舱门口背着降落伞往下跳的那一瞬间，需要的不是任何别的东西，就是"跳的勇气"。这种勇气也被称为"生的勇气"，因为决定的勇气是塑造人的生活的基础。

如何提高行动勇气

我们可以做些什么来训练自己，让自己更有勇气吗？我们可以做的就是在各种事情上，一次次让自己做决定。学习游泳的训练方法，不会是跑步、做操，而应该是下水去游。同样，训练自己做决定，方法就是一次次去做决定。可以在一些小事上开始训练，但是训练中所做的事情很简单，就是勇敢地去做决定。就像跳伞，一次次跳下去，于是你越来越敢于去跳。

行动中的调节

这个环节中，我们按照策略或者更具体的计划去行动。行动是人和外部世界的一个互相作用的过程，这个过程中几乎总会发生一些我们在预想中并不知道或者和预想不一致的事情。因此，行动过程中需要一定程度的调节。

如果我们的策略过于僵化，不方便调节，那么行动失败的可能性就很大。如果我们在策略的基础上制订了具体的计划，而计划又缺少改变和调节的余地，那么失败的可能性也很大。

一般人有时会幻想，一个非常有智慧的人可以做出一个几乎完美的计划，然后只要按照这个计划去行动就可以取得成功。民间故事里诸葛亮可以把计划放在锦囊中，而将军们只要打开锦囊，按照诸葛亮的计划去做就可以战无不胜——这显然有些夸张了，现实中诸葛亮亲自指挥的战斗也常有败绩。历史上的确有人试着像诸葛亮那样做过——宋太宗赵光义让手下的将军按照事先设计的阵法作战，而这种方法"有效"地让自己的将军打了不少败仗。

为了避免僵化，有些策略中把临时的调整也作为策略的一部分。策略中预想了可能出现的一些变故，把如何应对这些变故都做了安排。

但如果调节的过程中过于灵活，轻易就改变策略或者计划中一些较为核心的部分，也容易导致失败。因为改变过多，则原来的策略和计划就难以起到指导作用，需要行动者根据临时的情况判断可以在多大程度上做调整，又在多大程度上需要坚持原来的策略和计划。

当然，即使一个人有非常好的策略，决定非常及时，行动中灵活度非常合适，也不一定就能成功。因为还有一个要素决定能否成功，那就是机遇。成功永远不是必然的，而是有偶然性的。

我们看历史书，发现在许多关键决策上刘邦的确比项羽要好，但是这也不意味着刘邦一定能胜利。有一次战斗中，项羽士兵所放的箭，射中了刘邦的脚。如果这支箭射得更高一点，射中的是刘邦的咽喉，那么刘邦不论多么雄才大略，历史上也不会出现汉朝了。

责任

很多人在心目中不愿意承认这种偶然性，但是偶然性的确存在。有些人觉得这不公平，但这就是现实。因此我们的行为结果如何，其中包含一定程度的运气成分。人的责任不仅仅是要为自己所做的一切负责，也要为自己所面对的不可知的偶然性负责。这种负责就是我们通常所说的"认赌服输"。

成功的赌徒和失败的赌徒的区别就在于，能不能认赌服输。不肯认赌服输，本质上是一种不肯对自己的选择负责。在赌博中赢了就想赢更多，这是一种对前面选择的不接受态度，心中的想法是：如果我刚才押上更多的赌注，我本来应该可以赚更多的钱的。所以，我现在要押上更多的钱，把刚才没有押上更多钱的错误改正过来。在赌博中输了，就想赚回来，也是不接受前面的选择，希望能有一次不同的结果，来扭转刚才选择的结果。

实际上，我们如果详细地观察人生，就会发现人生中许多的失败都是因为不肯接受自己的行为结果，不愿意负责。比如，一个人选择了错误的丈夫，当发现这一点的时候，理性的做法是离婚止损。但是，现实中很多人的做法却是，尽可能去改变这个丈夫，好"证明我过去没有犯错"，从而越陷越深。当然，如果丈夫愿意做出改变，这样做未尝不可。问题是，很多时候当事人内心已经知道对方不可能改变，但只是"不愿意认错，不甘心失败"才泥足深陷。负责任的人，才是真正的生活者。

坚持

行动环节中，还有一个关键是行为的持续性。行动获得效果是需要持续的。持续的行动会持续地施加影响，然后才能产生效果。另外，有些效果需要时间，种子种到土地里，正确地浇水、施肥，也不可能马上出苗。在行动后至效果出现之前，会有一段时间让我们觉得自己所做的一切似乎是无效的努力，我们可能正在白白浪费自己的精力和资源。这个时候，我们的心中会产生怀疑。

在界一般不存在这个问题，因为在界所求的效果在内心而不在外界。在界中可能行动就是目标，而不是用行动追求另一个目标。比如，在界的艺术家画画，画画本身就让他得到了满足感。因此，这些绘画作品是不是被评论家认可，是不是卖出了高价，他都不在意。所以他也不会担心自己的精力被白白浪费，因为这个过程让他很满足。但是，如果一个画家是营界的，他画画是为了获得其他的东西，那其他的东西才是让他满足的条件。比如，他希望通过画画获得大量财富和名誉，如果他画了很多画，却一直没有获得名誉和金钱，他就会担心这些时间、精力是不是会白费。

怀疑会影响行为的持续性，也许这个画家就会考虑自己是不是该改行做画廊老板，或者想办法制造一些出名的机会，等等。这样，他去改善绘画技巧的行动就会在一定程度上终止了。

怀疑以及因怀疑而终止行动、因怀疑改而采取其他行动，是人们行动失败极为常见的原因。鸡汤文学常常告诫人们，不要在很多地方打很多口井，要在一个地方打一口深井。但是为什么大家不能按照鸡汤文学的教诲去做呢？因为人们一旦照做，就有一个很大的风险：如果现在打井的地方，底下根本没有地下水，打了一万米的深井还是没有水，那么整个人生就都赔进去了。也许换一个地方打很浅就有水了，那么换一个地方就是更好的选择。但地下水的情况是未知的，所以我们是该继续坚持，还是及时转向，谁都不知道，因为两种决定都可能对也都可能错。在信息不充分的情况下，我们没有"必胜"的把握。

总体上来说，似乎因怀疑而终止行动带来的失败比成功更多。也就是说，鸡汤文学的话还是有一点道理的，在一个地方多坚持一会儿，成功的概率比早早转向稍微大一点点。我们可以在股市上看一看，是因为沉不住气频繁买卖而赔钱的人多，还是沉住气择时交易而赔钱的人多呢？

带有更多在界品质的人虽然对行为成功更不在意，但是他们最后成功的概率反而比一般人更高。"不以其无私与，故能成其私"，这原因就是他们往往能更长时间地坚持去做，而不会频繁转向。因此，如果人可以找一些方法来抵御这种怀疑并轻易转向的倾向，让自己能够更长时间地坚持下去，对增加成功概率是有益的。

宣告结束

行动过程完成，人在自己心中"宣告结束"，那么这个环节就完成了。如果不"宣告结束"，则往往不会完成，除非是特殊情况——这个人死了，那么不管他是不是宣告死亡，事情都结束了。

有些人更容易成功，就是在不成功的时候坚定地不宣告结束，不放弃继续努力。刘邦数次战役都败于项羽，但是他只承认这是暂时的阶段性的失败，而不承认这是争霸行动的失败，于是战斗继续；而项羽只是一次战役失败了，而且还有机会回到江东，以后也许还可以卷土重来，但是他放弃了，他宣告自己失败了（当然他做了一个外归因，说"天亡我也"），于是战斗就结束了，项羽自刎而死。

宣告结束之后，行动环节就结束了。判断这个行动的成败实际上已经表明开始了下一个环节——检验环节。

专栏 7-2　为何万事开头难

为什么万事开头难？

我们比较容易想到的原因，是开头的时候条件不具备，困难比较多。比尔·盖茨刚开始创业的时候没有办公室，只能在车库里工作；刘强东创业之初，靠摆小摊辛苦地积攒第一桶金；莫言刚开始投稿的时候，杂志编辑对这个无名之辈的稿子挑三拣四……尽管这些困难大多符合现实，但这些并不是最大的障碍。在开头的时候最大的困难是，你完全没有成功的把握，所以你很难做到勇敢地投入。

如果现在有一个人穿越回 20 世纪的八九十年代，没有钱也没有身份，但是他却知道中国将会如何发展，知道有很多"下海"的人都获得了极大的成功，他会不会放弃"铁饭碗"去办私营企业？显然他会。就算各种条件都不理想，他也觉得没有太大关系，因为就算开始的时候比较困难，但是想到后面的巨大成功，这还是很值得的。

但实际情况是，对于当时的人来说，放弃国企工作去下海，自己开创一家公司太难了，只有很少一部分人能做得到。所以，当一个时代的黄金机遇摆在每个人面前时，却只有少数人能够把握住，让自己先富起来。

这也是人之常情，因为当时的人对未来是无法预知的。在对未来无法预知的前提下，让自己开始做一个开创性的事情，这其实相当于一场赌博。事情的开创性越大越不符合常规，那么未来会怎么样就越难以预计。做了这件事情，也就意味着你的人生从此开始转向，转到了一个未知的方向，不知道将来会有什么样的风景，也许会通向花团锦簇，也许会通向鬼蜮魔窟。

绝大多数人有一个心理倾向，避害优于趋利。如果未知意味着风险，那么人们会尽量避免这个风险。人们会为求平安而继续现有的行为方式和生活方式，而不会轻易改弦更张。

况且对一个人的"自我"来说，"我是不是好的、我是不是对的"这件事往往比"是不是成功"本身更重要。如果不去冒险开创新的事情，那么就算将来发展不好，也可以把它归咎于"环境不好""条件不好"；但是如果自己主动冒险去改变，去开始一个全新的事情，那么将来如果发展不好，就不大容易归咎于环境条件，而只能怪自己错误地选择了这件事情。也就是说，开始一个新事情，需要我们负起更大的责任。

"选择，并且负责"，这会给一个人的心理带来很大的压力。承担这个压力并且对自己的选择真正负起责任，这需要很大的勇气。万事开头难，最难的就是"为自己的选择负责"。如果我们要开始做的事情是对自己甚至团体的未来影响很大的事情，那开始阶段"选择并负责"所需要的勇气，会大到不可思议。

万事开头难，最难的就是开头的时候需要有这种勇气。有勇气能下决心，义无反顾地投入，就进入了循环圈的"行动"环节，这就有了成功的可能。即使不成功，只要行动环节能完成，也就可以检验并诠释，从中获得经验教训，能为下一次循环准备更多的信息。但是如果没有勇气，那么事情就一直开始不了。不开始行动环节，那么循环圈就停在了"策略"这一步而不能继续运转。而如果勇气不够，犹豫不定、首鼠两端，那么事情就算开始做了也可能一塌糊涂。

民间还有一句俗话，叫作"撑死胆大的，饿死胆小的"，说的也是这种情况。敢于投入的人，成功的概率就高；而胆小的人瞻前顾后，最后往往一无所获。项羽和秦军会战之前，破釜沉舟，把自己军队的后路断了，这就是开始一件事情的勇气。正是因为项羽军有这样的勇气，所以他们才能义无反顾地战斗，才能以一当十，大败秦军，获得辉煌的胜利。

20 世纪八九十年代，那些勇敢地下海经商的人虽然不需要项羽那般惊天动地的大勇，也至少有超出常人的小勇，才能走出稳定的旧生活，开启一项自己的事业，而这些人也或多或少地得到了相应的回报。大家有没有发现，很多企业的老板可能学历很低，但是有很多博士在为他打工；过去很多军阀手下的参谋官个个都是智多星，却只能在他麾下效命。为什么会出现这种情况呢？很简单，他手下的人可能很聪明，但是并没有他胆子大。筚路蓝缕开创事业的，并不一定是谋略最牛的，往往是胆子最大的，所以胆子大的是老板。而胆子大的人，也通常更适合当老板，因为他们敢于决断。而聪明人却容易出现"多谋少断"的问题，就连我们看作谋略之神的诸葛亮也被司马懿评判为"多谋而少决"。少决的原因也同样是不大敢冒险——诸葛用兵唯谨慎，这固然会减少失败，但也减少了成功的机会。

事业如此，生活亦如此。为什么很多很好的男孩子却没能追求到自己喜欢的女孩呢，还不如一些坏男孩成功率高呢？道理也很简单，坏男孩并不认真、在意，所以就不大害怕失败，于是他们的胆子就更大。胆子大了，"开始一段感情"就不是多难的事情了。而好男孩因为非常看重这个女孩，容易患得患失，因此反而胆子小。胆子小，开端就会变得非常难——如果你连表白都不敢，凭什么你能成功呢？

当然好男孩并不是只有变坏一条路，他们只要培养自己的勇气就可以了。即便很在意，也害怕失败，但还是勇敢地去行动，这才是一个男子汉应有的品质。有了这样的品质，开始做任何事都不会太难。

当然，有了勇气并不能保证一定成功，也有很多勇敢地开始却走向失败的例子。比如，在秦始皇的暴政之下，虽然天下人都很苦，但是陈胜、吴广仍揭竿而起，喊出"王侯将相宁有种乎"。从勇气这个方面看，陈胜、吴广可以说是出类拔萃的，但他们最后还是失败了。一个行动是否能成功，有很多因素的影响，不是仅仅勇敢就可以的。

即使陈胜、吴广最后失败了，我们依旧可以看到，他们的行动在一开始还是非常成功的。身为被征调守边的戍卒，一开始也得到了一呼百应称王于天下、统军几十万纵横四方的成就。事情的开头对于陈胜、吴广来说，真的不是最难的。

所以，我们针对回归循环圈的行动环节，还是可以确定地这样说：万事开头难，难在缺少选择和承担的勇气，如果有这个勇气，那么开头并不难。实际上，从心理健康的角度上来说，如果一个人能够认真地选择了、负责了，那么无论最终的结果怎样，在他的内心中都会增强一份自主感，而这一点对于自我存在感的终极心理需要来说，是划算的。

第 8 章

事后分析：从检验到诠释环节

Chapter 08

检验标准

检验是一种比对的过程，具体地说，是和一个标准做比对，然后得出一个检验结论。比如，我们检验"行动是不是实现了策略"，就需要把策略所要达到的目标具体化为一些指标，然后去和这些指标进行比对。例如，一个人选择的策略是"用刻苦努力的方法获得社会成就"，那当他刻苦努力了几十年，在年老退休的时候，就需要看看自己是不是获得了社会成就。那就产生了一个问题，什么是社会成就？他需要一个具体的标准，比如一个关于社会地位的很具体的级别：省级官员，科学院院士，或者是资产过亿？

检验环节中，用什么作为标准是一个核心问题。理想的标准应该能很好地反映真实的情况。当然，现实中每个人的标准未必都是好标准。标准中有些是内在的标准，比如自己的感受等；有些是外在的标准，比如别人的评估或者一些社会评价等，或者一些"客观"的物质性的指标。

采用内在标准，则成败的判断更多地取决于自己；如果采用外在标准，则成败的判断就受到外界的影响。一个采用外在标准的人会更关注别人的评价，而别人也更容易用评价的方式来控制他。比如，如果一个人的目标是"让自己可爱"。采用内在标准，则自己有"我很可爱的感觉"就可以了；采用外在标准，则需要别人表示"你很可爱"。因此采用外在标准的人需要讨好别人，以得到别人的好评。如果别人意识到了这一点，就可以控制他，"你如果不说笑话给我，对我笑，帮助我，我就不说你可爱"。如果一个人成功的标准是考上最好的大学，那么他就需要放弃那些"不是最好的大学"。

标准的明确度

另外，标准在清晰、明确程度上也是不同的。如果有一个非常清晰的标准，则检验中对自己这一次是成功了还是失败了，就可以得到一个明确的结论。但是，如果标准清晰程度不够，则有时检验结论就会难以明确。比如一个人对自己找恋人的行动的成功标准是"找到对我好的人"，但什么才是"对自己好"却没有仔细去想，那这可能就是一个不清晰的标准。如果有更多具体的指标，比如说："挣钱给我花"是对我好；"哄我开心"是对我好；"尽量陪我"是对我好；或者"懂得我的心"是对我好。这样的标准就更清晰一些了。我们这里不讨论采用哪些标准心理更健康，只讨论标准是不是清晰。清晰的标准可以让我们更明确地知道自己是不是成功了。再比如，我们去练习游泳，那么"游得更轻松了"就是一个相对不太清晰的标准，与之相比，"游泳的速度和连续游泳的距离"就是一个更清晰的标准。

标准的严格度

标准的严格程度，对人的影响很大。如果标准非常严格，则成功的可能性就会大大减小。我们完成任务的情况还是一样，但是在一般标准下可以算"成功"的结果，在严格标准下则算"失败了"。我小时候家里对我学习成绩的要求是，不应低于 60 分，80 分以上才算好成绩。我一般考的成绩在 80 分以上，偶然 70 多分，所以我一直是一个"成功"的学生。另一个人家里对学习成绩的要求是，必须全班第一，即使考 99 分都算轻微的失败。所以他经常失败，虽然他的分数永远在 90 分以上。成功与否，不仅仅取决于做成了什么，也取决于标准的严格程度。标准过分严格，就少有成功的机会，这会迫使他更加努力或者更加谨慎，常常会因此压力过大，从而导致心理崩溃。

极端的完美主义者就是这样的人，因此完美主义者常常会做很多努力，而最后却以"失败"而告终。为了避免这种可怕的结果，他们常常会回避"宣告行动结束"，而"精益求精"地不断继续改善，从而很可能导致的结果就是"一事无成"。由于发现自己的失败很多，成功很少，这些完美主义者虽然客观上颇有建树，但是会把自己看作失败者，因此自信心反而不高。极端情况下，一个外人眼中很成功的人可能会不堪失败而自毁——我前不久看到一则新闻，一个"品学兼优、在美国常春藤大学学习的学生"却用自杀的方式结束了生命，因为他认为自己"太失败了"。

当然，标准过分宽松，则客观上会使得人变得懈怠，成果也会相对小一些。即使自己把自己看作一个成功者，但客观上却未必会有多少建树。还有，如果一个人意识到了自己的标准非常宽松，也可能会因此给自己一个较低的评价，也不利于提高自信。

检验结果

按照标准进行检验后，所得到的结论主要有这样几种：肯定性结论，行为实现了策略，或者策略满足了欲望，等等；否定性结论，行为没有实现策略，或者策略没有满足欲望，等等；部分肯定性结论，行为一定程度上实现了策略，或者满足了策略中的一些部分，或者策略一定程度上满足了欲望，等等；部分否定性结论，行为虽然稍微实现了一点策略，但整体上还未实现，或者欲望虽然有所满足，但程度非常有限；无法给出明确结论。

无法给出明确结论的原因除了上面所说的"标准不清晰"，还可能会出于其他情况。比如，行动环节没有很好地执行策略，而行动结束后我们去评估"这个策略是不是满足了欲望"，就很难得出明确结论。如果欲望没有被满足，我们也不好说策略不对，因为有可能是执行中出了错误。如果欲望被满足了，我们也难以保证是策略正确，因为也可能是行动中没有按照策略去做但误打误撞而成功了。

感受和情绪

检验结论会带来一些感受或情绪。肯定性结论或者成功有时给人带来喜悦感（这个成功如果满足了欲望，也会带来其他积极感受，但成功本身就会直接带来喜悦感），有时给人带来踏实感（总算成功了），有时给人带来完成感，这些可以统称为成功感。否定性结论或者失败则给人带来沮丧感、失落感或者懊恼感，这些可以统称为失败感。如果无法得出明确结论，则可能会产生一种迷惑感。这些感受经过下一个环节中的诠释，会激发出各种不同的情绪。

在守界，人的目标是减少消极情绪。为了达到这个目标，有时人们的策略是调整检验标准。比如把检验标准变得极端宽松，好让自己多一些成功的感觉；或者把标准变得极端严格，给失败一个理由；或者故意用一些不准确的指标来检验，好让检验结果符合自己的需要；或者在检验不符合自己的需要时，改变检验的标准，然后重新检验——就好比工厂有个不负责的检验员，他可以为了私利而放行不合格的产品或者不放行合格产品。

专栏 8-1　可以"不问收获"吗

有句流传了很久的话，"只管耕耘，不问收获"，不知道你们听过没有？这类话都是人生经验的总结，不过不知道你们相不相信这句话给出的经验。因为这句话听起来不是很合理：我们耕耘不就是为了有收获吗？为什么要"不问收获"？如果不在意收获，我们又何必辛辛苦苦去耕耘，有那闲工夫，打打游戏不轻松吗？所以说这句话是反常识的，但正是因为它反常识，所以才是特别需要被提醒的一条人生经验。

"只管耕耘，不问收获"，这句话的要点就是让人尽量不要去关注收获，是要纠正人们对收获关注过多这种做法。那么耕耘并且关注收获，这种做法有什么弊病呢？为什么需要纠正呢？

从回归心理学的角度看，太关注收获的确有弊病。太关注收获，也就是关注结果，会让人进入营界的思维之中，会以结果来倒推行动，这经常会不利于把事情本身做好。

不知道大家有没有听过郭橐驼种树的故事？故事中有个叫郭橐驼的人种树技术特别好，有人就向他请教种树的经验。他回答说："其实我的经验也很简单，就是别没事老是胡折腾。我看那谁谁种树，一会儿抠一块树皮，看看树活得好不好；一会儿晃晃树，看看树叶是疏是密；一会儿扒开土，看看树根怎么样了。这还能有个好？好树也让他折腾死了。"

这就是太关注结果容易导致的一个弊病。古人比较喜欢影射，这个故事的目的不是讲种树，而是讲述种树育人、治国养民的道理。他的意思是说上面不要老是折腾，要不然基层的工作就做不好了。这类的事情其实总是很常见。学校的老师好好地在上课，一个检察团下来了，要检查教学工作，然后老师们就要赶快去应付领导检查。再不然就是发一大堆的表格，让老师们填写表格，统计成果，弄得数果子的时间比种果子的时间还多。基层一天到晚迎接各路领导的检查指导，该做的教学工作却没有时间做。或者，一段时间有一个新重点，基层应接不暇。这样折腾，"树"没有折腾死就不错了，怎么可能长得茂盛？

老子说"治大国如烹小鲜"，就是说治国就好比煎小鱼一样，不能动不动就翻一下，那就把小鱼翻腾烂了。尽量少翻，小鱼才能煎好。治大国是这样，治小家也是一样。很多家长对孩子的学习特别在意，总是盯着学习成绩，稍微低了一点就赶紧找原因，督促孩子尽快迎头赶上，结果孩子压力过大，学习成绩一步步下降，最后干脆厌学了。

如果太关注"收获"，就算克制自己尽量不折腾，也很难把事做好。因为这些折腾，都是紧扣着结果的，关注结果就会忍不住多检查。用郭橐驼的话说，这就是"虽曰爱之，其实害之；虽曰忧之，其实仇之"。如果我们能只管耕耘，不问收获，那就大大减少了这类的折腾。另外，太关注收获的话，做事的过程中就容易急功近利，感觉对结果有用的事情就做，而感觉对结果没有用的事情就不会去做。

但谁又说得清楚什么是有用的，什么是没有用的？营界的人或以为一切尽可掌握，但实际上这是个自恋的妄想而已。罗大佑上大学时是学医的，英达上大学时是学心理学的，不过在上大学期间，他们喜欢去玩玩音乐或者戏剧。多年之后，他们反而在这些玩的领域卓有成就。如果当初他们一心一意地学习本专业，心无旁骛，不去玩那些看似没有用的业余爱好，反而不会有他们今天的成就。从现在看，罗大佑学的那些解剖学、药理学知识，反而对他没有那么大用处。

在做事的过程中太关注结果，太想做那些"有用"的事情，就会压抑"没有用"的事情。他们会认为这些"闲事"耽误了做"正事"的时间，但是也许有些很有用的资源恰恰存在于那些看似没有用的地方。我自己在中学的时候，读课外书花了很多时间，这的确拖累了我的考试成绩，致使成绩没有出类拔萃。但是到了今天回头去看，反而是这些课外所学习的东西，对我有更多的帮助。

学习不那么过分在意成绩，也未必成绩就会差，尤其是从长期来看。过于在意成绩，学习就容易只顾当下，对提升成绩没有用的就会被忽视。但知识是一个整体，那些被忽视的知识对我们理解整体知识框架也是有意义的。

还有，如果太关注结果，在人际关系中也会有一些不足。比如可能只结交"有用"的人，而对那些"没用"的人就没有兴趣去认识。但是，谁又知道，也许"没用"的人反而在什么时候能帮到你。太关注结果，在人际交往中也难免急功近利，会计算和别人交往带来的利益和损耗，看看是不是有盈余，这会强化人际交往中计较得失的态度。若以这种态度和人交往，就很难交到真心的朋友。这样的话，将来反而很难得到不计得失的帮助。

分享一下我自己的经验。多年前，我有了一个想法，国外传入的那些心理咨询方法，对于中国人来说，多少都有一些不适用的地方，也许我们应该创造一种本土化的心理咨询的方法。不过从营界的估量看，去创造一种新咨询方法的成功率是很低的。就算真的创立成功，能让社会大众以及学术界都接受也是困难的。毕竟自己人微言轻，而且新创的方法一定有很多不足，难以和那些成熟的、优秀的方法相竞争。即使幸而被接纳，传播也很费力。自创的心理咨询流派，还需要对成员进行管理，这也带来很多的事务——所有这些，想起来就令人不胜其烦了。

反之，如果我不去创新，那么我作为中国心理咨询与治疗最早一批的学习者、"中德心理咨询与治疗培训"第一期学员等这些已有的社会身份，可以很轻松地以中国精神分析元老的身份来从业。精神分析有极为成熟的理论体系，只要学习一下就好，不需要自己费力气创新。精神分析在国际上有现成的管理制度，更不需要自己做什么。精神分析早已被社会和学术界所接受，自己也很容易在这个流派中有一定声望。不论是想成名还是想获利，都比自创疗法容易得多。

所以如果我太关注结果，那么经过计算，最好的选择当然是作为精神分析的一员而不去创新。但是，如果这样做了，那么中国本土化的心理咨询创新这件事就只有留待其他人去做，也就少了一份能做出贡献的力量。

　　但如果不那么在意结果，只关注这个事情本身，就会有不同的看法。就算这个创新不够完美，但是它一定可以更多地体现出中国文化的特点。所以，它总归会更有潜力成为一个适合中国人的方法。其他方法就算进行"本土化的调整"，但是在根子上源于外文化，总不能调整到那么妥帖。自己就算做不完这个事情，还有志同道合者与后继者一起努力。这件事情本身是有价值的。

　　做成了当然开心，就算做不成，这个过程也是很有意思的。我喜欢开创性的工作，因为做的过程会激发人的潜能，也能让我体会到创造和努力的快感，让我的人生富有意义感。即使失败了，也算探了一次路，让后来者得到一些经验和教训作为参考。因此我就做了，做了也就做成了。而且做成了这件事情之后，自己的名望也有了，经济上也不困难了——至少我可以去讲课赚讲课费。

　　回顾过去，心里浮现的一句话是老子所说的"非以其无私邪？故能成其私"。这句话简单理解，意思就是"不正是因为没有私心吗？所以他的私利也得到了"。我远远做不到无私，不过只是稍微少了一点对"收获"的在意，结果收获反而很大。

　　当然，仅仅不问收获还是不够的。不问收获的同时，我们还需要"只管耕耘"。也就是说，事情需要我们怎么做，我们还是要把该做的事情做好才行。郭橐驼知道树有树的需要，"凡植木之性，其本欲舒，其培欲平，其土欲故，其筑欲密"。他还是要把树种好、土培好、水浇好、肥施好，之后才能"勿动勿虑，去不复顾"，不再担心"收获"。

　　"其莳也若子，其置也若弃"，前面"耕耘"的时候要认真仔细，后面不要多想"收获"。如果在种树的时候，"根拳而土易，其培之也，若不过焉则不及"，也就是不认真"耕耘"，那么不问收获也不会有什么好的收获。

　　营界的人也许会疑问，不问收获的人怎么可能去"好好耕耘"呢？但在界的人其实不是这样的。在界的人，他们的心在当下，当下在做什么，就会专心去做。做这件事情的时候，就是他们获得自己的存在感的时候。把事情做好，就是他们的追求，而这个追求的结果，自然是有很好的收获。不问、不求，但不是得不到。

天地有天地之道，自然有自然之理，我们做我们的事情，相信天地自然会以其大道带来自然应有的结果。如果你遇到一个好老板，你不用每天去找他谈薪酬，只要做好每样工作，薪酬自然会提高。当然，现实中并不一定所有老板都能这样做。但是天地自然是最好的老板，它一定会这样对待我们每一个人的。所以，我们只管耕耘就好，不用操心收获，信任天地之道，就必定得到回报。

"只管耕耘，不问收获"，这是在界的人的做事态度。但是，这句话并不是说给在界的人听的。在界的人不需要听，他们本来就是这样的。这句话其实是说给营界的人听的，虽然营界的人未必听得进去。营界的人对于天道，其实不是很有信心，他们还是更相信自己的算计和控制，但是要算计和控制，就很难做到不问收获。把话说给听不进去这句话的人，看起来古人也有点矛盾。

但其实，这并不矛盾。听进去或听不进去，这都不是绝对的。如果营界的人，能多多少少听进去一点，能偶尔尝试着这样做一下，他们就会从中有所领悟。这个领悟，从小处看，可以让他们的事情做得更好，"他们种的树能长得更好些"；从大处看，也许能让这个营界的人心态有所提升。

如果这句话并没有起到作用，那也没有什么关系，反正说这话的人也会觉得"劝不劝是我的心意，听不听是你的权利"。

诠释环节

这个环节极为重要。人的生命最关键的不是发生了什么，而是我们诠释后认为发生的是什么；不是这个事件对我们好不好，而是我们诠释后认为它对我们好不好。这个世界是什么样子固然重要，但是更重要的是我们认为它是什么样子。或者更进一步说应该是，这个世界本身并没有固定的样子，我们认为它是什么样子它才成为那个样子。

信念

诠释是一个认知过程，它对发生在循环中的所有内外事件做出一个解释。

诠释是循环中的总结过程，循环中所发生的一切通过这个总结沉淀下来。诠释使人对外在世界和自我有了一个理论。诠释形成了对外在世界和自我的解释性的观念后，它在人的心目中就是"真实的"，这种被看作真实的观念就是所谓的"信念"。

信念的稳定性

信念被看作"事实"，所以说信念形成后是很难被改变的。因为人认为这是事实，就没有必要去改变它。人会认为，在前面循环中我们所经历的一切，我们所看到听到的一切，我们的所有行为结果，都是我们信念的证据。只不过人们往往忽视了一点，那就是同样的经验诠释后可以形成不同的信念，因此用经验做信念的证据，实际上是并不可靠的。

当信念已经形成，我们常常就不再去看那些用来诠释并形成信念的经验素材了，我们只保留了最后形成的信念，这也使得信念很难被改变。假设有法院在宣判了一个案子之后就不再保留案卷材料，那么如果有个被判刑者认为自己是冤枉的，他如何才能翻案呢？

即使那些经历，那些过去看到、听到的，那些过去的经验，都没有被忘记，人们也不会轻易改变信念。因为如果没有让人感到很有必要，人们也不会轻易去重新诠释这些经验——就好比一般来说，我们也很难轻易说服法院花费很多的精力去重新审查过去的案子。

在现实生活中，我们会观察到，人们固执于他们自己的信念。即使周围的人用非常合乎逻辑的方式指出他们的信念是错误的，他们也会努力抵御而不接受说服。那些难以说服他们的人对此会难以理解，但是实际上他们这样做是有理由的。他们是在循环的经验中通过亲身经历以及自己的思考而获得了结论，当然不能轻易放弃。即使别人的话合乎逻辑，他们也会认为自己在"亲身"验证中得到的信念怎么可以因为别人的几句话就改变呢？假如你正亲眼看到面前有一个鬼，而有人用合乎逻辑的方法向你证明世界上根本没有鬼，你会接受他们的说服吗？当然不能。

当然，实际上人们的信念中会有大量的错误。因为我们的信念是对我们所经历的经验做诠释的结果，经验也许是真的，但是诠释常常会出错。你以为自己亲眼看到了一个鬼，而实际上那可能是你错把影子看作了鬼。

信念的内容

诠释环节所总结的内容都包括什么呢？

首先，要对这一圈的成败原因做一个诠释。正如项羽在临死时所做的，他把自己的失败归因于"天意"。对成败原因做了诠释之后，成败所带来的种种感受就转化为了情绪。比如，成功带来了一种积极的感受，我们姑且称之为成功感。如果在随后的诠释中把成功的原因归于幸运，那成功感就会转化为庆幸情绪；如果把成功归于自己的能力，则成功感就会转化为骄傲自得；如果把成功归于别人的帮助，那成功感就会衍生出感激。失败带来一种沮丧为主的挫败感，如果把这个失败归因于自己的无能，就会转化为自卑感；如果归因于朋友的背叛，就会产生愤怒的情绪。

每一圈之后，焦虑的强度和内容都会有所改变。本圈可能化解了少许焦虑，带来了一些积极情绪。但前面各圈积累的大量的焦虑，除了在本圈所化解的少数之外，其他都还存在。除此之外，在这一圈循环的过程中还增加了一些消极的感受和情绪。一圈的最后形成了一种新的焦虑混合体，对这个新的焦虑混合体也会有一个诠释，不同的诠释会把它看作不同性质的焦虑。而经过这个诠释后人所感受的焦虑，就成了下一圈循环起点处的那个焦虑。

在诠释环节，根据这一圈循环中的新经验，人会对信念做一些修订。所修订的第一个内容是：我是什么样的人。

人们相信有个"我"，而且随即人们需要给自己一个建构，告诉自己这个"我"具体有什么特征，是什么样子。而且在人和世界互动中，也需要对"我"的特点有一个了解，才能知道什么样的策略更适合"我"，什么样的行为方式适合"我"。

诠释阶段如何"自我认识"呢？基本的方法就是把"我"作为一个观察

对象去观察，去发现和总结特点。因为"我"并非一个实体，所以人们就只能通过观察循环过程中所发生的事情，得出关于"我"的结论。

焦虑并不被看作"我"本身。如果焦虑是"我"本身，那么我们也就不会指望去消除它了。但是欲望会被看作"我"的一部分，在传统精神分析中，把它称为"本我"。因此，通过观察欲望环节中欲望是什么、指向哪里、强度有多大、人们会得到一个对"我在欲望方面是什么样子的人"的信念。例如，如果一个人发现在欲望环节有很强的性的欲望，他就会得出结论：我是一个好色的人。如果一个人发现他自己强烈地欲求出人头地，他就会得出结论：我是一个有上进心的人。欲望本来是一个环节中的产物而已，却会被看作"我"的一个固定品质。

根据策略是否成功，可以对"我"的智力水平的评价进行修订。如果策略成功，可以提高对智力的评价；相反如果策略失败，则往往会降低对智力的评价——不过人常常会尽量把失败归咎于其他因素，从而尽量保护智力的评价，以免被降低。根据所选择的策略类型，也可以对"我"进行评价，一般来说选用了哪类策略，就会把自己说成是"这一类的人"。比如选择了冒险的策略，就会说自己是"勇敢的人"；选择了不冒险，就会说自己是"谨慎的人"。因为策略种类非常多，因此在这个环节对"我"的评价也很复杂——心理学家所谓的"人格类型"，很大程度上就是根据一个人习惯使用的策略而对人进行的分类。

根据行动环节的表现，也可以对"我"做出评价。这个环节中的任何一个表现都可以用一个词汇总结并作为一个人的特点评估，比如：可以根据行为执行是不是迅速，区分拖延或者果断；还有，可以根据坚持的时间，区分坚韧和易放弃；可以根据行动中的效率，区分是否有能力；可以根据行动遇到阻碍时的反应，区分进取或是退缩，等等。

根据检验环节的特点，可以评价自己是"高标准的人"还是"随意的人"，是"仔细、认真的人"还是"马虎的人"。

根据在策略、行动和检验环节中遇到种种不同情况时自己的情绪反应，对自己的情绪特点进行评价，从而得出"平和的人""乐观的人""脾气不好的人""胆怯的人"，等等。根据和别人交往的一般模式，得出"随和的人""固执的人""霸道的人""老实人"等评价。

人们还对自己为什么是这样的人做出一些理论性探讨，或者借用外界的理论来分析自己，于是可能对自己的信念就会更为系统化，比如"我是一个狮子座的人，所以我在什么方面如何如何，在另外的什么方面如何如何"；或者"我是一个多血质的人，所以我有这样的一系列特点"。当然，人格理论是不断更新的，因此对"我"的理论归类也是随时更新的，比如作为一个懂心理学的人，我现在就应该说，"根据大五人格理论的测评，我的开放性方面如何如何"。

有时人们还会以一些外在的条件和资源来界定"我"，比如用社会角色来界定"我是一个老板"；以财富界定"我是一个穷人"；以外貌来界定"我是一个美女"；用社会关系界定"我是时尚界的人"。职业也是人界定和评价"我"的时候常常应用的一个标准。在诠释环节修订后的"自我认识"，成为下一圈策略环节中决策所需要的资料。

诠释环节另一个内容是：世界是什么样子的？

在策略环节中，人们可能会求助于外界来帮助自己制定策略，因此对外界以及外界的人会有一些接触。在检验和诠释环节，也可以受到外界的影响，因此对外界有印象。但对世界的信念，最主要还是根据在行动环节的遭遇来进行修订。因为是在这个环节，人们才和外界频繁深入地接触、交流，也才对外界有种种丰富的感受。

我们所具有的大部分知识，都是关于"世界是什么样子的"。学校中的大部分教学都是在教导这方面的知识。对世界的种种认识相当大程度上影响了我们的策略、计划和行为方式。

在世界上，对人最重要的是他人。因此，对世界的信念中最重要的是对他人的信念。包括："世界上的人是什么样子的"以及更具体的"某一类人是什么样子的？男人是什么样子的？女人是什么样子的？好人是什么样子的？

穷人是什么样子的"和更具体的"我的这个恋人是什么样子的"。

一般来说，人对他人最关心的是，他们对我的态度是友善的还是敌意的。如果他人是友善的，那么他们可以帮助我们实现目标，至少也不会妨碍我们。但是如果他人是敌意的，则他们会对我们构成威胁。因此，诠释环节中对这一点的诠释是非常重要的。

人们如何分辨别人是友善还是敌意呢？当然，在行动的过程中所遇到的人是不是曾经帮助我们或者威胁我们，是一个核心的影响因素。但别人的行为是我们可以直接看到的，别人的意图是我们推测出来而不是直接看到的，所以对他人是否友善的判断不是客观上能确定的。在诠释环节如何去解释他人，对形成什么样的对他人的看法和信念也是非常关键的。一旦在前一圈形成了对他人的积极的看法，在这一圈即使他人的行为对自己有一些不好，也常常会被诠释为非恶意的、偶然的或者是误会。相反，如果前面对他人已经有了很坏的先入之见，则即使这一圈得到了他人的帮助，也可能会给出不好的解释。改变人对他人的看法，是一件非常困难的事情。

了解他人之后，人们还需要知道"我和他人的关系如何"。这方面的信念也是决定人和他人之间将如何相处的一个核心。例如，一个人相信"人和人是很难相互理解的，我是好人，多数别人也不坏，但是我们互相很难理解对方"，他就有可能会选择一种内向的生活方式。

专栏 8-2　别忘了等等唐僧

也许每个读过《西游记》的小孩子都曾经感到迷惑：孙悟空既然一个跟头十万八千里，为什么不能背上唐僧一个跟头直接到灵山？

有一个糊弄人的答案，说孙悟空虽然自己一个跟头能十万八千里，但是不能携带凡人。凡人这种东西很重的，神仙们"携泰山轻如芥子，携凡人重如泰山"。我小时候认真地想过这个问题，认为这个答案不对。因为《西游记》中的妖怪们动不动一阵妖风就把唐僧摄走了，妖怪都可以做到，孙悟空这个前任妖怪也没有理由做不到。

现在才懂得了，孙悟空还真的是做不到。孙悟空象征的是我们的心念，也就是代表能想到的事物，而唐僧则是我们的习性（当然唐僧也有其他象征意义，比如代表心愿，这里先不提）。孙悟空一个筋斗就能走十万八千里，那是说我们"想到"很容易。唐僧要一步步走，不知哪天才能到，那是指我们改变自己的习性就是这样艰难。

我们要学懂任何东西，也都有"孙悟空式的学懂"和"唐僧也懂了"这两种不同的"懂"。前者叫作"知道了"，后者叫作"真知道了"。少年"为赋新词强说愁"的时候，也懂得人生是有很多无奈和忧愁的，但是只有到了"却道天凉好个秋"的年纪，一个人才是真的懂得了什么是愁。王阳明说，一个人能说出"做人应该有孝心"不算懂得孝道，只有能做到的时候那才算真的懂得了孝道。"孙悟空式的懂"是理论上懂了，"唐僧也懂了"是全身心体验过的那种懂得。

理论上懂，当然也有意义。但只有全身心地懂，才是真实的懂。新鲜的术语叫作"具身性"，但道理其实是很古老的道理，所以孔子说要"学而时习之"。你听别人说过射箭要瞄准靶心，但这完全不算会射箭，但是当你一次次练习瞄准，你的手臂肌肉、腰和腿的肌肉，以及全身的肌肉，都已经体验到了且记住了射箭要射好的感觉，那你才算懂得了射箭。

这也是回归心理学中的一个道理，我们必须行动过、检验过，并根据自己亲身体验而得出结论，才是我们真懂了。关于心理的知识尤其如此，如果你没有和女孩子恋爱过，即使你学富五车，也不算一个"懂得女人"的人；如果你没有生养过孩子，学了再多发展心理学的知识，也不算一个真正懂得教育的人；如果你没有和有心理疾病的来访者一起工作过，设身处地感受过他们的情绪，你也不能算懂得心理疾病和心理咨询。

还有一点很重要，这也是回归心理学中要强调的，也是这篇文章重点要讲的，那就是在学习过程中的理论性学习和体验性学习，这两者之间差距不能太大。孙悟空和唐僧之间，距离不能太远，太远了，容易招惹妖怪。

虽然读了很多高深的好东西，却没有切实的体验和实践，有些人会出现"两张皮"的情况，说起理论或道理好像头头是道，但是并不能真正懂得，也无法真正应用于生活中的自利、利他。

在传统文化领域我们会遇到很多这样的人，他们可以时而背诵一些圣贤的名言警句，或佛家、道家的经典中的文辞，也可以滔滔不绝地讲很多文化哲理，看起来颇有大师的风范。在外表看，很容易看出他们的与众不同。他们或者是留胡须、穿唐装、手里拿着把件，或者是剃光头、挂念珠、穿灰色或黄色的居士布衣。但是在生活中，遇到事情需要解决的时候，完全不知道怎么运用他们嘴上所常常说的"大智慧"或者"道"。

在社会上相对成功一点的，只不过是以"文化"作为招牌，贩卖些二手三手的"知识"，从而博取一点名气或者利益而已。达到成功顶峰了，也不过是在电视节目中讲一些心灵鸡汤味道的《论语》，而自己的为人做事却并没有君子之道。等而下之的，就只能靠忽悠获得微薄的好处。对他们来说，那些深刻的文化思想只不过是拿来忽悠别人的工具而已，他们自己其实也并不当真。

还有很多人对那些高深的理论知识、宗教和文化思想，他们也许也学习了，但是因为从来也不曾真正学习过怎么去应用，所以只是口头上会说，应用上完全使不上力。因此他们就连这种忽悠人的成功都没有，甚至有些人还在生活上一事无成、衣食不周，连一些普通的小目标也不大有能力做好。有的人已经成年，但是还需要啃老过日子，自己连工作都没有；有的人完全不能容忍身边的人，感觉别人太庸俗，没有梦想，不懂自己的志存高远，没有办法与之相处……其实这些人当下最需要的，反而是一些很普通的东西，比如能让自己生活自理，多挣一点钱，让日子过得宽裕一点；或者能处理好和家人的关系，不再和父母或配偶动不动就发生不愉快，不再要么在一个屋檐底下互相绞杀，要么逃之夭夭。

但是，由于他们学习过很多高深的哲理或宗教理念，他们不能容忍自己去做那些平凡的事情。因为他们觉得自己已经懂得了"道"或者领悟了"无我"的法门，所以不愿意为了那些世间的俗事操心。他们觉得自己已经懂了"空性"，知道了宇宙和天地的至理，怎么还需要去为挣几千块钱而费心思呢。如果和妻子发生了矛盾，也当然是因为她不能理解自己的心灵境界，而不会是因为自己总不刷碗。

挣钱、刷碗、在父母那里独立、夫妻之间更好地相处，这些事情中其实也有儒家、道家和佛家的哲理。有入门级的哲理，也有很高深的哲理。但是，如果在学习的时候只是学了些空的理论，并没有及时去应用于生活，那么这些理论就只不过是脑子里记着的一些语言词汇而已，没有用过就不知道怎么用。这实际上并不是真的懂得。

如果学到的理论本来也不多，体验过、应用过的也不多，那么反而没有什么关系，学习就好了。但是如果理论学了很多，应用却几乎没有，也没有体验，这种时候要学习反而会不容易。这些人会自以为，浅近的东西我不用学习了，因为比这个高深得多的我都知道了。这样，他就不屑于学习那些基础性的、浅近的、通俗的东西。而如果这些基础性的东西都没有真正体验过，一个人不可能学会那些更高层级的东西。如果他要尝试着去做更高层级的实践，其行为就会失败，而这种失败会挫伤他的内在自信。为了避免这种难堪的挫败，他就更不愿意尝试在行动中去应用那些哲理。这样，对于所有的哲理，他在理论上都懂，也都在体验上没有懂，就成了夹生饭了。

这就是孙悟空跑得太远了，唐僧跟不上了。这就有个两难：如果让孙悟空回到唐僧所在的那个极为初级的地点吧，孙悟空不愿意；如果想让孙悟空满意，就应该从一个离天竺更近的地方起步走取经路，而不再经过以前的那些幼稚和初级阶段。但唐僧做不到呀，唐僧根本就没有到达这个离天竺更近的地方，又怎么可能从这里开始走呢？所以这条路实际上是行不通的，如果孙悟空执意强求这么走，那么也只能是孙悟空在天竺边上自己吹牛，假装已经到达了天竺附近或者天竺，但孙悟空内心也知道唐僧并不在，所以这些都毫无意义。或者，就只能找个假唐僧，在天竺城边去忽悠忽悠人。这时候，这个取经团队就成了夹生饭。

心理学的知识也是需要全身心地体验才能真正懂得的。如果没有切实去体会，没有在生活中去应用，心理学的理论知识也是虚假的知识，同样的事情也很容易发生在学习心理学的人群中。有些好学的人，学习了很多不同流派的心理学知识，但是并没能运用这些知识促进自己心理成长，最后也一样走到了高不成低不就的境地。所以，学习心理学时在体验和实践不够的情况下，如果理论知道得稍微少一点，反而是好事情。因为那样的话，回到体验和实践中反而更容易一些，理论知道得太多了，人的自恋就不容易让自己回去，去处理自己最简单的心理情结。

如果这种情况下，有的人很谦虚，又会怎么样呢？谦虚的人有另一种问题。他们如果读的书多而体验跟不上，就会越来越心虚，越来越不敢自己去独立思考和体验。因为每当他通过自己的实践，在行为中总结出了一点经验，或者懂得了一点新的心理知识，他就会发现，这些都早已有心理学家说过了，一切都是"人家大师早想得更好了"。这会让他失去发现的快乐，也难以因自己的成长而得到自信。因此，他们虽然不会"不屑于"实践那些低层级的哲理，却"不敢于"实践，或者因缺乏激励而没有足够的动力去实践并获得体验。这些人可能会成为一个博学的学者，胜过前面所说的那些空心的无能者和忽悠的骗人者，但可惜的是，也还是成不了真正懂得这些哲理的人。

当初王阳明的弟子曾询问了一个超前的问题，将来修为到了某个高境界之后，将需要怎么样才能更进一步？王阳明回答的大体意思是：就如同问路。你不需要在刚出门的时候，就把所有的路口是什么样的、各个地方该怎么走都提前问完。你可以先走，走了一段路，看到了新的景观，遇到了不知道怎么走的时候再问。走一段问一次，这样才是更好的问路方法。

问一次路就是指获得一点理论知识，走一段路就是指获得一段时间的真实体验。王阳明的话也就是说体验一定要跟上，如果暂时体验没有跟上，孙悟空不用急着走更远，不妨等一等唐僧，因为毕竟我们需要的不是让孙悟空吹牛，而是让唐僧和孙悟空一起到达灵山。

第 9 章

四界中人的不同类别

Chapter 09

在界的主要分类

在界人有一些共性的特点：天真烂漫、没有心机、真实直接、没有功利性。他们想做什么就做什么，没有对他人的控制欲。虽然他们也有存在焦虑，但是他们很少有继发的其他消极情绪，所以多数在界人的心理真的很健康。

现实生活中这种人很少见，但是好在人类有书籍，所以我们还是可以在记载中看到这样的人的。比如陶渊明，他是我们回归疗法的形象代表。大家可以阅读关于陶渊明的传记性材料，那都可以算作我们回归疗法的案例教材。有些一生沉浸在自己的艺术生活中的艺术家也可以算这类人，比如凡·高。还有一些虚拟的人物也有这种特点，比如金庸小说中的洪七公、周伯通好像也可以算这种人。心理学家马斯洛把这种人叫作"自我实现者"。

在界的人之间的区别在于他们填写"我 × 故我在"的那个 × 时，所选的东西不同，所以他们会有不同的行为，成为不同的样子，严格说来每一个都是独特的。不过，为了我们理解方便，我还是把他们分一下类别。

按主动和被动获得存在感分类

从主动和被动看，可以分为两类：创造和感受。

前一类人以主动的方式来寻求存在感。他们行动、他们创造，他们像浮士德一样永不停止，或者用我们中国人的说法是"生生不息"。他们的行动不是为了行动之外的什么目的，行动本身就是目的。最简单的行动者可以只是喜欢跑步、游泳或者骑自行车，等等。在行动中，他们感受到自己的身体，感受到自己的力量，感受到生命的活力，于是就感到非常充实，感到自己活着。还有些行动者，喜欢的行动是更复杂一点的，比如哲学家喜欢运用自己的思维去思考困难的问题；数学家喜欢用逻辑思维能力去解决数学难题；艺术家喜欢运用自己的想象力去创造新颖的作品。在这样的行动中，他们有一种创造的喜悦，感受到了心的能力，感受到了自己存在的美，从而感受到人生有意义。有些人主动地进行人与人之间的行动，比如去爱，在爱的行动中他们和他人、和动物、和大自然建立了一种联系，这种联系是美好的。有爱，人生就不是虚度。

还有一类人，以被动的方式获得存在感。他们感受、他们接受，他们让世界和他人的影响激发自己内部的感觉和情绪。人闲，安静，所以甚至能看到或者能听到桂花落下来。当月亮出来惊醒了山鸟的时候，床上的人听着偶尔的鸟鸣声。他们感受松树下簌簌的风，感受秋天雨水的寒意，观赏冬天白雪覆盖的原野。他们也会细细地品味自己内心中的心情，感动、喜悦、好奇和爱。只要这些感受存在，他们就知道自己存在着。即使被动感受到了一些不令人愉悦的东西，也还是有存在感。哪怕是外界有威胁、伤害，但是如果一个人可以坚持自己，他还是有一种痛苦中的存在感，以及自豪感。比如文天祥在屠刀下感受到自己身上的"正气"时就是如此。

按从内部或外部获得存在感分类

还有一个分类是，从内部还是从外部获得存在感。刚才所举例子都是从内部获得存在感的，不论主动还是被动。实际上还有一些是从外部获得存在感的，比如，有人是通过在外部看到自己的产物而获得存在感，有人是通过"被爱"而获得存在感，有人是通过"被看到、被感觉到"而获得存在感。和外部的他人比较，发现自己的独特性和优越也是获得存在感的一种方式，"我和你们不同，故我在"。

通过看到自己的作品而获得存在感，是一种主动的、外部的获得存在感的方式。比如，小孩子在墙上涂鸦，看到涂鸦他就有了存在感，因为涂鸦证明了有一个涂鸦的人存在。在这里还有一点，涂鸦存在的时间比画这个涂鸦的时间长很多，因此这里不仅满足了要有存在感的欲望，也满足了"更持续存在"的欲望。成年人也是一样，很多人希望创造一些东西，希望自己所创造的东西能存在下去，也都是为了获得存在感——比如我此时写这本书。在这里有一个特别的情况需要说明，"塑造或改造别人"也是一种创作。这种情况下，"被塑造的"就是自己的作品，创作者在这个过程中也有存在感。如果那个"被塑造的人"乐于接受这个塑造过程，比如受教育者愿意学习，而老师去塑造这个学生——一种在界的活动，老师就从外部学生那里获得了存在感。但如果"被塑造的人"是被强迫或被诱骗的，比如，邪教主用诱骗来塑造邪教徒，那这也是在界的活动。邪教主也从外部获得了存在感，但是邪教主是邪恶的在界人。

"我被爱故我在"也是一种获得存在感的方式。自体心理学把这个叫作"镜映需要"。当一个孩子看到妈妈对他笑，他就深切地感到了自己的存在。相反，如果妈妈很少关注这个孩子，孩子就会感觉自己仿佛不存在一样。不过有一点要说明，在界人虽然需要被爱，由于他们是很真实的人，所以别人爱他们就满足，不爱他们就很自然地不满足，但是他们并没有想过要控制别人，要用心计影响别人好让别人对他们好——就像徐志摩所说的：得之，我幸；不得，我命。得不到爱，他们也认命，而不是拼命。

和别人比较，通过看到独特性来获得存在感。这些人会更关注自己身上的独特性，坚持这个独特性，表现这个独特性。同时，他们往往会强调自己独特的那个方面是更加优越的。不过，在界的人不会通过伪装来假装自己有独特的地方。

从外界获得存在感是一种更不容易的生活方式。因为外部有时会满足我们，有时不会，而外部不满足我们的时候，存在焦虑是没有办法被缓解的，生活是艰苦的。所以这些人相对那些从内部获得存在感的人来说，更容易滑到营界去。

按觉知和能力水平分类

儿童是在界的。在一开始他们都天真烂漫，没有心机，直接想要什么就要什么，因为他们还缺乏筹谋、算计和欺骗的能力。成年人之所以更喜欢儿童，也正是因为成年人喜欢在界的人，而儿童一开始是在界的。逐渐长大的过程中，儿童或多或少会丧失天真，变得不那么在界，成年人对他们的喜欢也就逐渐减少。

但儿童的觉知能力比成年人的更低，他们只是自发地做在界的人，他们不是主动选择用在界的方式生活。他们不是自觉地去选择做在界的人，他们不是自觉地选择真诚。

当儿童逐渐长大，他们会知道这个世界中有很多"尔虞我诈"或"斤斤计较"。他们会知道，做一个真诚的人，追求自己想要的生活，是一件很不容易的事情。这之后，他们就会面临选择，比如是选择做自己，还是做"更世故的自己"？在这个选择之后还愿意做一个真实的自己，并且还有能力做一个真实的自己，那才是成年的在界人。

儿童都是在界的，但是到了成年之后还是在界，并且还能活下来的人寥寥可数。这些人就是中国古人所说的"不失其赤子之心"的人。如果把儿童的数量比作一条鱼所产的鱼卵，那么"不失其赤子之心"的人的数量就好比这些鱼卵中最终安全长大的极少数几条。

和人类相比，动物也有更多的在界品质。动物的在界是比人类儿童更加低觉知、低能力的。我们之所以喜欢家养的那些宠物，就是因为它们的行为方式更加在界。它们没有心机，就算小猫小狗有一点点小心机，和人类的心机相比也极为简单。所以，我们和这些宠物在一起的时候，心不会累。因此，如果我们用觉知和能力水平分类，动物和人类儿童就是低觉知、低能力的在界，而人类成年在界人是高觉知、高能力的在界。

按善恶分类

多数在界的人是善良的，因为他们只是做自己，只是追求自己的存在感。他们没有伤害别人的必要。但是，也有少数在界的人是邪恶的。这些在界的恶人之所以邪恶，是因为他们刚好选择了"我害人故我在"。

在界的坏人和一般的坏人不同，一般的坏人之所以作恶，也许是因为受到过心理创伤，也许是因为有一个什么心结，也许只是为了获得什么利益。而在界的坏人不同，他不一定受到过心理创伤，也没有什么情结，害人也并不是为了什么其他利益（当然，如果他刚好有过什么心理创伤，他被抓住的时候会把这个创伤拿出来当作借口。如果害人能顺便得到一些财产，他也当然愿意发这个财，但是，这并不是他害人最根本的原因和理由）。他害人只是因为他喜欢害人，害人能带来存在感。

营界的主要分类

营界从整体上看是目标有了偏移，从追求存在感上偏离开而追求某些外在条件，想先获得了这些外在条件之后再借助这些条件获得存在感。所以营界的人都用一个基本的信念："如果我得到了 ×，我就会幸福"。他们现在不直接追求幸福，因为他们觉得要有了条件之后，才能幸福——幸福在未来。但大家所追求的条件是不同的，因此也就有种种不同的人。在营界循环中采用的策略是不同的，行为模式是不同的，检验标准是不同的，因此也有不同的人。而诠释的不同，更是使得人和人之间各不相同。分类方式如此之多，所以在这里我们只好忽略。只简单地讲一些最基本的分类。

按目标分类

在人间大家所追求的"幸福条件"中，最常见的就是财富、权力、名声、身份和性，当获得了这些东西的时候，人最有成功的感觉。当然，有些人会注意到健康和安全也是很重要的，因为没有了健康和安全，那么即使成功也没有用。但是仅仅有健康和安全，人并不会觉得就成功了。

财富之所以被看作成功的标志，是因为它是一种可以用来兑换各种资源的通用资源。有了钱，我们可以买各种有用的东西，因此人们会觉得有了钱就等于有了各种条件。这种通用性让它非常招人喜爱。权力之所以被看作成功的标志，是因为它几乎像钱一样可以兑换各种东西，而且借助权力我们甚至可以战胜有钱人。在权力滥用的时候，这个效果更明显。名声也是一种可兑换的无形资源，但是其使用范围是受限的。这一点使得它没有金钱和权力用处大。身份也就是人在群体中的归属和地位，也可以带来许多其他的资源。但是其可兑换性也是有限度的。因此，我们可以根据目标选择，把这些人分为：爱财的人、爱权力的人、好名者和好色者。

按性格分类

不同性格的人采用的不同策略造成了其行为模式和检验标准上的不同，使得人呈现出不同的特征。对于这些不同，我们一般称之为"不同的性格"。比如有些人善于在人际关系中获益，因此非常愿意更多地和人交往，我们就称之为外向性格。有些人不善于在人际关系中获取自己需要的东西，但善于做技术工作，因此他们选择的策略是避免过多地和别人打交道，从而集中精力去做更有收益的事情，那我们就称之为内向性格。

有些人的策略更多的是类似于股市中的"短线"，另外一些人则是"长线"。这也会导致其行为模式不同。"短线"的需要有更强的投机性，需要能迅速反应以抓住机会，因此就会呈现为我们所说的"机敏""灵活"，而消极面是"短见"。"长线"需要对长期趋势更关注，需要有稳定性，因此其优点就是"目光长远""有耐心"，而消极面就是"不灵活"。由于人际互动中做短线的人从利益考虑，所以可能多欺骗别人；而长线的人需要长期合作关系，因此需要更守信，所以一般来说长线的人似乎更善良（但如果采用骗人策略，那可能骗得更狠）。

按善恶分类

"善良"或"邪恶"在这一界主要取决于策略的选择。选择合作策略的人，就比较善良；选择对抗性策略的人，就比较邪恶。有趣的是，有时人选择做善良的人是因为自我力量感不够，对于和别人对抗并无信心。这样的人当自信提高之后反而有可能变得更为不友善。而有些人因相信自己的能力，相信对抗能成功，所以显得比较凶恶。但是也有一些人虽然有自信，但是还是认为选择合作更好。或者有些人虽然不自信，但是相信不得不对抗，也会用对抗策略。

当然，我们要用善恶分类的话，就面临一个问题，那就是如何界定善恶。

善恶可以从发心、行动和后果三个层面区分。从发心上分善恶，那就是看动机。一个人做某件事是不是出于善心，是不是关心别人的利害，是不是不愿意伤害别人。如果是就是善，反之就是恶。从行动上分，那就看他的行为是不是善行。哪些行为是善，哪些行为是恶，社会上有大体公认的标准。从效果上看，那就是看结果对他自己和别人是不是好的。当然，界定善恶，并非一件简单的事情。

按智力分类

"聪明"或"愚笨"也是这一界中的一个重要分类，因为人们认为聪明人更容易成功。当然事实并非如此，聪明实际只是成功的条件之一，成功与否是很多条件共同作用的结果。

守界的主要分类

按照对待失败感的不同方式，可以对守界的人进行分类。

焦虑者

这一类是以焦虑症状为主者，他们还在直接针对焦虑感工作。他们在营界屡屡失败。一开始失败时他们还会继续努力，他们总结失败的原因，如果是因为自己做得不够好，那就试图改进，然后很忐忑地等着看下一次是不是能成功。或者选择更快地行动，希望这一次因为更及时而成功——当然这样做的时候就有急迫感。但是如果他们还是失败了，那在一次次循环中他们的失败感越来越强，诠释越来越悲观，最后发生了一个质变，那就是他们不再相信自己能成功——"我肯定会失败"成了诠释中出现的信念。这时他们就进入了守界。

长期失败使得他们积累了很多消极情绪：恐惧、无能感、沮丧、急迫、忐忑、愤怒、混乱、不知所措，等等，这些都累加在原来的焦虑上，从而使得他们的焦虑强度很大。他们感受到的就是一种由失败感、无能感以及多种消极情绪混合构成的焦虑。由于不相信自己能成功，所以即使他们表面上追求成功，但在潜意识层也已经没有了成功的欲望。他们的欲望是让自己能不这么焦虑，能放松一些。

在策略环节，他们要找到一些策略来让自己的焦虑减少一些。但此时焦虑中混杂的消极情绪种类很多，来源也不同，他们很难把它们理清楚，也就很难找到合适的有效的策略。于是他们往往是在混乱中抓到什么策略就先用什么策略。

真正有效的策略应该是发现失败的原因，然后改变那些导致失败的因素，消极情绪自然会减少。但是因为他们已经不相信并放弃了追求成功，所以他们并不能这样去做。所以对他们来说，能用的策略总体上就是通过自欺欺人来缓解消极情绪，或其他不针对原因只针对症状的解决方法。至于自欺欺人的方法，那可多了，有一本书叫作《心灵的面具：101 种心理防御》，说的都是这些方法。但是实际上那上面所说的也并非全部，如果要更细致地去说，也许我们至少需要写一本书讲上"一千零一夜"。比如人可以找一个归咎的对象，比如归咎爸爸就可以说，"都怨我爸爸太穷，而不是我无能，现在这个世界穷二代是不可能成功的"。或者怪孩子，"都怪孩子拖累，要不是为了养他，我怎么会混到今天这样一事无成"。这样归咎于人可以减少消极情绪中"自责"的情绪，也可以减少一些无能感。再比如，人可以在有机会成功时坚信"这样做根本不可能有用"，这样就可以减少自己对奋斗的恐惧情绪。再或者，"当今成功的人，都是为富不仁。我心软，所以才不可能成功"，这样可以减少沮丧情绪……这些都是相对比较简单的策略，有时候人们需要用非常复杂和长期的策略，只为了让情绪"好受一点点"。

还有其他一些策略和行动也可以有一定效果，比如酗酒可以减少焦虑，比如忙着去做一些没有多少意义，但是看起来似乎重要的事情也可以减少焦虑。

通过检验，如果发现这些策略和方法带来了一定的有限缓解，对消除焦虑有还算满意的效果，这个人就会维持在这样一种状态中。他就会继续做同样的事情以保证焦虑不再增加，从而维持这样一种守界的生活——失败者的生活。

强迫者

还有一类是以强迫症状为主的人。

有些更加重视自我控制的人，在屡屡失败后会有不同的反应。他们更多地内归因，认为失败是因为自己无能，感到很沮丧，他们希望进一步提高对"自我"的控制能力，从而在循环中能表现更好。他们力争把原来的策略更好地执行，做得更完美，希望这一次能有不同的结果。和有焦虑症状的人不同的是，焦虑者的忐忑感更多的是因为他们认为是否成功要看外界如何。而强迫者更重视内部，所以认为运气不重要，重要的是自己要做得更快、更好，所以忐忑感较少，但急迫感较多。

在继续失败后，他们会产生无效感、挫折感以及内疚感。内疚又带来对自己的愤怒和责备等感觉。对外界他们会更加恐惧——我如此努力还是失败，可见外界太难对付了。在某个时刻发生质变后，他们会相信他们在现实世界已经不可能成功，从而进入了守界。

在这之后，他们所努力做的是让自己不要有太强的消极情绪。他们这时的想法是，如果没有办法控制外部世界，至少应该能控制自己的情绪。而控制自己的情绪时，他们采用的策略主要是隔离、压抑和合理化这类的方法。这种策略带来的结果是，表面上他们情绪会很少，但是在潜意识中却积累了越来越多的情绪。压抑可以让情绪暂时不外显，但是并不能让这些情绪消失。这些潜在的情绪会干扰他们的行为，并表现为各种症状。比如忍不住做一些无意义的动作，忍不住进行无意义的思考，还有对"失控"越来越大的恐惧感。这些强迫性症状虽然对消除前面的消极情绪有一些作用，但是给他们带来了新的烦恼，因为这些症状让他们感到自己有病，使他们对"自我"的评价降低。有些人停留在这个阶段，通过压抑和追求完美等来保持一个还过得去的焦虑水平，就形成强迫性人格。

有些人不接受这些强迫症状，希望能消除它们，这时就会出现矛盾：因为这些症状对于减少失败感是有用的，如果消除了这些症状，就没有办法消除原来的消极情绪；但如果不消除这些症状，对这些症状的不接纳就会带来对自己失望等新的消极情绪。这里就出现了一个两难的处境。于是他们就卡在了这里，不断进行"死循环"。

抑郁者

有些抑郁者是由强迫者转化而来的。强迫者卡在两难中很久，最后就会感到控制自己是不可能的了，因此"减弱消极情绪"的目标也完全无望了，于是产生了一种信念，"一切都无望，做什么都没有意义"。还有些是由焦虑者转化而来，他们消除消极情绪的努力长久不成功后，对外界的无能为力感越来越强，于是认为"看来我真的没有办法避免危险了"。

抑郁者除了原来的各种消极情绪之外，最新产生的情绪是一种耗竭感、破灭感、走投无路的绝望感、无意义感、空虚感。因此，他们不再有焦虑者对外控制的欲望，也没有强迫者对内控制的欲望，这时他们暂时会停止欲望——准确地说，是他们在心理的表层停止了欲望，而在底层原来那些层级的欲望还是存在的。因为欲望暂停，所以策略也不去想了，行动也暂时停止了。

这时，一个奇妙的事情发生了。因为行动停止，所以那些由于试图控制又失败了所带来的消极情绪消退了。强迫性地控制自我而没有效果，就有挫败感，现在不控制了，当然也就没有了挫败感。防止外界威胁而失败，就有失败感，现在不防御了，当然就没有失败感了。掉到水里的人如果不再挣扎，就没有挣扎带来的紧张感。挨揍的人如果不反抗，就没有感觉反抗失败所带来的沮丧。在生活的重重打击下放弃了反抗的抑郁者发现，在自己向生活投降之后，生活好像好一点了，焦虑好像少一点了。

这是一种惊喜。我放弃了，但是居然有了缓解，甚至因此恢复了一些心理能量，产生了一种安慰感和解脱感。逃亡多年终于被捕的杀人犯，常常可以体会到这种感觉——"到了看守所，终于不失眠了，多少年没有睡得这样香了"。这就是那种解脱感。这时他们产生了一个信念，这个"什么都不干"策略有用，只要我没有欲望，我就能获得焦虑缓解，获得不会再失败的安全感。当然，如果我们去看这些人更深层的焦虑，过去的焦虑大多数都还在：存在焦虑当然还在；那种对不能永恒的焦虑却部分缓解，因为有一种"一直没有"的永恒感；自我失效的焦虑得到了部分缓解，投降的人不需要再比武；控制不成的焦虑消失。

抑郁者有一种空虚感，感到什么都没有意义、没有意思、没有价值。这种空虚感的产生，是因为他们骨子里还是相信有我，但是实际上却没有办法获得"我"的存在感，这两者之间的反差导致了空虚。这种空虚感，实际上是一种失望和极度的沮丧感。但同时也有一种安全感，也就是"可能不会更坏了"。

当抑郁循环圈完成之后，下一圈的焦虑有少许减少，所产生的欲望就是"不要有欲望"。欲望的放弃使得他的焦虑缓解，因此产生了"没有欲望就没有烦恼"的信念。这个时候实际上他还是有很多欲望存在的，因为前面的那些控制欲望并没有被满足，所以那些欲望不会消失。而存在焦虑所带来的欲望和永恒存在的欲望等当然也还存在。他的信念是希望这些欲望不存在。目标和现状不一致，必然带来一个改变现状的欲望，现在这个欲望就是不要有欲望。所以问题出现了，"不要有欲望"也是一个欲望；如果真的不要有欲望，那么就不要有"不要有欲望"这个欲望；但是如果没有"不要有欲望"这个欲望，那么原来的欲望就必然还存在。这听起来像一个绕口令，其实却是人生的一个无奈的死结。

抑郁者遇到这个死结后，常常采取的方法是把"不要有欲望"作为欲望环节的欲望，然后采取压抑对欲望的感知的方法，让自己感觉自己没有欲望了。而对于"不要有欲望"这个欲望，他们不承认这个是欲望。用这样的方法，可以感觉好像没有了什么欲望，于是不采取行动（但实际上一直有一个行动，就是压抑对欲望的感知，也压抑任何可能发生的行动）。检验会发现，这样做会有一点效果，感觉中痛苦似乎减少了。于是在诠释环节，他会对这种状态给出一个很好听的诠释，比如他说自己"无欲了"，解脱一切烦恼了，因为他原来的那些获得存在感的行动停止了，缺少存在感可以解释为自己"无我"了。"我已经达到无我了"，听起来很牛，所以这些人常常自诩无我来获得一种无我的存在感。

但是自欺毕竟也不容易，如果压抑的力量稍微不够，他就会感觉到焦虑还在、欲望也还在，而且因为没有有效的缓解焦虑的行动，这些焦虑没有办法减少，从而让内心中有失望感、无奈感以及孤独感——因为别人也不能帮助我。这时他的诠释就是"我还不够无欲"，于是只好继续努力压抑，无差别地压抑一切情绪、欲望和行动。

如果身边有人比较有爱心，很想帮助抑郁者找到方法缓解消极情绪，则会遇到抑郁者强烈的抵触。因为你们不管试图教他做什么，都是在让他去"控制"和"行动"，而这都是和他的"不控制""不行动"的信念不符合的。在他眼中，这都会增加他的烦恼。

溃界的主要分类

如果一个不幸的人用尽了自己所能的方法，但是都没有办法缓解焦虑，也许最后他会心理崩溃。所谓崩溃，是完全没有任何策略可用了，行为完全没有方向了，用不着检验也知道一切都在越来越坏，诠释是"完了，没有办法了，只有无穷无尽地受苦了"。通常，人们会认为"我"总还有办法，这个"有办法的我"就是精神分析中的自我（ego），但是到了这一界，自我崩溃了。于是，所有的焦虑都涌到心中，再无任何缓冲。他的信念是"一切都是痛苦，而做什么也都没有用"。在意象中，这就是那种毁灭世界的大洪水，或者是毁灭世界的火山爆发，或者是毁灭世界的龙卷风，或者毁灭世界的大地震。总之，心理世界被毁灭。

严格说这个时候谈不上什么分类，因为要分类需要被分类者有个固定的形态，如果人的心理已经崩溃，已经如同烂泥一样，如果他们的行为已经没有整体性，我们怎么给他们分类呢？但是如果我们不这样严格，那么在一个东西毁灭的过程中也还是有一些残存的形态和不同的特点的，就好比说房子垮掉后的废墟也还是不完全相同的。

有些这一界的人感受到了自我垮塌，内外的边界在消失中，感到非常恐惧，因此就感觉思想被侵入、被控制，从而形成被害妄想。他们也许感觉只有被迫进行战斗才能最后保护自己，因此出现精神病性的攻击行为。有些这一界的人，还在绝望中继续拼命维护自我，于是就非常地执着，形成所谓的偏执性精神病。夸大妄想也是为了保护后天形成的这个自我而做出的补偿性幻想。当然，还有些抑郁者在这个时候就会自杀，因为他们认为自杀就可以让这一切痛苦结束。

总的来说他们也无法被帮助，因为他们自己已经完全没有策略，也没有有组织的主动行动能力，别人的帮助并不能有助于他们达到任何目标。

专栏 9-1   活得真累

感觉活得很累的人应该是多数吧。按照回归疗法来说，多数人应该都活在营界。营界的生活就是很累啊。

苏轼有词句说，"长恨此身非我有，何时忘却营营"，所说的营营就是营界的生活。忙忙碌碌，辛辛苦苦，苦心经营，就是营营。普通民众早早起床，赶车上班，一天天工作，然后再挤车回家。回家之后一堆家务，干完上床。上学的时候想着毕业可能生活就好了，工作的时候想着自己升职加薪就好了，加薪了发现照旧不够，结婚后又有新的开销。也许孩子大了就好了，最后想着退休了也许就轻松了，结果退休了身体又不好了，甚至这身体总是不可能完全好了，最后就这样一辈子就过完了——这就是营界下层人的生活。累！

如果能力比较强，或者机遇比较好，在竞争中成为比较成功的人，那么在别人的眼里，你可能活得真好，但是你自己知道，生活一样是很累。因为一个成功者和其他成功者是在同一个赛道，你不能只和那些普通人去做比较。当你的钱更多的时候，你不可能让自己的生活标准也跟穷人一样高吧？所以，挣到多少钱就可以不工作了？穷人会算出一个数字，但是如果这个穷人幸运地挣到了这个数字，他就会发现这个数字根本满足不了，因为他已经上了一个以前不知道的新赛道。所以，我们现在固然听说过很多有钱人，但是有几个人还年轻着就放下工作，然后夫妻俩一起去全世界旅游了？很少。

成功者都认为自己需要更成功，就像赌场里赢了一把的人总想着趁着手气好再搏一次，让自己飞得更高或爬得更高。这就让他们开始了无止境的竞争，和其他的成功者比，看谁下一次还能成功。小成功者成功之后，就有资格进入中等成功者的场地和这些中等成功者竞争。中等竞争者比小成功者能力更强，所以这一级的比赛难度也更大。人在这里活得也更累。即使你在这一场中又大获成功，那你无非就是进入上等成功者的场地，和那里的人竞争。那些人不仅心思缜密，胆子还大，在那里拼杀更是让人精疲力竭。这个过程就像逆水行舟、不进则退一样，不断地产生新的危机感。更累！

不升级不可以吗？营界的人没有理由不升级。因为他们的信念认为，"要过上好生活，就需要先获得好的条件"，条件更好，将来的日子才能过得更好。而所谓好的条件就是财富、地位，等等，这些都是要努力争取的。现在好不容易有机会获得更好的条件，有什么理由放弃机会？就算只不过是追求女孩子，男孩子听到的一个说法都是，"不要试图去追一匹马，等你赢了一片草原，自然会有很多马来到你这里。"草原，那不是越大越好吗？营界的人在玩"赢草原"游戏的时候，不投入就赢不了，投入了就很容易忘记自己真正想要的是马而不是草原。这就叫目标偏移了。这里说的"女孩子"不仅仅是女孩子，也象征"真正地活着"。营界的人其最基本的特征就是，他们在为更好的生活去"赢得条件"的时候，忽略了去真正活。他们只是在无休止地为未来的好生活做准备。在"成功－失败"这样的一次次循环中，他们越来越习惯了"为了更好地活着"而不停地奋斗，而越来越远离了"真正地活着"本身。

刘备天生睿智、心理素质极强，所以放弃了草鞋制造的工作，白手起家去创业。一生奋斗，终于成了四川和陕西南部地区总经理的高职。结果一次失误，赔掉了自己大量的资产。挫败感和积劳成疾让他在白帝城得病而死——这已经是营界极为罕见的成功者了，然而又如何？他一生过过几天好日子？可能也只是在夺了原四川区总经理职位的那几天比较快乐吧。

其他多少营界的人何尝不是如此，或者是在奋斗中死去，或者即使后来回忆起了自己的初心，也早已年老体衰，早已没有能力去过自己想过的生活了。退休了，可以到处玩了，不过爬山未必爬得动了，下海游泳也游不远了。当初想去玩，可是没有钱，有钱之后工作忙，没有时间，终于钱和时间都有了，但已经没有玩的力气和心情，只好望洋兴叹。这样活一辈子很累，这就是营界的人。

营界的人喜欢过这样的日子吗？不喜欢。但营界的人很难摆脱这样的日子。他们困在这样的日子里了，无法摆脱。如果他们干脆不干了，放倒躺平，是不是就可以活得不这样累了？累得可能轻一点，但是放倒躺平之后，人生就更加失败了。找不到做自己的真正方法，还是认为必须要有钱、有地位、有种种条件才能过上好日子。那么躺平之后，这个人更没有心思去享受生活了。躺平之后的他只好混日子。一个人如果混日子，那么他的人生就会更加无趣，而且他们也更会把自己看作失败者，这样从回归疗法角度看，就成了守界的人。守界的人的一辈子可能比那些营界的人更差。营界的人好歹有成功、有失败，守界的人连成功的机会都没有了。

真想摆脱这样的日子，需要的并不是更多的财富、地位，而是需要更多的信心和智慧。需要有一个信念，相信即使条件差一点，我们也是可以有幸福的生活的。老的香港电影中有一句话叫"有情饮水饱"。这句话稍微有点夸张，即使两个人很相爱，喝水也饱不了，但是这句话所说的道理并没错。即使挣钱少一些，但如果两个人相爱，也是可以很幸福、很满足的。如果两个人都不贪心，把感情放在更重要的位置，而且选择了和真爱的人在一起，他们的幸福感比那些在宝马车上哭的人的确可以高很多。

恋爱是如此，生活中其他方面也是如此。很多你以为没有就不行的，绝对没有可能真的不行，但是少一点却往往是没有问题的，只要你相信。例如，当你钱少的时候，那个"没有钱真不行"的信念会让你情绪低落，而情绪低落这个结果，就会被诠释为"果然没有钱真不行"。

信念改变很不容易，但只有信念改变了，人生才会真正地改变，因为我们的行动是受信念指导的，而我们的命运正是我们一系列的行动的产物。"忘却营营"，我们才会真正掌握我们自己的生活。如果一个原来的营界的人，幸运地转化了自己的信念，有了真正的智慧，找到了自己真正的愿望，过上了自己想要的人生。那么，他就不需要工作了吗？当然不是，他还是要做一些工作的，但是他会找到自己更喜欢做的事情去做。而一个人如果做喜欢做的事情，他会感觉不累。

第 10 章

回归疗法治疗原理

Chapter 10

前面写的是人堕入深渊的历程。犯错误很容易，改正错误不容易——你可以比较一下摔碎一个花瓶和把这个花瓶修补好的过程，比较一下烧毁一间房子和重建被毁的房子的难易。古人说，"从善如登，从恶如崩"，也就是说改善的过程像登山，而堕落的过程像从山上滚下来。因此人很容易就会犯错误，积累错误，导致堕落到更低的界。

孩子刚出生时，很多都活在在界，但是到老了还能保有赤子之心的人能有几个呢？社会的大染缸中有几个人真能"出淤泥而不染"？

在人间生活中成功者能有多少？而失败者又有多少？当然，我们不需要大的成功，稍微有一些小的成功还是可以做到的，这些有一定小成功的人如果不贪心，维持在营界的生活相对还是容易一些，比"出淤泥而不染"要容易多了。但是失败者也是比比皆是，于是种种心理疾病就这样产生了。而这些不幸者中之尤为不幸者，就堕入了那最痛苦、可怕的心理深渊。

不过，我写这本书并不是为了吓唬大家，也不是要写一个恐怖故事。因此我们要讲讲，如何才能帮助人们尽量不向下堕落，以及如何得到救赎，从而回到较好的营界或者在界。溃界如何治疗，现在我们还没有研究。本书后面所讲的治疗，主要是针对守界和营界的人，试图帮助人们少犯新的错误，纠正旧的错误，改善生活品质。

唤起觉知

如果我们希望做事时能少犯错误，我们用什么办法呢？一个最基本的办法是，多留神。所谓多留神，就是保持更好的觉知。喝了酒为什么开车容易出事故，因为醉酒后人的脑子犯晕，觉知比清醒的人要差。困倦的人为什么容易出事故，因为困倦的时候觉知也比较差。多留神，就是更清醒。

在六步循环圈运行的时候，如果我们不够清醒，觉知程度低，我们就更容易在任何一个环节出错，而任何的错误都会带来更多的失败或者焦虑。而且在循环中，前面的错误会影响到后面的环节，带来连锁反应，使得问题越来越糟糕。

如果我们唤起更好的觉知，那么错误就会比较少。错误少，成功就比较多；成功更多，情绪就更加积极，于是积累的焦虑也就比较少；人就比较容易保持在一个好的状态而不堕落。

为了让我们有更好的觉知，可以用一些专门提高觉知力的心理训练方法。比如静坐禅定这类古而有之的方法就可以有助于提高觉知。但更直接的方法是，由心理咨询师引导来访者直接对循环圈进行观察，这样的观察就可以提高人对自己循环圈的觉知，因此回归疗法中的最基本技术就是觉知整体循环圈的技术。通过这个技术，人们可以看到自己现在处在循环圈中一个什么样的位置。另外，还可以对循环圈中每个环节进行觉知，消除这个环节中的错误，从而使得循环不会走向堕落的方向。

我们还研究了影响人们觉知的因素，并设计了一些方法来促进更好的觉知。影响觉知的一个因素是注意力的稳定与否。专心，觉知就好；不专心，东张西望，当然就不可能把任何一个东西看得清楚仔细。禅定静坐这类训练都是让我们练习把注意力稳定地放在一个对象上，以达到改善觉知力的作用。在回归疗法中，我们把心理活动的循环过程清晰地告知来访者，就可以指导来访者把注意力放在循环圈的某个特定环节上，从而让来访者对这个部分有更好的觉知。日常生活中，因为我们不了解循环圈都有哪些不同的部分，而这些不同部分经常同时影响到一个人，所以觉知就不如在回归治疗中的好。

影响觉知的另一个因素是被觉知的对象的特质。其中情绪强度的大小就是影响我们对情绪觉知的重要特质。当情绪强度很弱的时候，它很难被我们觉知到，而当情绪强度很强的时候，它也很难被我们看清楚。只有其强度适中的时候，我们才可以有好的觉知。我们可以用摄影中的曝光度来说明这个问题：当曝光太少的时候，照片会很暗，以至于我们看不清照片照的是什么；当曝光太多的时候，照片会很亮，我们看到的是很白的影像，也很难看到清晰、丰富的形象细节。只有曝光适中，我们才能看到很好的影像。现在的相机都是自动调整曝光的，也许大家不太了解我这个比喻，那么用更生活化的一个比喻：当夜里没有灯光的时候，你可能看不到对面的汽车；而如果对面的汽车开了大灯并且对着你照，你也一样看不清楚对面的汽车。只有适度的灯光才能让我们看清对面的汽车。

因此，我们尽量把过于压抑的情绪释放出来，让情绪不要太微弱；有过于强烈的情绪的时候，尽量冷静下来，让情绪不要太激烈。就有利于让我们有更好的觉知。

接纳

这里所说的接纳，是一种允许事物是其所是，不强求改变的态度。换句话说，就是允许已发生的发生。循环圈运行的动力从根本上说就是源于不能接纳焦虑的存在，以及不能接纳欲望的不满足。如果能够接纳，则循环圈就会暂停，而不会有焦虑的愈演愈烈。

三国时期，有敌人夜间偷营。偷营者冲进了敌军的营寨，呐喊放火，营中一片混乱。被偷营一方的将领是个优秀的人才，在这个时候他下的第一个命令是，不论如何我们的军士不允许乱跑，所有人要停留在原地。敌人来了可以战斗，但是不逃跑也不追杀。于是不久后他就稳住了局面，敌人没有能够得逞。事后他说，偷营的敌人人数并不多，但是如果我们慌乱，夜间看不清楚，就很容易出现误伤以至于溃败。我让大家停留在原地，就不会出现这种问题，少数敌人也会很快被击退。

我们人生也是如此，存在焦虑和后面的种种附加的焦虑如同偷营者一样刺激我们。焦虑、慌乱时，人就会急着做一些事情，而在焦虑、慌乱中去做的事情，非常容易出错。这样就会越忙越错，最后不可收拾。如果我们接纳现状的存在，即使这个现状并不理想，接纳而不盲目行动，也不会让事情变得更坏。回归疗法实操中有个治疗原则就是：如果不能做什么使事情变好，至少不做什么以免使得事情更坏。

要能够做到接纳，关键是要有一种"忍受焦虑而不反应"的能力。因此所谓的接纳力，也可以说就是忍耐力。这种"不反应"，或者称之为"无为"，也是避免循环中走向恶化过程的一剂良药。精神分析学派、格式塔学派以及其他很多心理学派，都意识到了这种忍耐力是心理健康的关键因素之一。忍耐力也是营界现实中成功的关键之一。忍耐种种艰苦而不退缩逃避。忍耐不知道什么时候才能有成果的等待，才能不放弃。忍耐必须做的事情中的一些不舒服，才能达到目标。

改善性修正

好的策略得到了良好的执行，可能的确会带来成功的结果，而这种成功的结果也可以在一定程度上满足欲望，缓解焦虑。在营界，这可以得到的是现实的成功和幸福感。在守界，这也可以让人感受上更好一点，痛苦减少一些。

当然从本质上看，不论多好的策略都不能从根本上解决问题。因此，在策略上、行动上、检验和诠释上的修正，是一个并不能彻底解决问题的方法。但是，从实用的意义上看，人们要彻底解决问题是极为困难的，多数时候我们能更成功或者至少能更少痛苦，已经是一个很好的成就了，因此改善循环中的各个环节，让循环得到更好的成功，也是回归疗法中一个很有用的侧面。

人生中有一些涉及大局的"大的策略"决定了一个人的人生基本追求；也有一些在局部事件上所用的"小的策略"。改变小策略比较容易，而改变大策略比较难，因为人不会轻易改变大策略。但是改变大策略的回报也是很大的，一旦一个不好的大策略被改变，一个人的人生就会发生翻天覆地的变化。

行为模式一般是归属于策略的。高冒险的策略就必然要配合高进取性的行为模式。不过行为模式也有其自己的独立的惯性，一个人习惯了什么行为模式，那么即使策略有变，行为模型也可能会按照过去的惯性保持不变。如果某种行为模式的效果是不好的，心理咨询和治疗中试图改变这个行为模式，就需要行为训练——对新行为反复练习，直到能自发地应用。

检验标准的高低既然对我们的成败有影响，那么调整标准也是对心理健康有意义的。但这里必须明白，高或低的标准并没有什么对错，只不过是为了实用的目的，有时候我们需要调整一下而已。当然，实际上我们调节这个标准也并非很容易，因为过去的标准或者是我们从父母那里获得的，或者因为这个标准已长期使用被我们内心认可，所以我们不是说想放弃就能放弃的。

诠释环节的改善，价值是异常大的，但是也是异常困难的。一些心理咨询方法——比如催眠疗法，就是试图通过改变我们的信念来改善整个心理。但是，外来的信念和我们原来的整个的信念体系往往不相融合，所以常常会被排异。不管怎么说，这些方法还是有一定用处的。

回归疗法的策略选择

回归疗法认为，当一个人被强烈的欲望所占据的时候，他是很难觉知的。而没有觉知，人又很难超越欲望。无法满足欲望，人就被欲望的力量所牵，没有办法觉知，而且还会产生次级的欲望（想先获得一些条件，清除一些阻碍，好让欲望更容易获得满足）。但满足了欲望也不会使得问题解决，因为欲望的满足只会导致更多的欲望。

一只饿狼在追赶你，你背的筐中恰好有几十斤肉，请问你会不会投一块肉给狼？给它，它会吃一会儿肉，暂时不追赶你。但是，狼吃完了这块肉还是会来追你，而且，吃了这块肉，它的后劲更大了。不给它，也许你马上就被追上了。这个困境就类似我们人被欲望所追赶时的困境。

但是这种困境并非没有策略可解决。回归疗法中基本的策略就是，满足一定的欲望让欲望减弱，利用欲望减弱的机会，觉知整个情境，争取获得进步。就好比我们投一块肉给狼，利用狼吃肉的时间抓紧跑远，甚至找到猎枪。

我们在某一圈通过修正或改善策略等方法可以获得一定的成功，满足一定的欲望。然后我们可以利用欲望不强的这一段时间觉知我们的循环圈是什么，如果觉知领悟得充分，我们可以看清楚这个循环圈的本质。如果我们看到现在这个循环圈只是在掩饰失败感，并且意识到真正消除失败感的方法不是这些心理防御，而是成功；如果我们意识到了不相信自己成功只是一个错误的信念，那么我们就会去追求成功，而不是掩饰失败。那么，我们就从守界回归了营界。如果我们看到我们现在的循环圈是在追求成功，那么当我们成功的时候，我们欲望有所满足而有暇去反思，我们就可能会意识到我们现在所追求的目标只是一个条件，而我们真正想要的是这个条件之外的某种存在感。那么，我们就有可能超越营界去追求存在感的满足，那就回归到了在界。这样，就实现了从低级到高级的超越。

欲望的满足不会直接带来超越，但是欲望的暂时满足给超越带来了机会。因此，回归疗法不试图去彻底满足一个欲望——相信欲望不可能得到彻底满足，也不拒绝满足欲望，而是找机会超越。如果试图彻底满足一个欲望，并在操作上不断满足某个欲望，其结果是来访者会沉溺于这个欲望，他们会不断地满足这个欲望而不懂超越。他们会在这个欲望上贪得无厌，在量上需要的越来越多，越来越难以被满足。而在他们的心中则会有越来越深的失望："我都满足了这么多，但是我还是感到不满足。那我的希望在哪里？"因此，我们要永远记住，满足欲望只是为了有机会看到更深一层，为了给超越提供条件，而不是终极目标。

在这样做的过程中，一般来说我们需要逐级进行。守界的人，先让他经过长期努力，跃升到营界；然后在超越营界，跃升到在界。个别时候也可以用某种方法让下一层的烦恼暂时不生起，然后去处理更上一层的。接着，再用上一层的领悟让下一层的一些问题在源头上减少。比如，在营界尚未获得一定成功的情况下，让成功的欲望先暂时停止，先去体会存在感的满足。当明白了人生实际上根本是存在感的满足后，再用平和的心对待世间成败，这样也许反而更容易解决营界的问题。

但是这种"跳级"不是我们的首选策略，因为这样做的风险比较大，可能下一层未解决的问题会污染了上一层的领悟。守界的抑郁者也许会以为自己"无欲"，那么我们让他们体验人的生活时，他们会很容易认为自己就是那些没有功利心的人，认为自己的抑郁是一种"存在性的伤感"。这样，他们就连上升到营界的机会都没有了，因为他们认为自己已经超越了对成功的追求。

专栏 10-1　活在当下可以吗

心理咨询界一度很推崇"活在当下"。也许是因为心理学家发现，很多心理问题的产生都是因为人没有活在当下。

有些人活在过去，他们困在过去的创伤中走不出来。他们抱怨父母没有给他们一个幸福的童年，让他们的一辈子都毁在了人生的起跑线上。他们不甘心受伤，总在质问，"为什么受伤的人是我？"他们懊悔，"我如果当时做了另一个选择就好了。"他们纠缠在这些过去的但在心里总也过不去的事情中，错过了今天。

有些人活在未来，期待着未来有好运了就可以从此过上好日子。当然，他们中那些更自主的人，不仅仅是期待着未来，也会付出今天，为未来的好生活创造条件。最常见的是拼命挣钱、攒钱，想着等自己变成富翁之后就可以过想过的日子了；或者期待将来某女神能成为自己的老婆，然后幸福的生活就可以到来；或者天天巴结上级，等待着将来自己爬到高层去过人上人的日子……最后他们大多都会发现，钱也许永远不够，女神只把他当备胎，而就算上级提拔了他，人上人的日子也并不开心。当然有些人更不幸，他们只能想，等未来自己的心理障碍好转了，就会成为一个很成功的人。

活在过去的人，看似活在当下，其实却是活在过去的故事里，因为他的所见所闻、所思所想、所言所行都不过是过去的剧情在当下的重演；活在未来的人看似活在当下，其实却是活在对未来的幻想中，因为塞满他当下每一天生命的每一件事都不过是为了"以后我可以那样活着"而做的准备，他目力所及的一切除了"未来生活所需的条件"之外一无所有。无论是活在过去的剧本里，还是活在未来的幻想中，都不算真正地活在当下。心理学家号召大家活在当下，实际上就是提醒大家跳出过去的剧情和对未来的幻想，实实在在地接触此时此地的人生。

从回归疗法的角度看，守界的人大多都活在过去，因为归咎于过去的不幸可以让自己给"一事无成"的残酷现实找一个舒服一点的借口；营界的人都活在未来，因为营界的人忙忙碌碌所做的那些事，都是在为未来的某种理想生活做的准备；而在界的人则是活在当下的，他们既不怨愤、懊悔自己过去的生活中没得到什么、不该发生什么，也不是只为未来的生活忙忙碌碌地做着准备——他们的注意力就在当下，做着自己想做的事情，爱着自己想爱的人，享受着自己此时此地的生活，从当下去感受人生的意义。

所以，在界的人的这种生活方式当然是健康的、幸福的、美好的。有首古诗是这样写的："劝君莫惜金缕衣，劝君惜取少年时，花开堪折直须折，莫待无花空折枝。"这首诗就有着"活在当下"的意味，诗人劝人要珍惜青春年华，因为生命的价值要远远超过金缕衣，也就是财富；劝人要投入地生活，不要错过生命的馈赠。在每一个春天都不要忘记去赏花，在每一个秋天都不要忘记观赏红叶，这也就是这种活在当下的态度。

一次，孔子跟弟子们说道"说说你们的志向吧"，其他弟子讲了很多大志向，曾皙却说："我的志向就是在暮春时节穿上新衣服，和大大小小的十来个朋友一起到河里游泳，开心地玩玩，唱着歌回来。"孔子说："我赞赏这样的志向。"孔子的这个表态，表达的也是一样的道理，自在幸福的生活才是最根本的。

但有一点我们需要注意，虽然在界的人是活在当下的，但是看起来"活在当下"的并不一定都是在界的，也并不一定都是心理很健康的。有的守界的人也会表现出似乎很"活在当下"，但是他们的心态并不是投入生命活出自己，而只不过是"得过且过"而已。他们本来的欲求是希望自己能获得某个方面的成功，但是由于能力不足或其他原因，他们在现实世界中屡战屡败，最后他们在心里放弃了努力。在这种情况下，他们采取了一种"今朝有酒今朝醉"的生活态度，只能无奈地"满足于""当下"所有，而不再去考虑将来。这种所谓的"活在当下"，实际上是一种苟活，是一种无力为自己负责的心态。

我们在社会上也会看到很多这样的人，他们工作上不求上进，或者干脆就没有工作，在家啃老，每天就是吃吃喝喝，或者不务正业，和狐朋狗友一起鬼混。"花开堪折直须折"对于他们来说，可能就只是意味着趁年轻就多放纵一下自己的性欲。这种所谓的"活在当下"，是一种对自己生命的不负责任，虽然也可以得到一时的欢愉，但是这种做法是没有未来的。这种"活在当下"是心理非常不健康的表现。

心理咨询界提倡"活在当下"，但如果不和这种不负责任的"活在当下"加以分辨，那么是有很大风险的。我们需要区分在界的"享受生命地活在当下"和守界的"无力负责地活在当下"，并且明确说明，只有前一种才是心理健康的。

那么，我们如何区分这两种"活在当下"呢？从最根本上说，是看心态。活在当下的在界人知道自己想要的生活是什么，也知道自己可以放弃的是什么。荣华富贵的金缕衣，他们是自愿放弃的，所以放弃时他们心里并没有不甘心。他们知道什么能给自己带来意义感，什么样的生活是快乐幸福的。所以在当下，他们就已经过上了自己想过的日子。所以他们活在当下的每一时刻都是活得很有价值的。此外，他们虽然活在当下，但是也并不是不负责任，因为关心未来、关心别人和世界这些责任也是"当下"生活的一部分。

所谓"活在当下"的守界人，他们当下过的并不是自己真正想要的生活，而是"身不由己""不得不过"的生活。他们真正想要的并没有得到；他们放弃那些追求也并不是他们自愿放弃的，而是无奈地放弃，所以他们心中有很多的不甘心。比如有些人意识里认为自己"视金钱如粪土"，其实只是因为他们在潜意识中感觉自己在有钱人面前像"粪土"一样卑贱。还有一类守界人之所以"活在当下"，是因为他们甚至连自己也不知道自己真正想要的是什么。如果他们不成功，他们就浑浑噩噩地凑合活着，混吃等死；就算他们生而富贵，他们也活得非常空虚，就像豪宅里的宠物狗一样，只知道追求声色犬马，醉生梦死。

这些守界人也许会自以为正"活在当下"，但是他们的内心深处并没有真正的满足感，最多只有低层次的欲望满足。他们心中，在更深处，对这样的人生是不满足的，会有一种隐隐存在的遗憾，觉得这样过一生是浪费了生命。但是他们又不知道怎么做，或者他们又没有勇气做该做的事，所以没有能力走向真正的生活。

他们现在所谓的"活在当下"，其实并不是真正的生活，而只是一种"生活的仿制品"。寻欢作乐并不是真正的快乐，而恰恰是因为没有真正的快乐，所以才需要到处去"寻"或者去"仿作"快乐。真正生活的快乐不需要寻，也不需要作，而是会像泉水一样从生命中自然地流淌出来。所以守界人的所谓"活在当下"，实际是"假装活，在当下"。他们并没有真正"活"过。真实地活在当下的在界和"假活"在当下的守界，二者到底有什么区别？扪心自问就会明明白白。去珍惜每一个当下，就是珍惜我们活在这个当下的生命。

第 11 章

"走循环圈" 方法

Chapter 11

在咨询与治疗方面，回归疗法允许使用各种有效的方法。任何其他心理疗法只要可以和回归疗法的目标相同，只要按照回归疗法中的基本框架去理解和帮助来访者，就可以拿来使用。

由于回归疗法的两位创始人都是意象对话疗法的主要人物，所以我们也用过意象对话中的技术，比如用意象对话的方法帮助来访者去看到自己的焦虑和欲望。

当然回归疗法也有自己独特的一些具体技术。其中最基本的技术就是"走循环圈"。走循环圈是以提高对整个循环圈的觉知为目标。在心理咨询或治疗师的指导下，来访者把自己的六步循环圈外化展现，从而提高对自己循环圈的认识，也促进循环圈中的心理能量的流通，以改善其心理状态。

走循环圈的操作步骤

走循环圈最好是在团体中进行。

用一大张纸写上六步循环圈中六个环节的名字。然后，让接受咨询的人在六个环节中填写自己的内容。

1. 在焦虑环节，我们让他安静下来反思："我怕什么？"然后把反思的结果，也就是他所担心的内容写在纸上"焦虑"这两个字旁边。

2. 安静反思"我想要什么"，并写到纸上"欲望"两个字旁边。

3. 安静反思"我采用了什么策略方法"，并写到"策略"两个字旁边。因为在这个环节，人们大多都不是只采用一种策略，所以我们可以让来访者在这里列举出他所用的多种策略。

4. 回忆现实中自己采用了什么行动，并写在"行动"两个字旁边。

5. 回答检验环节的问题，先在"检验"两个字边上写上问题，自下而上分别是：

- 行动是不是执行并完成了？

- 行动是不是实现了策略？

- 策略是不是满足了欲望？

- 欲望满足后，焦虑是不是减少了？

让来访者自下而上回答问题，并且在每个问题的后面画对钩或者叉。如果答案是"部分完成"，则可以画一个对钩，然后在对钩上画一个小斜线。

6. 最后，在"诠释"两字旁边写上问题：

- 由此可见，我是怎样的人？

- 由此可见，世界是什么样子的？

- 由此可见，我和世界是什么关系？

- 我的焦虑主要是什么？

让来访者把自己的回答写在问题之后。

这就完成了六步循环圈的呈现过程。

然后，在房间中标出由六个环绕的位置形成的圈。让一个团体参与者站到代表"焦虑"的位置上；一个团体参与者站在代表"欲望"的位置上；几个团体参与者分别代表不同的策略，站在代表"策略"的位置上；几个团体参与者分别代表不同的行动，站在代表"行动"的位置上；一个团体参与者站在"检验"的位置上；然后四个团体参与者站在"诠释"的位置上。

来访者站到圈内。然后来访者先看"焦虑"的代表者，这个时候焦虑的代表者对着他把焦虑的内容说出来："我怕……"来访者随后转向"欲望"的代表者，这个时候欲望的代表者对着他说出欲望的内容"我想要……"来访者随后转向"策略"的代表者们，这个时候那些代表者就分别说出自己的策略，好像一群谋士分别说出自己的谋略一样。来访者随后转向"行动"的代表者，这个时候"行动"的代表者不用说话，但是用动作来展示自己是不是行动了，做了什么。来访者随后转向"检验"的代表者，并且分别询问那四个问题。如果答案是肯定的，相应的代表者点头；如果答案是否定的，代表者就摇头。也可以用一些手势来加强效果。来访者随后转向"诠释"的代表者。于是四个"诠释"的代表者分别说出那四个诠释。过程完成。

走循环圈的作用

这个过程把六步循环圈的内容充分外化、直观化，使得来访者能够更清楚、直观和全面地看到自己的循环圈。这使他们对自己处于循环圈哪个位置有了更清晰的觉知。

他们会对自己的人生有了更加宏观整体的认识，知道自己在做什么，知道自己在追求什么，知道自己的问题出在哪个地方。实际操作时，有些来访者反馈说，在这样短短几个小时的时间内，他对自己几十年的生活都明白了。他知道了自己很多时候所做的事情实际上是在做什么。明白了自己过去虽然每天努力奋斗，却并没有真正看清前进的方向，做了很多从根本上看没有多大意义的事情。今后会知道自己要的是什么，会走向正确的方向。

从心理能量的角度去看，在这样做的过程中，人的心理能量会随着这个过程流经六个环节。心理能量不通畅的地方会在这个过程中通畅起来。心理能量的流动性更好了，人的心理状态也随之改善。

有的时候他们甚至可能对自己的人生产生一个很重大的领悟，而这个领悟会让他们的生活全面提升。我们认为能出现这种情况的原因可能是，当我们把六步循环圈都明确展示出来之后，我们就有了一个超越每个具体环节的视角，去看自己的人生就会有突破性的发现。

黄粱一梦的故事其实就有点像走一个循环圈。在道士的帮助下，那个书生在想象中追随自己的欲望，想办法去当官，然后在想象中行动并获得成功。然后在清醒后去看看，这样的过程是不是能消除人的焦虑，特别是存在焦虑。

如果是一般人，没有能力意识到焦虑中的深层内容，那做了黄粱一梦后可能会很满意。因为这个梦满足了他成功的欲望，缓解了他的一些继发的焦虑——用通俗的话说，一般人会觉得如果能一生荣华富贵，只是临死才被抓起来做贪污犯处置，这一辈子也挺值得的。但是一个更加有觉知能力的人——我估计黄粱一梦的梦者就是这样的人，却会发现这个过程对减少存在性焦虑并无意义。因此梦醒之后他决定不再追求功名，转而求道。这就是有了一个巨大的领悟，并从营界跃升到在界。

走循环圈的具体要求

在"走循环圈"的过程中，如果在各个环节发现来访者的反思是不清晰的、混乱的，可以指导他做一些澄清。比如在每个环节，所反思并写出来的内容都要求用简单、明确的语言。如果所说的太复杂，就说明来访者对其反思不够清晰，可以要求来访者再反思一下。不过，尽量不花费太多的时间，避免把太多注意力放在细节上，以免使来访者偏离对整体的觉知。

在焦虑环节，如果来访者觉察到自己的焦虑或者说所担心害怕的事物不止一个，可以把它们都写出来，然后看一看哪一个是自己现在最关注的。在欲望环节，如果来访者发现自己有多个欲望，也可以把它们都写出来，然后看哪一个是自己现在致力于去满足的。在策略环节，也许来访者也会发现有些策略的存在实际上不是用来满足现在的主要欲望，而是为了满足另一个层级的另一个欲望。那这个策略可以先不去做进一步观察，也可以先不去检验这个策略是否被满足。在检验环节，如果"检验"环节代表者的行为激起了来访者的情绪，不要把这个情绪看作对代表者的，而要看作自己内部的。

在整个过程中，如果来访者有情绪激起，我们不花费太多时间用于情绪调节，我们只是观察这些情绪，并知道"在某个环节的时候，我产生了某种情绪"。在整个过程中来访者自己保持一定的"出离"，只是看这个循环的状态。

团体中做代表的参与者不需要多说什么，只是作为代表说出这个环节的那句话就可以了。如果没有团体，而是在一对一的个别心理咨询中使用，那就不需要用团体参与者来展示这个循环圈了。只需要把循环圈画在一大张纸上，写上所有的内容，并由来访者自己分别念出来就可以。这样效果稍微会弱一点，因为他会少一些客观的视角，但是也还是有治疗效果的。

一则案例分析

这是一个在长达一年的回归圈督导团体中被报告的真实案例。感谢来访者愿意把这个案例原封不动地呈现在这本书中。

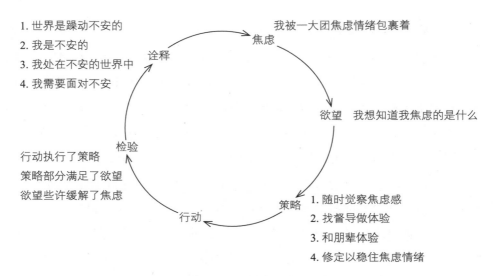

1. 世界是躁动不安的
2. 我是不安的
3. 我处在不安的世界中
4. 我需要面对不安

诠释

焦虑　我被一大团焦虑情绪包裹着

欲望　我想知道我焦虑的是什么

检验

行动执行了策略
策略部分满足了欲望
欲望些许缓解了焦虑

行动

策略
1. 随时觉察焦虑感
2. 找督导做体验
3. 和朋辈体验
4. 修定以稳住焦虑情绪

图 11-1　回归疗法的一个真实案例

焦虑环节：焦虑到哪里去了

焦虑应该是"我怕……"但是这里却是"我被一大团焦虑情绪包裹着"。"我被一大团焦虑情绪包裹着"是一个被诠释出来的信念——一个对"我和世界的关系"所做出的诠释。而这个诠释被写在这一圈的"焦虑"位置上，说明它是引发了"这一圈焦虑"的"上一圈的诠释"。换句话说，当上一圈对"我和世界的关系"刚刚做出诠释之后，就直接跳过了这一圈的焦虑，而进入了这一圈的"欲望"——"我想知道我焦虑的是什么"。

在临床中，这种情形相当常见，这就是我们常说的"焦虑的继发覆盖"。让我们再复习一下，什么是焦虑的继发覆盖。"焦虑的继发覆盖"也叫"焦虑的次发覆盖"，是一个回归疗法中的术语，指的是：一个人原本有一个焦虑A，然后为缓解这个焦虑A又产生了欲望A，然后为了满足这个欲望目标又产生了策略 A，之后又有了行动 A，行动以后又有了检验 A，检验以后又有了诠释 A。于是，一个完整的六步循环圈 A 就完成了。然而，在很多时候，在这个循环圈 A 的运转过程中，某一环又受到某些刺激而衍生了一个新的焦虑 B，于是接下来，这个人就把这个新的焦虑 B 当成了原来的焦虑 A——这种情形下，这个人就忘失了初心，不知不觉地被焦虑 B 带着去开启了一个新的循环圈 B（欲望 B、策略 B、行动 B、检验 B、诠释 B）。这时候，我们就把这种现象叫作"焦虑的继发覆盖"。用日常的话来说，就是"忘失了初心"。

焦虑的继发覆盖有两种常见情况：一种是意识层面发生的焦虑继发覆盖；另一种是潜意识层面发生的焦虑继发覆盖。

在第一种情况下，来访者在意识中会忘记原来的焦虑 A，而认为自己的焦虑是 B，于是他就开始为了焦虑 B 而展开新的行动。例如：小美原来的焦虑 A 是"我怕我没有价值"，接着就衍生出来欲望 A"我想要有价值"，然后又有了策略 A"挣大钱来证明我有价值"，然后就去行动、检验、诠释。在她诠释的时候，她发现焦虑有所缓解，果然挣钱会让我觉得自己有了些价值感，于是就产生了一个新的焦虑 B，也就是所谓的金钱焦虑——"我怕我没钱"。如果这时候小美忘记了挣钱的初衷是为了让自己获得自我价值感，她就会把挣钱这个"策略 A"所衍生出来的新焦虑 B 当作自己原本的焦虑。然后她就会开始把挣大钱当成自己的人生目标，而原来的关于"自我价值感"的焦虑就被掩盖了，并落入小美的潜意识中继续起作用。在这种情况下，焦虑 A（我怕我没有价值）就在小美的意识层中被焦虑 B（我怕我没钱）所覆盖了。

第二种情况则恰恰相反，来访者会在意识中以为自己还在继续为焦虑 A 而行动，但实际上却已经被新产生的焦虑 B 带跑了，开始为了焦虑 B 而展开新的行动循环圈。例如：小枫原来的焦虑 A 是"我怕我被抛弃"，产生了欲望 A"我想不被抛弃"，于是又有了策略 A"讨好别人；不表达自己的消极情绪；甜言蜜语夸奖别人；给别人送礼物；帮别人办事等"，然后行动、检验、诠释。结果在诠释的时候，他发现效果并不好，于是他在诠释阶段总结经验的时候就得出一个信念——"我总是出力不讨好，因为我情商太低了"，这时候一下子就在他的意识中产生出了一个新的欲望 B "我想要提高我的情商"，之后策略就变成了一系列有助于他提高情商的策略 B，然后就展开行动、检验、诠释。在这种情况下，小枫在意识里还以为自己是在为焦虑 A "我怕我被抛弃"而忙活，但实际上在潜意识里他早已经被带离了初心，而是为了一个新的焦虑 B "我怕我情商低"去忙活了。但为什么明明小枫已经让自己活在新的 B 循环圈中了，可是在他自己的意识里却还认为自己是在为焦虑 A "我怕我被抛弃"忙活呢？这是因为小枫在上一圈的诠释 A "我总是出力不讨好，因为我情商太低了"冒出来的时候，已经由这个归因引发了一个新的焦虑 B，即 "我怕我情商低"。但由于这个焦虑太大，以至于小枫的意识承受不住，因此这个新的焦虑 B 就被压抑到了潜意识中，而不被小枫所意识到。但无论小枫是否能够意识到这个新的焦虑 B "我怕我情商低"，他实际上已经被这个新开启的循环圈带走了——因为他的关注点已经从原来的 "如何不被抛弃"变成了 "如何提高情商"了。这时候，如果我们让小枫写出他的焦虑循环圈，我们就会发现小枫写出来的是一个 "焦虑"和一个不匹配的 "欲望"——"我怕我被抛弃""我想要提高我的情商"。

现在，让我们来看看今天这个真实的案例属于哪一种情况。

来访者写下的焦虑是 "（我怕）我被一大团情绪包裹着"，欲望是 "我想知道我的焦虑是什么"。我们一看就发现，焦虑和欲望有点不匹配，但又好像有着某种显而易见的因果关系。但如果让我们来做一个以下的推演，我们就会发现整个过程变得一目了然。

来访者的初始循环圈：焦虑是 "我怕我被一大团焦虑包裹着"，欲望是 "我不想被一大团焦虑包裹着"，策略是 "摆脱焦虑"，然后行动之后一检验，发现焦虑还在，甚至很可能焦虑还更大了，于是就在总结经验的时候诠释为 "我无法摆脱焦虑，因为我根本不知道我的焦虑到底是什么"。而当这个初始循环圈的诠释一出来，立刻就引发了一个新的继发焦虑——"我怕我不知道我的焦虑是什么"，然后这个继发焦虑又引发了一个相应的新欲望——"我想知道我的焦虑是什么"，然后为了满足这个新欲望，就有了一系列可以用来了解自己焦虑的心理成长策略，及其之后的行动、检验、诠释。

如果我们从这个还原过程来看，就会发现被来访者写成"一个"循环圈的内容，实际上是先后由两个不同的循环圈所拼接起来的——前一个循环圈的头，搭配上后一个循环圈的身体。其中，作为"继发焦虑"的后一个循环圈的"头"（我怕我不知道我的焦虑是什么）落入了来访者的潜意识中，在暗中驱使着来访者去做出行动。而在来访者的意识里，她以为自己还在为上一个循环圈忙碌。

在初始循环圈的诠释中，我们可以发现，她的焦虑继发覆盖是第二种情况。即她已经开始在为新的焦虑忙碌了，但她自己却并没有意识到原来的焦虑已经被新的焦虑给替换掉了。

此外，关于焦虑的继发覆盖，学习者最常问到的还有三个核心问题：是什么？从哪里来？到哪里去？而在这个案例中，这些都可以清晰地被呈现出来，并得到以下回答。

1. 继发覆盖是什么样的表现形式？是"焦虑"环节被不是焦虑的其他环节所覆盖，并且来访者本人毫不觉知。而当没有一个"观察者我（作为旁观者）"在场并与"我的观察对象（被焦虑包裹的我）"保持一个主客体边界的时候，来访者的整个自我认同都是与那个看不见又甩不掉的焦虑黏在一起的，也就是说，那种情形下的自我是被无处不在的焦虑所占据的。在这种情况下，"我"就等于"被一大团焦虑包裹着（的那个感受）"，而一旦那个糟糕的感受不再有了，就等于"我"也不再有了。因此，"自我存在感"就被这样不知不觉地附着于那团焦虑上了，此刻，那团焦虑就成了证明我存在的必不可少的证据。于是，"我"更无法和那团焦虑分开了。

2. 继发覆盖从哪儿来？是从上一圈的某一个环节所携带的心理能量而来，其中最常见的就是上一圈的"诠释"环节。

3. 继发覆盖会把我们带往何处？最常见的情形就是迷失上一圈的初心，而被当前新制造出来的巨大焦虑带跑，即刻引出新一圈的欲望，并付诸行动。

在这个案例中，如果我把这一圈的"焦虑"还原出来，应该是这样的一个基本过程：首先，上一圈对自己和世界的关系做出了一个诠释——"我被一大团焦虑情绪包裹着"；接着这个诠释就带来了一个焦虑，即"我怕我被一大团焦虑情绪包裹着"；然后这个焦虑就引发了一个欲望，即"我想知道我焦虑的是什么"。

在与来访者工作时，我们大家一同复原了这个心理转换过程，并找回了被直接"砍掉"的新焦虑。我请她分别默念"我怕我被一大团情绪包裹着"和"我被一大团情绪包裹着"，体验一下二者给她带来的不同感受。结果她清晰地体验到，当加上了"我怕"两个字之后，她心中立刻产生了一种"我和那一大团东西可以区分开来"的感觉，这让她感觉好像那一团把自己包裹在其中的密不透风的东西一下子就有了缝隙，有光可以穿透进来，而她仿佛也可以有一个作为"观察者（我）"的视角，在那团东西之外看见"那团东西"和被那团东西包裹住的"我"。

除此之外，她还发现，当她把上一圈诠释"我被一大团焦虑情绪包裹着"当作焦虑的时候，她的情绪和身体都是非常焦虑的，这种难受让她感觉自己被充满了——事实上正是如此。刚开始她甚至花了好一会儿才能够把自己的情绪安抚下来，让自己能够把这个回归圈报告出来。与此同时，当她把这个诠释当作焦虑的时候，她发现"我被一大团焦虑包裹"这种令人非常不安的状态是天经地义的，而自己是被动的、毫无办法的。反之，当她把焦虑还原为"我怕"那种被焦虑包裹的状态时，她体验到了自己作为主体的主动性，那种无处可逃的天经地义感不复存在了，取而代之的是"看着的我"与"被一大团焦虑包裹的我"二者之间可以分离的可能性，这无疑给原本令人绝望的处境带来了一线希望的曙光。

诠释环节

诠释环节包括：（1）我是谁？（2）世界是怎样的？（3）我和世界的关系是怎样的？（4）我从这个圈中学到了什么？我们先来看一下来访者的四个诠释："世界是躁动不安的。我是不安的。我处在不安的世界中。我需要面对不安。"

我们已经知道，诠释环节呈现的是我们关于自己、世界（他者）及其关系的那些信念，而所有这些出现在诠释中的信念，每一条都有其深刻的生活经历作为背景。这其中蕴含了极其丰富的无意识内容，让我们选几个要点来分析一下：四个信念中都有一个关键词汇"不安"——足见在来访者内心"不安"作为一种基本氛围已经泛化了——不仅是我，也是环境，还有我和环境的关系，以及我的未来。"不安"已经成为"遍布一切的存在"。也难怪她会感受到自己已经完全被一团焦虑死死地包裹在其中，不得脱身了。

让我们具体看看来访者对于"我是谁"的诠释——"我是不安的。"也就是说，来访者是用"不安"来界定了谁是我，也就是"我 = 不安"。这就带来了一个显而易见的困境：如果此刻她是不安的，那么她虽然感觉自己还在，但她会被不安所占据；但如果此刻她心里并没有不安，那么就等于她的"我"也没有了，这就会给她带来可怕的存在焦虑，于是她就再度被置于不安之中。这个诠释本身就带来了一种"无论如何我必须不安"的潜意识追求。而这个死循环也恰好印证了为什么她会有"我被一大团焦虑包裹"的存在状态。

我们再看看来访者对于"世界是怎样的"的诠释——"世界是躁动不安的"。除了不安外，世界还是躁动的。不安是心理上的感受，而躁动则更强调了身体的感受。换句话说，心理上的"不安感"，如果翻译成身体语言，"躁动"几乎就成了代名词。二者是两个词，但表达的却是同一种身心体验。这个对"世界"的信念来自哪里呢？我们稍后再说。

再来看诠释 1 和诠释 2 的关系。大家都知道，诠释 1 反映的是来访者对于自我认同所怀有的信念；诠释 2 反映的是来访者对于其所处在的外部环境或他者所怀有的信念。之所以在六步回归圈中，我们这样设置诠释的次序，是基于"我"作为主体存在的自然心理序位——换句话说，这是人类自恋的自我中心的本能序位（"我"是作为默认第一位存在的）。

然而，我们在这个案例中发现，这个自恋默认的自然序位被颠倒过来了——她在"自我认同"的自然心理序位上所做出的诠释是"世界是怎样的"，而在"对世界的信念"的心理位置上做出的诠释却是"自我认同"。对于一个受到无意识驱动而产生的"先人后己"的心理序位，有两大可能性：一是这个人已经超越了自恋所默认设置的"自我中心"，在潜意识里已经先人后己了；二是这个人出于某些原因把"他者"认同成了自己。如果是前者，那么她已经超越了个体的存在焦虑，而这显然并不是来访者当下的状态。

既然是后者，那么我们就要分析为什么一个默认"先己后人"的凡人，却会在内心深处怀有一个"先人后己"的信念呢？我们在临床中最常见的情形，就是一个人的"自我"感来自另一个人，而且这个人还是一个先于"我"的存在，因此"我"是通过这个人去体验何为"世界"的。有一个先于"我"而存在的人，并且"我"会把这个人体验为"世界"，有一个非常合理的推测就是，这个人是"母亲"。而母亲在我们的早期体验中是怎样的一种存在，我们在潜意识中就会默认这就是"我"和"世界"存在的样子。

这又分为两种常见情况，分别对应着一个人的胎儿期和婴儿期。

当我们还是胎儿的时候，我们的身心都是存在于母亲之中的，因此，无论是"身体存在感"还是"心理存在感"，胎儿与母体都是浑然一体的。换句话说，孕期母亲和胎儿的自我边界是融合的、不分彼此的。在这个阶段会出现一种奇妙的现象，就是母亲和她腹中的胎儿是互相感应的。一方面，胎儿的感受会被母亲体验为她自己的，例如，如果胎儿需要什么，母亲就想吃什么，所以很多母亲在怀孕的时候会突然改变饮食习惯，而生完孩子之后母亲又恢复了自己原来的饮食习惯；而另一方面也是如此，当母亲情绪不好或是惶惶不安的时候，她腹中的胎儿也会变得难受和躁动不安，这时候母亲的感受也会被胎儿体验为自身的，并且在胎儿混混沌沌的身体感受和最原始的本能心灵中，留下深刻而隐秘的"不安的氛围"，而这种未分化的、弥漫于一切的不安氛围，在这个孩子出生以后就沉入了孩子的个人潜意识中，作为一种默认的心理背景而存在并暗暗地影响着我们。当我们通过足够深入的心理分析和成长之后，这种虽然始终影响着我们但后来却不再被我们意识到的人生基本氛围，就会重新浮现于我们的意识领域中。当我们试图用意识语言去标定那些早期的默认感受时，我们就会把它分化成情绪、身体感受、信念——

"不安"的情绪、"躁动"的身体感受，以及"存在就是躁动不安"的信念。而这些对我们的个人心灵来说，就构建出了我们对"存在"的"第一印象"，也就是我们这一生中对于"存在"所获得的第一手经验和第一个先入之见。

然后，带着这个默认的第一印象（存在的基本氛围）我们出生了，进入了婴儿期。这时候，除了那个胎内的"出厂设置"之外，我们对我是谁、世界是怎样的这些具体内容都是一无所知的。通常在早期养育过程中，是母亲（或其他最重要的养育者）以某种方式让婴儿知道他自己是谁、世界是怎样的、他和世界的关系是怎样的。正如被科学家孵化出来的小鸭子们会把它们第一个见到的科学家当成它们的妈妈去追随一样，婴儿也有这种对母亲天然的信任和追随的本能。于是这个时期母亲所怀有的信念（特别是她如何看待这个婴儿、如何看待她自己，以及如何看待自己和这个婴儿的关系）就成了这个婴儿心中被烙印下来的最早的信念（在意象对话疗法和回归疗法中，我们把它们称为一个人的"核心信念"）。正因为如此，客体关系学派的心理咨询师会经常说"母亲就是全世界""母亲的目光定义了我是谁"。

现在，让我们再次回到案例中，来重新看这个回归圈的诠释 1 和诠释 2："世界是躁动不安的。我是不安的。"我们就会马上发现，原来令人费解的诠释 1 和诠释 2，如果从一个胎儿的心灵"视角"来看，顿时变得极其合情合理——由于她的母亲在怀她的时候心情很不好，也无法得到充足的休息，因此作为胎儿的她体验到的就是母亲／世界的"躁动不安"，以及自己作为母亲／世界的一部分存在的"不安"。也就是说，母亲／世界的"躁动不安"是因，而胎儿被动的"不安"感是感应到了母亲感受的果；母亲的感受是原发的，而胎儿的感受是继发的、感应性的。于是在冥冥之中案主受到潜意识的驱动，就把"我是怎样的"诠释 1 写成了"妈妈／世界是怎样的"。一个人早期潜意识中发生的母亲认同，在这里被清晰地呈现了出来。

基于诠释 1 和诠释 2 的背景，我们再来看诠释 3——"我和世界的关系是怎样的"。诠释 3 的核心要点就在于会透露出一个人早期所受到的客体关系的影响。比如，一个在早期母婴互动中建立起安全型依恋的人，诠释 3 通常是积极的，例如"我和世界的关系是有温度的""我和世界的关系是和谐的"，或是"世界是对我有回应的""世界是让我感到安稳的"，等等。而一个人如果在早期母婴互动中没能建立起安全的依恋关系，那么他的诠释 3 也通常是消极的，例如，被一个喜怒无常的母亲所养育出来的人会认为"世界的反复无常让我无所适从"；在很早就经历过被抛弃创伤的人会认为"我被世界抛来抛去"；而一个在早期遭受过养育者虐待的人则会认为"人为刀俎，我为鱼肉"，等等。

　　在诠释 3 中，来访者的信念是"我处在不安的世界中"。我们不难看出，这个对于客体关系的信念不但在延续着胎内对于"不安"的第一印象，而且这个"不安"还成了联结"我"和"世界"的关系中介。这就意味着，如果一个人有这样一个对于关系的深层信念，那么如果他所接触的他人没有不安，也没有给他带来不安，那么就会被他的潜意识认为是"没有建立关系"。这就很麻烦了，因为他会成为某种"吸渣体质"，专门对那些没有能力建立安全依恋关系的人"来电"，并且渴望和他们在一起发展出和信念一致的焦虑关系。假如他实在是命好，恰巧遇到了一个安全型依恋的伴侣，那么他就会感受到自己一个人在承受着关系中的焦虑不安，因为一个没有躁动不安的伴侣会让他感受到一种隐隐的孤独，就仿佛他进入了一个"无人之地"。于是他就会受到内心不安的驱使，而莫名其妙地给伴侣关系制造不安。如果伴侣坚持不肯"不安"，那么到了一定时候，他就不得不弄出一些事情来破坏掉这个伴侣关系；反之，如果伴侣真的被他弄得不安了起来，那么他就会觉得"这就对了，我们是在一起的"，但这样一来，无论他遇到什么样的伴侣，他所寻求的都会是一份令人焦虑不安的亲密关系。

　　最后，我们来看诠释 4——"我学到了什么经验"或是"我当下的焦虑是什么带来的"。来访者的信念是——"我需要面对不安"。这个说法很有意思，因为这句话是一个伪装成诠释的下一个"欲望"。我们看，当前面三个诠释被呈现的时候，来访者直接就被抛到了下一个焦虑循环圈的"欲望"环节，而下一圈的"焦虑"又从案主的"观察者视角"中消失了。这就解释了为什么来访者报告的回归圈里的"欲望"是"我想知道我焦虑的是什么",因为"焦虑"明明无处不在地主导着她的人生轨迹,而她却看不见它。这就很令人不安了,因为这种情形就好像我们明明感觉到有个东西在操控着我们,而我们却看不见它、不知道它是什么,就像鬼一样。因此,原来的焦虑还没有被缓解,而一个类似于"撞鬼"的新的不安又被创造了出来,我们可怜的来访者又被新的焦虑多包裹了一层。

之前我们已经说过,来访者是用"不安"来界定了谁是我("我 = 不安"),于是这个诠释本身就带来了一种"无论如何我必须不安"的潜意识追求。现在,我们在诠释 4 中得到了印证,果然,"我需要面对不安"。对于一个心理成长者来说,这句话是一个双关——一方面,"面对不安"可以带来觉知不安和转化不安的机会,这无疑是建设性地回应焦虑的方法;另一方面,"面对不安"也可以暗度陈仓地满足一个潜意识的追求,那就是"无论如何只有让我看着面前有一个不安的我才能知道我在"。这是完全可以理解的,人类为了证明"我在"是不惜抓住任何东西的,哪怕这个东西会让他深感痛苦,那也比"我不存在"要更好一些。

然而从本质上来说,只要案主还在把"不安"认同为"我",那么她的自我存在感就必须以"不安"为食,她就需要不惜一切地紧紧抓住和依赖"不安"存活下去,就像一个胎儿需要依赖子宫存活下去、一个婴儿需要依赖母亲活下去一样。

总结与验证

当我们的分析工作进行到这里,我们就大概可以得出一个假设性的总结:这是一个反映来访者早期境遇和早期信念的回归循环圈,这个圈所呈现的是她个人心灵中最早关于自身命运的"印刻",而不是浮在一个人心灵表层的那些后续的议题。

但是,我们在回归圈中所看到和分析到的一切,都需要和来访者本人进行现实检验。在现实中我们果然发现,我们的来访者的确是一位有着长期的深度心理成长的实践者。无独有偶的是，刚好就在她画这个回归圈之前，她进入了一个深度的心理退行阶段，体验到了胎内时期的感受，真的就像一大团令人极其不适的黏稠的深色东西把她严严实实包裹在了里面，动弹不得——而她现实中的人生早期经历也刚好与她的胎内体验，以及我们的回归分析高度吻合（抱歉具体内容无法披露）。

非常值得一提的还有一个共时性事件：在我们这次的团体督导刚刚开始的时候，作为第一位呈报者的她就告诉我们，就在报告这个回归圈的头一天夜里，她做了一个梦，而这个梦也是她在一生中反复出现的主题："我要乘飞机去一个地方，生怕错过，于是我很早很早就起床了，提前很早就到了机场候机。但不知道为什么，我还是错过了班机。"由于做了这样令人不安的梦，她一早就开始担心她会出于某种原因而错过我们的回归案例团体督导。直到看到我准时出现在直播镜头前，她才舒了一口气。但随即她就被即将在团体中报告自己回归圈的不安压倒了，几乎说不出话来，好在她有着丰富的心理成长经验，于是她努力地提起内心的觉察，并非常有礼貌地请求我们大家等她一小会儿，以便让她能够从焦虑中稍稍缓过神来说话。

这个梦的出现也让我感到颇为惊讶，因为那天早上出现了一个意外事件，让我真的差一点就错过了她的督导时间段！但最终，我还是在各种机缘巧合下准时赶了回来，准时出现在了她的屏幕中。当时我也不知道为什么我就对她说："你看，虽然你在你的梦境里还是会错过，但就在当下的这一刻，你的故事脚本已经在现实中被改写了，你不会再错过了，你已经开始给了自己一个与以往不同的结尾。"

这个回归圈的分析出现在这个心理过渡期也非常有意义，一方面，她活生生的整个人生模式被从根基上作为一个有着因果关系的整体看见了，理解了；另一方面，她也因为可以作为一个置身于那个命运之外的"观察者"，带着油然而生的真实感受看穿了这种命运脚本中暗藏着的关于自我存在的悖论和圈套。

这时候，我们的来访者已经清清楚楚地看到了，这种把"不安感"误认为"自我存在感"的活法实际上只不过是一个早期情结的产物，那不安的来源是怀孕的母亲，而之所以自己会把不安认同为自己的存在感，是因为当时自己正作为"不安的母亲"的一部分存在着。

此时，她很自然地发现自己原有的执着突然松动了，从内心里萌生出了想要"重新出生"的意愿。这是一个非常宝贵而又十分感人的时机。由于这是一个"不安的胎儿"的心理世界，我就带她做了一个"安胎"练习——这是回归疗法中对于"远古认知层"的一个小技术，其作用是通过远古认知层的工作来重构一个人的躯体记忆。

结束之前我问她："你现在感觉到不安了吗？"她沉下心来感受了之后回答："没有。我现在感觉到心安。"我问她："那你在吗？"她很确认地说："我在。我在。过去那个不安的是我，现在这个心安的也是我。"

第 12 章

行动调整内嵌循环分析

Chapter 12

　　有时，人们无意去深入地反思人生，只想更有效地行动，获得更成功的结果。我们心理咨询师也不能把自己的看法强加于他们。这时心理咨询师可以作为他们的"行动助手"，帮助他们用更好的方式来行动，以获得更好的成果。当然，如果他们获得了人生的成功，但是发现焦虑并没有消失，那时候我们可以帮助他们认识到成功的意义有限，自我成长才是关键，并引导他们去反思六步循环圈的整体，以获得超越。

　　帮助一个人有效行动的工具就是对"行动调整的内嵌循环"的分析。这样的分析可以发现问题所在，并解决问题以实现行动目标。这个分析比较适用于心理发展水平在营界的人，社会中可以用于企业管理咨询等方面。这个分析更为理性，不太多涉及对情绪的分析，即使观察情绪也主要是为了了解这些情绪对行动的影响。这个分析的步骤大致包括确定目标、策略分析、行动检验和策略复盘几个步骤。

确定目标

　　分析的第一步，先确定自己的目标，也就是为了满足欲望希望达到什么客观的结果。这里对欲望不做分析，把它作为预定的条件。

　　目标必须非常明确而具体。至于是不是有其他目标也可以满足欲望，我们不去思考，而只关心是不是能完成这个目标。目标不能是情绪性的，比如"让我开心"就不能作为目标。目标可以是"创立一家企业，三年内开始有盈利，五年后年利润不少于一百万"，或者"按时完成科研项目，确定某种药物对某疾病的治疗效果"。目标最好有明确的时间规定和其他数字性规定。

　　如果来访者对挫败的容纳能力不强，挫败很容易使他们自信受损，那么确定目标时可以把目标的难度定得稍微低一点。这样他们比较容易成功，而成功会强化他们的自信。如果现实中需要完成比较大的目标，可以把这个目标分解为多个小的目标，一小步一小步地进行。

目标一般不能是"别人心理如何"，因为别人有其自由意志，而不论我们怎么做都未必能改变别人的心理。如果我们的目标是让别人如何，那么失败的可能性很大，而为了不失败而强行试图改变别人，在伦理上又有问题。目标是不是合乎道德也需要进行思考，一般来说，我们不帮助来访者追求明确违背道德的行为目标。

策略分析

在目标确定后，我们用一大张纸按照环型写下：策略、行动、检验、认知这几个词。另取一大张纸在上方写上策略。如果来访者还没有开始行动，那么就让来访者用头脑风暴的方式在这张纸上写出他用过的或者是想用的各种策略。评估这些策略，看来访者的内部条件（自我性格、智力、技术、行动力、健康状态、年龄、性别等）和外部条件（社会资源、财富、地位等）更有利于使用哪种策略。

评估策略可以从不同维度进行，比如从冒险与收益的维度分析哪种策略更加冒险，哪种更加安全，而它们预期的收益是多少？如果有高风险高收益和低风险低收益的比较，来访者倾向于选择哪一种？当然还要考虑每种策略中危险在哪里，来访者能否承受？如果某种策略中，所需要冒的风险高到来访者不可承受，那这个策略当然也就不能采用了。

或者从成本与收益的对比上评估，如果其他方面一样，低投入高收益的策略当然是最好的。而在低投入低收益和高投入高收益之间，来访者选择哪一种，就需要他自己决定了。也可以从短期效果和长期效果的对比上来评估，如果能有短期和长期效果都好的策略，那当然值得去选择。但是现实中往往难以两全，那么就需要在优先关注短期效果和优先关注长期效果这两者之间进行选择。来访者也可以根据自己的情况，自己从其他维度上评估。

心理咨询师可以给出一些提醒和建议，但是最后一定由来访者自己选择策略。有时来访者会提出同时选择两个策略，或者两个策略以后看情况选用。这种一般都是不容许的。因为这相当于来访者并没有真正做出选择。当两个策略之间有冲突的时候，一会儿用这个策略，一会儿用那个策略，将让两个策略都没有办法发挥其效能。如果来访者说两个策略是"相容的"，那就把两个策略整合为一个大的策略。

当来访者选定策略后，把策略写在第一张纸的"策略"那个词旁边。在这个策略的描述的字迹上签上自己的名字。然后就可以完成这一次咨询。要求来访者按照策略去行动，然后看效果如何。需要的话，以后可以再来做咨询。

如果来访者已经为这个目标工作过了一段时间，那就要求他在第二张纸上写下他所使用的策略。如果他用了两个，就把两个都写上。

行动检验

然后，让来访者写出他所做的行动，对行动的记录要稍微具体一些。再检验"行动是否完成""行动是否执行了策略"。

如果行动没有完成，不做下一步分析，等行动完成了再做。如果行动没有按照策略去做，来访者常常会给出一些理由，以辩解为什么没有执行策略。但心理咨询师不需要对此做多少回应，因为不论理由是什么，结果都是行动没有按照策略去做，也就无法对策略进行实践，我们也就不可能知道这个策略的好坏。

我们会建议来访者按照策略去行动，行动成功与否固然重要，但是行动对策略的检验作用也很重要。按照策略行动了，我们才能知道策略是不是有错误，错误在哪里。要告诉来访者，成功固然有益，但是错误也是有益的，因为错误可以告诉我们在某些地方需要修改和调整。因为人们一般害怕错误，所以往往试图掩盖错误，但分析中应尽量减少这个效应。我们可以在发现错误后，表扬来访者能发现问题，祝贺他发现了问题而对未来有帮助。

策略复盘

如果行动执行了策略，但是目标没有达成，那么策略中一定有欠缺，这时可以对策略进行"复盘分析"。分析的结果记录在"认知"两个字旁边，并记录为"我学习到……"在这个过程中如果出现情绪，记录这个情绪："我学习到，在这个时候我会有……情绪。"

由于行动中会让我们对自我和世界有更多的新信息，一般来说会比较容易发现前面所选策略的问题。这个时候如果出现懊悔的情绪，记录"我学习到，在这个时候我会懊悔"。但告诉来访者，不要让思绪跟着懊悔走，不要去想"如果我当时如何如何就好了"，因为当时没有足够的信息，错误是可以被谅解的。

在进行了分析之后，就可以用头脑风暴的方式列出可能的策略，并且进行策略选择。一般来说，在其他条件差不多的时候，我们建议优先选择在原来策略基础上经过修改而形成的策略，而不建议使用一个全新的策略。因为这个经过一次调整后的策略，一般来说都优于其他策略，而且由于练习效应，在行动层面更好地执行此策略也比较容易。

至此分析结束。

这个方法在现实工作中使用，适合用于营界的人，它可以很好地发现工作中的问题，改善策略以及对策略的执行。它对帮助人们成功完成现实任务有很大的帮助，不过对心理的成长并没有很大的直接帮助。如果我们希望在心理成长上有效果，则可以在这个方法完成后，在成功带来了满足感之后，引导来访者去体会自己成功之后要追求什么，体会自己如何才能感到更加满足，从而帮助他们渐渐进入在界。从心理成长的目标来看，我们不建议心理咨询师不断使用这种方法，让来访者不断追求越来越多的成功。越来越多的成功并不能彻底消除焦虑，反而会导致对成功的一种成瘾，那么来访者会更难以回归在界了。

专栏 12-1　成功也是失败之母

内嵌循环可以帮助我们在行动中学习，校正我们的行动策略，最终带我们走向成功，但这个循环也有它的另一面。

有句话说，失败是成功之母。意思是说，在失败中我们可以有所学习，而所学习到的东西可能带来以后的成功，所以失败是成功之母。那成功了呢？我们的成功可能会带来进一步的成功，但也可能带来失败。所以成功可以说是成功之母，但同时成功也是失败之母。成功很能生育，既生成功，也生失败，而它生育成功的机制和生育失败的机制是同一个。

我们底层人格中的基本设计是，当一个策略成功了，就继续使用这个策略。更多次成功了，就更坚定地保持这一个策略。这个基本设计的影响力极为强大，几乎是不可动摇的。或者我们也可以说，成功了就会让关于策略的信念更加坚定，于是我们就会更坚定地使用原来的这个策略。

通常情况下，这样做对我们是有利的。因为通常情况下，一个策略既然成功了，它就是一个有效的策略。我们重复这个策略，当然比使用其他未经验证的策略要好。商业上有一种说法就是，当你用一个方法成功了，那就重复这个方法，这就是赚钱的核心。如果你成功了，却改弦更张，尝试其他的方法，你就没有办法赚到最多的钱。其他领域也是如此。一个人成功了，就会延续这次成功的经验，继续得到更多的成功。通常情况下，这也的确会让他从成功走向下一个成功，成功通常是成功之母。

但既然有通常，就会有异常，有一般情况，就会有特殊情况。如果时过境迁，这个人身边的世界有了大的变化，深层的有些东西变了，大局势中有些东西变了，那么他过去的成功经验也许就不适合了。这就好比股市中，在牛市里你成功的原则也许是只要遇到回调就买入，每一次你都成功地赚到了钱，你也越来越对自己有信心。但是转眼变成了熊市，你这个策略可能就会成为非常失败的策略，会让你赔很多钱。

再比如，你在 2000 年开始靠贷款买房赚得盆满钵满，但是到了 2020 年，是不是还应该去买房呢？时代变了。原来被多次验证过、证明是有效的策略，以后也许会变成无效的甚至是有害的，也许还会继续有效，我们怎么能知道这些策略是不是应该继续使用？这种情况下，过去的成功会带来一种倾向，那就是尽量不改变。

过去没有获得很大成功的人，可能在几次碰钉子之后，就会考虑改变一些策略。于是他们可能会尝试新的策略，一旦尝试中获得了成功，他们就会转变原先的策略。但过去获得很大成功的人，即使在变化后的世界中屡屡碰钉子，也不会轻易改变自己的策略。一方面因为过去成功了很多次，他们在内心深层不相信已有的成功策略会变得不管用了；另一方面他们也不舍得抛弃给自己带来这么多成功的旧策略。

成功过越多次的人对自己更加自信，就更不肯改变。而且行为都是成系统的，对现有的行为系统投入多，改变的时候损失感也大。因此在变化的时代中，过去不是很成功的人往往更能适应变化，过去很成功的人却通常固执不变，从而逐渐衰落。

就好比改革开放刚刚开始的时候，国家允许人们做个体户经商。但是不要说那些公务员不会去做个体户，就算在很普通的工厂上班、收入很一般的工人也会觉得能做工人更好，而不会去做个体户。这就导致一种情况，只有那些社会上最不成功的人、连个正式工人都当不上的人才会去做个体户，结果反而是这些人最先富了起来。

一直被追的女孩也可以说是获得了一些成功，因此她们很容易忽略事情会逐渐变化，因此当她一次次采取不远不近、不凉不热的态度回应男孩后，终于有一天那个男孩子不再追求她了。这个女孩就会很惊讶，为什么他会追着追着不追了？我过去的成功经验为什么今天不管用了，难道不应该一直这样延续下去吗？

成功多次的人很难转变策略选择，即使在理智上知道应该改变，行为上也很难真的去转变，因为他的底层认知看到自己还在成功，那为什么要改变？所以在电商领域成功的人都不是过去开商店成功的企业家；制造胶卷领先的企业也最不能适应不用胶卷的时代。一个人原来的策略遭到了失败，他才有可能会愿意改变策略。而过去成功的次数越多，就需要越多的失败才能让他改变。这就注定了一件事，在大局势改变之后原来的成功者几乎注定是最冥顽不化的那一个。所以过去的成功就成了失败之母。

即使外界大局势并无明显转变，有的人如果靠冒险获得了很大的成功，也往往将因为冒险过度而失败。采用非常冒险的策略，如果运气很好，一开始获得了成功，那么他就会在心里形成一个信念：我冒险是对的。他会有一种非理性的感觉，会觉得我的运气就是会比一般人的好，我冒险就是会有好的结果。

冒险成功的人将会倾向于继续冒险。如果又成功了，那么他冒险的倾向更会进一步加强。在最后出事故死了之前，冒险者总是不会死的，所以他的经验会告诉他"你永远不会死"，而这个经验在他看来有充分的事实可以证明。

理性的做法是如果冒险并且侥幸成功之后就不要再冒险了，而要回到不那么冒险的策略上。这样更能够保持前面冒险带来的成果，这就是所谓的见好即收。但是实际上我们很少有人能做到见好即收，因为见好即收是反人性的，或者说是不符合底层认知的规律的。不仅个人如此，甚至一个国家也是如此。前面我提到过日本发起珍珠港之战的例子，就是如此。

懂得了这个道理，我们是不是可以避免这个"成功带来失败"的宿命呢？未必。炒股的人都知道市场太热的时候不要追高，都知道该止损的时候就应该卖出，但是真到了那个时候，人们还是极大可能会追高，会不肯止损。因为底层认知对人的影响力远远超过所谓的理性层面。

那我们懂了这些有什么用呢？未必有用，但是也可能多多少少有一点用。也许有的人在成功的时候能尽量保有觉知，从而能少受一点影响。个别人或能在成功的时候偶尔做到让心态"从零开始"，或者能居安思危，虽成功但是保持着策略转化的灵活性。底层认知的影响虽然大，理性的影响虽然小，但是毕竟这两方都会对人有影响。这样或许会有部分人能够摆脱成功所带来的诅咒。给成功做一次避孕，让它不会生下一个失败，也不无可能。

懂了未必有用，不懂一定没用，懂了也未必没用，不是吗？

第 13 章

在各个环节上起作用的技术

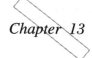

Chapter 13

在焦虑环节停止循环

在循环中少犯错误以达到较好的效果，固然也是对人有益的，不过如果能让循环暂时停止，就可以更彻底地避免每况愈下的结果。

在焦虑环节可以停止循环。焦虑之所以会引起欲望，原因之一是我们不喜欢这种感觉；原因之二是我们看到了消除这种感觉的可能性。

如果我们能忍受焦虑，不生起"不喜欢"的感觉，或者即使生起了也带着不喜欢去忍受焦虑，那么欲望就不会生起。不去想消除这种感觉的可能性，也可以避免欲望的生起。

如果忍受焦虑，但是不生起欲望，那么焦虑中的心理能量会被消耗。如果有继发的消极情绪，因为情绪的量是有限的，渐渐地这些能量消耗完，这个情绪就会消失。于是这个焦虑成分就会消失，焦虑就会减少。如果是存在焦虑，那在"我"的能量没有消耗完之前，存在焦虑会一直存在。有存在焦虑而没有了其他焦虑，就已经进入了在界，并且达到了心理咨询的一个很高的目标了。

但是这里有个问题，就是人们很难忍受焦虑。就好比伤口有个血痂，很痒，如果忍住不去动这个痂，慢慢地伤口就完全愈合，而痂也会自然脱落。如果用手去抠掉这个痂，就可能导致出血，重新结痂，愈合得会更慢。但是在很痒的时候让人不要动痂，这很难做到。

如果我们告诉来访者，忍受焦虑，让焦虑逐渐自然消退这种方法更无后患，而来访者相信了，那么对来访者来说，欲望还是产生了——他们想让焦虑缓解。在策略环节，他们把"忍受"当作了一个策略，而"忍着不动"也就成了一种行动。随后他们就需要检验，看这个方法是不是有效。如果有效，那就是他们习得了一种减轻焦虑的策略；如果在来访者期待的时间范围内没有发现效果，那么他们就会否定这种策略。但不管是哪种情况，焦虑环节都没有停止循环。

如果我们不许诺，我们告诉来访者焦虑可能消退，也可能不消退，但你要忍受焦虑而不要有欲望，也就是接纳自己的焦虑，这样可能会更好。如果来访者能够接纳会很好，但是这个方法有一个困难：来访者有什么理由接受你的这个建议呢？如果这个建议对他有可能没有任何帮助，只带来焦虑呢？

有一个方法可以解决这个矛盾，那就是让人们忍受现在的一个焦虑，但是同时去满足别的欲望，从别的策略出发去做别的事情，于是他就会检验另一个目标是不是完成，而不是关注现在这个焦虑是不是减弱了。就像让身上痒的人去做别的事情，让别的事情占据他的注意力，等一段时间之后痂就会脱落了。

可以把"观察你的焦虑"作为一项任务，让他相信这个是消除焦虑之前的一个条件，于是他的欲望就是看清焦虑。策略和行动都是让自己看清焦虑，而只要看得更清楚，检验就会认为有效果，而不是需要焦虑减弱才算有效果。这样，来访者不会急于消除焦虑，且保持着对焦虑的觉知，这样焦虑就会消耗并减弱。如此就可以在焦虑阶段停止这个循环。

在欲望环节停止循环

停留在欲望环节，不进行下一步的行动，这有时候是可以做到的。或者说，如果欲望不是很强烈，那么接纳未被满足的欲望存在，是可以做到的。

欲望的未被满足也是一种避免欲望满足后失望的策略，因为一直没有得到过，所以希望就一直没有破灭。"欲望"之所以比"焦虑"更容易忍受，就是因为有希望在。

强的欲望，接纳其未满足会比较困难。但是如果这个欲望违反伦理，或者对别人有害处，我们也会要求来访者约束自己的欲望。如果一个人总是放纵自己的欲望，那么心理成长将难以实现。因此简单的方法就是：表达自己的欲望并决定不去满足这个欲望，接纳欲望不被满足的感觉。

接纳欲望但不行动和压抑欲望且不接纳，二者区别在于是不是承认欲望的存在。不承认欲望的存在就是压抑，压抑欲望对人是有害的。在欲望环节停止，并不会自然地使得欲望消退。因为欲望的消退，要么是因为得到了满足，要么是因为彻底放弃了满足。如果这个欲望既得不到满足，也不会被彻底放弃，那它就会继续存在。但在欲望环节的暂停，可以给我们一个机会去追溯欲望的源头，从而回到焦虑环节。然后我们可能能找到更恰当的用来缓解焦虑的其他欲望，或者让焦虑得到消退。或者，我们可以从社会不能接受的欲望转向社会能够接受的欲望。

当然，我们也可以选择不在欲望环节暂停，而是帮助来访者满足欲望。在欲望满足的时刻，会有一小段时间暂时没有欲望，这是一个给我们机会去看到更深层的焦虑的时刻，而看到更深层的焦虑可以帮助我们回到更原初的循环圈。

策略环节的咨询辅导

在策略环节是不可以停止的，若停止在策略这个环节上，要不就是"无计可施"，要不就是"犹豫不决"。但在这个环节心理咨询可以做的事情还是不少的。

仅仅是提示来访者要有策略思考，就可以对来访者有一定帮助。有些人只关注细节，而没有注重整体，策略环节的思考可以帮助他们更多地看到大局。有些人在策略环节思考太少，仓促行动，所以经常没有好的结果。我们引导他们进行策略思考，让他们把所想的策略写出来，就会有用。有些人的策略不够清晰，在没有写出来的时候他们并没有发现策略有问题，但写出来后问题就会彰显，这就给了他们一个改正的机会。

当来访者在不同策略中犹豫、没有勇气做决定的时候，咨询师可以督促他们做决定。我们可以让他们把决定用的策略写出来，然后在这个文件上签字或者盖章。还可以让他们大声许诺说："我决定采用什么什么策略，我决定就算是遇到困难也不犹豫不后悔，我决定坚持按照这个策略去做。不论成败，我都承担这个选择的责任。"

咨询师可以指出这个策略可能会有什么风险，并询问："在你知道有这种风险后，你还是选择这个策略吗？"来访者如果选择这个策略，就要明确地说出来："即使有这个风险，我还是选择这个策略。"来访者也可以在自己所重视的人面前表达自己的选择。

有些人不敢于做决定，从而在策略上不断犹豫，或者花费过多的时间，不断继续完善策略，即使在咨询师的督促下，依旧不能够决定。对于这种人，要设置做决定的时间限制，而不能无限期地等待。我们要告知他们允许策略有一定范围内的错误，反对追求"完美无缺的策略"。

回归疗法有专门针对决策的训练，训练方式类似于一个简化了的"模拟股市"，有一定的信息但是信息不完备，然后让受训者做决定。下跌的时候不允许补仓，上升的时候也不允许加仓。

当最后结果出来之后，让受训者体会并表达自己的情绪，然后停留在情绪中，直到情绪逐渐消退。等情绪消退之后，进行下一次决策。在做下一次策略选择的时候，询问他是不是有情绪，是不是受到了上一次策略带来的情绪干扰。让他们学习到，在新的策略中可以吸取前面的经验，但是不应受到前面情绪的干扰。如果觉知到有情绪干扰，就等待情绪消退后再做决策。

"筹码"逐步增加，以提高来访者的应对和适应能力。

行动环节的训练和激励

把策略付诸行动是一种需要勇气的行为，如果来访者没有勇气就无法完成，这不是什么技巧可以解决的。但是我们可以通过一些事先的训练来增加一个人行动的勇气。行动力训练有些类似军训，从一些简单的行动开始，训练者发出指令，受训者就完成相应的动作。然后逐渐用一些稍微复杂或者稍微有痛苦感、稍微有危险的行动进行训练，比如，用冷水冲澡。最后让受训者自己给自己发指令，并完成相应动作。这样训练之后，受训者就比较容易执行自己的策略了。

当需要坚持而来访者不容易做到坚持的时候，需要一些方法来让他坚持下去。

一个方法是，把一个大的目标分解为一些小的目标，每达到一个小目标就给自己一个"完成了一个任务"的结论，然后让自己庆祝这个成功。可以奖励自己，让自己去玩一会儿，或者给自己一个礼物。

还有一个方法是，回顾自己为什么要做这件事情，回顾自己的欲望，从而加强自己继续的心理动力。放松下来，回忆当时决定做这件事情的时刻，回忆那个场景以及当时的情感，找到当时打算做这件事情的心境，然后回到当下。另外，还可以用对未来的想象来加强行动的力量，想象未来成功之后的情景，在想象中体会那时候的积极的心理感受，然后再回到当下，继续行动。

再有一种方法就是"代币激励"，用一些东西代替钱币，在坚持的过程中发给来访者作为鼓励，也有助于增加其坚持的动力。当因怀疑而犹豫是不是改变策略的时候，除非有明确的迹象表明过去的策略是错误的，否则尽量不去改变。可以在想象中积极地肯定那个想出这个策略的自己，从而强化对策略的信心。

对行动过程中出现的消极情绪可以进行一些调节处理，比如用放松和正念练习来减少紧张情绪，用无害的宣泄方式来消除愤怒情绪，等等。养成一些良好的生活习惯，要保证良好的睡眠、健康的饮食、适度的运动，等等。

在需要的时候，向适当的人寻求帮助也是一个很重要的方法。当然，这需要事先构建一个良好的社会支持系统。如果所要做的事情是可以和别人一起去做的，也可以加入一个好的团队去做。这样在自己坚持不下去的时候，别人的榜样作用、鼓励和督促都可以让自己度过这个阶段。当别人进入这个阶段的时候，自己也可以帮助别人。

有些人的策略就是让别人为自己做事。采用这种策略，则其行动环节最主要的行动是激励别人行动。这种策略的优点是别人可能具备某些自己所不具备的优势，使得行动效率更高；另外，自己也可能会比较轻松。但这样做的缺点是可控性会下降，毕竟管理别人比鞭策自己要困难。如果不成功，也会激起很多消极的情绪。

检验环节的完善

检验环节也是很重要的，让我们假设某个体操比赛的运动员都很优秀，但是裁判员非常不专业，会发生什么情况？那就是评分混乱，不能反映出运动员的真实水平。运动员得不到准确的反馈，也就不能更好地改进。久而久之，运动员的水平也必定会下降。

在检验环节中，标准的高低是一个重要因素。前面我们讲过，过高的标准将导致过多的失败，从而使人有过度的沮丧体验。这会使人更容易灰心、放弃，从而不利于人的进步；过低的标准则容易让人对自己的要求太低，容易自我膨胀、忘乎所以，客观上也不利于工作的提高。

如果检验标准已明显过高或者过低了，心理咨询师如何帮助来访者修改标准呢？从低标准改变为高标准，基本的方式就是借助自恋。我们可以给高标准一个理由，那就是"我现在不是过去的我，而是更优秀的我"。一般士兵和特种兵的标准当然是不一样的，但是特种兵为什么愿意接受更严苛的标准呢？是因为后者代表自己是更优秀的士兵。因此，当找到一个"更优秀的我"的名称后，提高标准的方法是，每一次检验时对自己说："我要按照这个'更优秀的我'的标准看是不是达到了要求。"一段时间后，新的高标准就稳定地成了自己的标准。

降低过于严苛的高标准，其困难有两种：第一种，有些人的高标准来自外界，比如父母用过高的标准要求他，降低标准会让他担心被"内心中的父母"责备；另一种来自内部，比如自我的要求很高，降低标准会让他觉得自己"贬值"了。

对第一种情况，我们可以利用人打破规则时的快乐感。接受了一个稍微低一点的标准，不去继续完善行动，这个时候人们会有一种焦虑。但心理咨询师把这种焦虑解释为"有意思的冒险"所带来的焦虑。等这个焦虑过去并没有带来坏的结果的时候，来访者就可以接受这个标准的降低了。

对第二种情况，要和来访者一起分辨这个标准下降是不是真的让他贬值，如果是真的，那么我们就不用改变这个标准。但是如果并非如此，那么就把这个标准的调整看作"自我灵活性"提高的表现。

标准的稳定性也很重要。如果标准不稳定，则行为方向就会不确定，同样的行为将会得到什么评估是不确定的，行为就缺乏指导。增加标准稳定性的方法，是把内心中隐含的、没有直接说明的那些标准通过自我觉知过程觉察到，并明确地写出来。如果发现自己内心中的标准有些更稳定，有些不稳定，那么在其他条件相似时，要优先选择稳定的作为标准。另外，父母在对待自己的孩子时，如果情绪化、标准不一，高兴的时候就放宽标准，不高兴的时候就严苛，那么儿童内部的标准也就会不稳定。因此父母在教育孩子的时候，一定要注意标准尽量统一。

检验标准中，有些标准来源于外界。比如父母会以他们的标准来评价儿童的行动，这些标准会被内化并成为儿童自己的标准。如果这些标准过高或过低，那么通过内省看到这个标准的来源，并且决定用自己的标准去替换这个标准。

如果一个人选择了用外在标准来检验自己是否成功，那和内在标准相比，这样的标准稳定性是比较差的。比如，如果标准是"让别人都认为我成功"，那么别人认为什么是成功就很重要。如果处在社会变革的时代，那么别人的成功标准可能就会改变。也许你前面按照别人的标准做了很多，但是当别人的标准变了，你的成功也就随之变成了泡影。如果标准是"让大家喜欢我"，那么是不是成功就依赖身边的人的心情，如果身边的人刚好因别的什么原因心情不好，自己也就变成了失败者。因此，相对来说外在标准不如内在标准好。用内在标准，就不会太受外界变化的影响。

用行为本身而不是行为结果作为标准，稳定性会更加好，因为行为结果还是受外界影响的，而行为本身则更加容易自主。这也就是"不以成败论英雄"，只要自己做的事情符合自己的标准，就可以鉴定为成功。抗日将领胡琏在出战前说"成功虽无把握，成仁却有决心"，也是属于这种情况。

如果有人经常失败，导致挫折感过强，使得进一步的行动力大为衰减，那还可以使用"暂缓检验"这种方法，也就是把检验过程停止一段时间。暂缓检验，则消极情绪不会增加，也给予了人们一个改进自己的机会。

诠释环节的心理咨询

常人往往试图直接通过教育改变一个人的信念，但是这几乎总是失败的。因为信念是经过对自己的经验诠释所得出的，经验和诠释过程为这个信念担保，所以要改变信念，需要从改变经验或者改变诠释入手。

如果我们想提高一个人的自信，就需要让他的成功经验增加。我们可以通过先设置相对低难度的任务，让人多一些成功的经验，就可以提高一个人的自信。然后再逐步提高难度，从而让人不断改进，也进一步提升自信心。这种提升自信心的方法可以用作心理训练。

也可以从诠释入手，如同认知疗法一样，改变一个人对经验的解释，从而改变信念。或用精神分析方法，找出过去的诠释中的错误，从而改变信念。在诠释环节中，对焦虑的诠释决定了来访者下一圈循环的焦虑感受。所以让来访者在这个环节对情绪做觉知，减少情绪的互相沾染，从而对自己的情绪更明晰，也是有益的。

专栏 13-1　人格底层，要的很简单

人格是分层次的。在人格的上层，人和人之间区别很大。不同的人有形形色色的价值观、世界观和人生观。有的人为世界大同而奋斗，有的人一心想凌驾于别人头上，有的人把家庭放在至高位置上，有的人只管自己，有的人觉得这个世界充满爱，也有的人觉得世界如同荒漠，还有人觉得周围的人都在占自己的便宜。存在种种人生目标，有的人图的是一生平平安安，有的人要的是轰轰烈烈，有的人想让自己能颠倒众生，有的人只求得一挚友……但所有人在人格的底层所欲求的却都是一样的：总的目标就只有两个——活着、繁殖。

人是进化中累积的产物，人格中越底层的部分，就越保持着远古的动物性的特点。我们人格最上层才有人类的特点，底层就还是动物的特点。人能思考，能想象，能选择，所以就可以建立不同的价值观，从而产生不同的人生追求，也就有不同的欲望。但是所有人在底层都是一样的动物。动物没有什么理想和梦想，只有动物本能的欲求。而动物本能的最根本的欲求无非是生存和繁衍。具体表现出来的种种欲望，也都不过是这两个欲望的具体表现而已。

当然，为了能生存下去，为了能更好地生存，以及为了能够更多、更好地繁衍后代，动物也会发展出很多不同的策略。不仅不同的动物会有不同的生存策略和繁衍策略，就是同一种动物也会有多种不同的策略。但这些策略都只是为了服务于这两种欲望而已，要不就是为了生存，要不就是为了繁衍，没有其他。动物的这两种欲望是天生不可改变的本能。我们人的人格底层也是一样，每个人都追求活下去，也都希望能繁衍并养育孩子长大。人人如此，天生如此，不可改变。这也就是中国古哲人所说的"食色，性也"。

有些人可能会质疑说："有的人是可以超越食色这种低级欲望的啊。出家人（某种有禁欲要求的宗教中的出家人）就可以没有性的欲望，不求繁衍后代。战争中，有些人可以不顾生死，甚至会主动牺牲自己的生命。就连我们说过的那些玩极限运动的人，他们去做威胁生命安全的事情，只是为了获得自己的存在感。这些都超越了生存和繁衍的欲望啊。"

这种质疑当然是正确的，不过这些都是人格上层的欲望和行为。而即使是例子中所说的这些人，在人格的底层也和所有动物一样，都是只关心如何活着并且活好，以及如何找到配偶且配偶最好是帅哥美女。我们人类人格的上层和下层是同时存在的，各自有各自的欲望。上层和下层也都在各自的欲望驱动下，使用着各自的策略去驱使身体行动。然后再各自做各自的检验和诠释，总结自己的经验并强化各自不同的信念。

只不过在"行动"这个环节，我们只有一具躯体，所以当人格上层和下层（详细一点说还有中层）要求身体所做的行动不同的时候，身体可能只好服从其中一方，而不执行另一方的指令。

如果我们更精细一点做心理分析，那么情况还更复杂一点：人的行为有时可能会同时服务于上层和下层的相互矛盾的需要。人作为人，会更加看重自己作为人的更高层次的需要和欲望。在上层的欲望和下层的欲望冲突的时候，人们经常会试图"压制"下层的欲望。但是，下层不会甘心放弃自己的欲望，所以下层经常会把自己的欲望伪装成某个上层所更加接受的欲望。比如两家公司都想招聘一个人，其他条件差不多而薪资不同。这个人自诩高雅不爱财，但是他还是想应聘那个薪水高一些的，于是他就会说，"钱多少不重要，但是我觉得这体现了这家公司对我的尊重"。这就是把对生存资源的欲求伪装成了自尊的欲求。再如，美貌的异性同事遇到了困难，人们就很积极地伸出援助之手，但是援助者会说，"这只不过是同事之间日常的互助而已"。

有没有人能够完全超越下层的欲望，也就是说动物的欲望完全消失了？理论上当然有，现实中肯定是极少。所以，对于本书的读者来说，我们基本上可以说答案就是"没有"。如果一个人对自己下层的欲望很在意，用心去追求金钱美色，那么下层当然会得到更多满足，但可能会占据太多的时间，让人格上层的欲望满足得太少。这样的人活得比较庸俗。

但如果一个人对上层的欲望关注很多，却不想着满足自己下层的欲望，那么他的动物性的一面得不到足够的满足，这也是不健康的，可能会导致各种身心问题。

有时问题体现为心理冲突，比如，100 多年前弗洛伊德创立精神分析的时代，因为社会对性比较压抑，很多性不满足的人患上了各种神经症，或对普通生活中的事物极为恐惧，或有莫名其妙的强迫性行为，或出现癔症性的奇怪病症。

要不然就是身体出了问题。很多把注意力专注于某个事业，一心一意试图实现自己的精神追求的人，很可能会突然得了某种怪病或者大病。这些人平时对自己的人格底层可能很少在意和关注。底层或下层的欲望长时间得不到满足，就会变得衰弱。如果我们把自己的人格底层看作一只动物，这只动物长时间不被满足，吃不饱、吃不好，没有异性关系，那么它活下去的"心气"就会逐渐衰退，活得没有意思，无精打采，逐渐走向死亡。生命能力越来越弱，身体抵抗力就会下降，于是就很容易导致身体疾病。

因此，那些在为人格上层的高级欲望、为存在感、为某个美好的价值而奋斗的人，千万记得要给自己的人格底层一些满足。你的动物层要的东西很简单，只不过是一些日常生活的满足，比如吃好，休息好，时而有些娱乐活动，等等。

诸葛亮也许不懂得这个道理，他"兢兢业业""鞠躬尽瘁"，一直在为人格上层的理想而工作，休息很少，殚精竭虑地工作。因此我们可以设想，那个诸葛亮人格底层的动物性自我会觉得活得多么没有意思。动物性的诸葛亮可能觉得自己简直就是一个奴隶，不停地工作而极端缺少休息和乐趣。终于有一天，这个动物性的诸葛亮决定不干了，于是诸葛亮的人格上层也只好遗憾地"出师未捷身先死"了。这不是偶然，是必然，所以司马懿能够提前预测到。

人格上层得到了某个成功的时候，也应该给人格底层的那个动物性的自我一些奖励。比如，你成功地背诵了一篇文章或者一定数量的外语单词后，可以奖励动物性的自己，允许他吃一些好吃的。成功地完成了一件工作之后，至少要和团队中的同伴一起去高高兴兴地聚一次餐，让底层的动物性的自我有所获益。或者，奖励自己和情侣一起出去好好地玩几天，满足一下动物性自我的本能欲望。

苏东坡就懂得满足动物性自我，忧国忧民是一回事，但是自娱自乐也从不耽误，即使是被贬谪的时候也很善于享受生活。发明美食，乘船游江，夜半赏月，以及和娇妻美妾开心生活，无所不有。因为动物性自我得到了足够的满足，所以他的身体才能够保持不垮。他曾经被贬谪到海南岛，而当时的海南岛荒凉而多传染病，被贬到那里的人几乎必死。但他依旧能够维持健康，回归大陆。这就是因为他的动物性自我足够满足。

这样满足了人格底层的动物性自我，下一次我们追求人格上层欲望的时候，我们的动物性自我也会高高兴兴地出力。至少，动物性的自我不会觉得生活很没有意思，觉得自己总也得不到满足。毕竟，我们的动物性自我要的很简单，我们何苦不满足它一次呢。

第 14 章

信念重塑训练

诠释环节所产生的信念是心理健康与否的关键。信念决定了一个人眼中看到的世界是什么样的，而他看到的世界是什么样，他就受到什么样的影响。信念创造了一个人心中的世界，而他就活在这样的世界中。在界的人的信念是可以直接追求存在感，于是他们的确可以这样做。营界的人相信不成功就没有幸福，而他们不成功也的确没有可能幸福。守界的人相信自己不可能成功，于是他们也的确不可能成功。到了各个具体事件上，信念也影响到具体的命运。比如相信人和人之间没有善意，他们身边的人也一般不会对他们有善意，就算有也会被他们看作别有用心。不相信爱情存在的人，也的确遇不到真心相爱的人。因此，对信念的转化非常重要。

前面我们说过，信念转化非常不容易，仅仅靠说服几乎都不会有什么用处。因此，在回归疗法中我们有专门的一套方法来重塑信念。

信念的发现

我们需要先知道自己现在的信念，然后再看是不是需要改变。但是我们对自己的信念并不一定总是很清楚。有时我们表层意识中的信念和深层潜意识的信念是不一致的，我们更容易知觉的是表层的信念，而对我们影响更大的却是深层信念。这就需要我们用一些方法去发现自己的信念，特别是深层信念。

信念核查法

回归疗法中发现信念的一个方法，就是对照核查法。

回归疗法总结了各界的人在各个主要方面的核心信念，构成了一个"信念核查素材库"。这个素材库中的信念以陈述性句子构成。比如，"我不可能成功""成功需要有关系背景""女人不如男人"，等等。有些句子是鉴别性的核心信念，决定了一个人属于哪个界。有些鉴别性信念决定了一个人属于此界的哪个分类，有些是更具体的信念。

先对照各界的信念陈述，要求来访者找到自己最认同的那句话。

这里要注意的是，有些守界甚至溃界的人会说自己认同在界的那些话，这里需要心理咨询师鉴别他们是不是在界的。营界的人反而一般不会说认同在界的信念。守界的人和在界的人差别较大，是可以鉴别出来的。如果心理咨询师通过鉴别确定他们不是在界的，则此认同不是有效的证据。排除了这样无效的材料之后，就可以根据来访者的认同来确定其所属的界。然后可以根据其他鉴别性信念确定他的类别。

最后，根据更具体的信念核查，了解其具体信念。因为在具体信念这方面，还没有一个完备的素材库，有时需要来访者自己说出认为正确的那句话。

心理分析法

可以通过心理分析来了解来访者的基本信念。由于来访者的核心信念一般都与早期生活中的经验有关，因此也可以通过对他们的早年生活的了解，来发现他们的基本信念。

意象对话法

在放松的状态下，让来访者想象自己到了一个地下仓库。在地下仓库中，有一些文件柜，想象自己打开文件柜，取出其中的文件，查阅以"自己名字""人生秘籍"为名的文件。想象打开文件后，就可以看到用很大的字写在上面的信念。

行为推论法

收集来访者行为的特点并描述出来。在团体咨询中，在来访者信息保密的情况下，大家根据收集到的这些行为特点进行讨论，可推论一个人可能有什么样的信念。经过团体的讨论，最后形成一些信念的陈述句。然后在一对一的咨询中，询问来访者是不是同意这些信念。

减弱旧信念

一个旧信念即使错得离谱，靠辩驳而改变它也是不大可能的。那么有什么办法让一个错误的旧信念失去影响力呢？那就是让来访者知道，过去产生这个旧信念是有原因的——隐含的意思是如今那个原因已经不存在了。

具体做法是从信念反推，看看什么样的经历让自己得出了这个信念。找到原因后，看那个原因今天是不是还存在？

例如，一个人不相信自己的婚姻会幸福。寻找原因，发现是因为他目睹了父母之间的强烈冲突。从他自己的循环中分析，可以看出他有一个欲望是让父母和平相处。他采用了几种策略，比如讨好父母等，也这样去行动了，但结果是父母还是冲突很激烈。他检验发现自己策略无效，得到的结论是自己很无能，不懂得消解冲突的方法，所以认为自己的婚姻也不会幸福。

找到这个原因后，再分析自己的策略为什么无效。结论是，这和自己怎么做无关。父母的婚姻是功利性婚姻，双方家庭差异巨大，价值观差异巨大，互相不喜欢，所以冲突几乎不可避免。因此，自己的策略当时不可能有效。而现在自己的婚姻情况不同，所以可以尝试一些新策略，也许会有效。新的信念是，自己的婚姻可能会幸福，也可能不会，需要试试看。

减弱旧信念的另一种方法，是有觉知地感受和旧信念相关的情绪，但不做任何行动反应。这样，那些情绪的能量就会逐渐消耗掉，而相关的信念也就比较容易被改变。

这样做的方式和正念的技术有一定交叉，正念也是强调觉察而不反应。因此，受到过正念训练的人会更容易做到。例如，当意识到"自己不可爱"的信念来源于童年经验后，感受"不被爱"的那种孤独、失落、悲哀的情绪，然后面对这些情绪而没有任何其他反应。于是这些情绪能量就会逐渐被宣泄掉。在这些情绪的能量很少之后，再改变信念就很容易了。

重新诠释

找到我们的某个信念，再找到使这个信念形成的那个事件或那类事件。然后找到一个新的诠释方式，给这个事件一个新的诠释，并因此得到一个新的信念。这个方法已经在其他疗法中有过运用。

获得新经验

经历不同，产生的信念也不同。因此，如果创造机会让一个人有全新的经验，他就会有可能产生全新的信念。回归疗法中非常重视这一点，会根据我们希望创造的新信念让来访者经历新的事件。这些新的经历可以在现实世界中获得，也可以在心理咨询过程中通过模拟现实的方式被给予。

例如，某营界的人认为自己丑，而在心理咨询师看来，这个人实际是中等偏上的相貌。于是可以让她练习穿合适的衣服、简单化妆，做一点仪态的训练。在这个过程中不去说她不好看，而是随时指出如何做能突出她的相貌优点，哪一次的仪态训练中动作比较优美。在她不成功的时候不做评价，只要求她继续去做，到成功为止。这样，她就获得了一些积极的被肯定的经验。同时，要求她自己也这样，为小小的成功给自己一些肯定。一段时间后，她的自我相貌的评价就得到了明显的改善。

新经验的形态不同，效果也不同。越直观的经验，效果越好。在身体上留下了记忆的经验，效果远远胜过那些只是在语言上留下记忆的经验。禅师以及段子里的禅师都很懂得这个道理，所以他们不会直接把一个道理告诉求教者，却会用一些行为来展示这个道理。比如，向一个已经装满水的茶杯中倒茶，让水溢出来。然后在求教者惊讶的目光中才告诉他，不先放空自己就没有办法学习到新的思想。

领域转移

当我们想改变一个信念时遇到的困难是：信念会创造和它一致的心理现实，从而自己证明了自己的正确，使得与之不一致的（虽然也许是更好的）

信念无法被证实。而且，如果知道别人想改变自己的信念，我们就会很自然地抵触。抵触的原因包括自己的信念是自己的，不希望被别人强行改变；另外，对新的信念也不信任，更信任自己的旧信念。

为了减少这种抵触，我们有一个方法就是领域转移。所谓领域转移，就是不直接改变某个信念，而在不同领域改变和这个信念有一定关系的信念。例如，一差生因学习成绩不好而自卑，我们不直接改变他在数理化上的信念，而是让他先在别的领域体验自信的感觉，比如，在体育课、音乐课或者课外活动上让他获得成功的体验。

在其他领域带来的信念转变，再逐渐扩展到各个方面，最后也扩展到一开始的那个领域。比如，一个课外活动上获得了自信的学生，保有这种自信的感觉，渐渐地也会在数理化上多一点自信。而这一点自信会带来成绩轻微的提升，这个提升又成为新的经验，促进了在数理化方面更自信的信念产生。这样，最后我们就改变了我们需要改变的那个信念。

生活中的各种变化都有领域转变的功能，因此有任何变化发生的时候，都是我们形成新信念的好机会。上大学、迁居、结婚、换工作都是一个机会，抓住这个机会都可以形成新信念。

不过，如果在别的领域获得的新信念，在试图扩展的时候屡次失败，就会挫伤对扩展的信心。比如，一个体育课很成功的学生，如果带着更多的自信回到数学的学习中，却一点都没有得到成功，他就会形成一个信念"我虽然体育好，但是数学还是不可能提高"。训练中，我们应尽量避免这种情况的发生。

感觉存储

新的积极的经验对我们来说是宝贵的资源，我们利用它可以建立积极的信念。新的积极的经验往往来之不易，对这些经验我们需要珍惜。因此，感觉存储就是很必要的方法。有了感觉存储的方法，当我们有了哪怕是点滴的好感觉，我们都可以把它存起来，以备将来反复使用。这个方法的另一个名字叫作"资源存折"。

存储的方法是把感觉和符号结合在一起，而这里所用的符号可以有三种，躯体动作、意象和语词。

第一种存储方法是，用一个动作表达这个新的积极的感觉，并练习把"动作"和"感觉"结合。比如，每一次成功都双手握拳挥动，或者竖起大拇指，这样成功感就和这动作有了一个结合。每一次挥动都等于在潜意识里为成功记录了一次。而每一次挥动的时候，过去的成功记忆也或多或少被唤起，加强了这一次成功的喜悦之情。我们可以为每一种积极经验设计独特的动作，这样可以让我们的积极经验更有针对性地被记录下来。

第二种存储方法就是用语词来记录，这个比较符合日常习惯。每一次有了好的经验，就告诉自己"我感觉到……我喜欢这种感觉"。这个方法效果的好坏，取决于描述那个积极经验的用词是不是准确。因此，这对人的语言能力的要求比较高。如果能准确地描述，就更容易被记住。在训练中我们还会要求人们有意识地记录和复习。在积极经验发生的时候，我们要求他们用日记把它记下来，以后我们会要求他们看着日记去回忆当时的积极感受。

第三种存储方法是用意象，这种方法在意象对话技术中已有详解。在感受第一次出现时，放松地提示自己，把这个感觉转化为一种意象，看它会自发地变成什么形象。比如，爱的感觉可能会被看作一颗珍珠，或者一块水晶；快乐的感觉会转化为烟花的意象或者清泉水等。想象中把这个东西放在胸中，等以后可以想象把这个东西比如珍珠从胸中取出，让它化成一团光气弥散于全身，这个时候就会感受到爱的感觉。

感觉存储的好处是，被存储的积极感觉可以被多次使用。在行动环节遇到磨难的时候，为了让自己能坚持下去，我们可以多次调用过去存储的积极情绪，来为自己打气。

积极信念植入

虽然不是主要方式，但有时我们也会接受别人的信念，因此心理咨询师偶尔也可以把自己的一些信念灌输给来访者。这可以说是一种心理上的"外科手术式"的方法。

用广义或者狭义的催眠，可以加强这种信念植入的效果。但是，我们需要看这种外在植入的信念能不能被整合到来访者的信念体系中。如果没有被整合到来访者自己的信念体系中，这种植入信念很快就会失效。而多次植入信念而多次不能整合，会使得来访者对整合的信心衰退。

怎么样才能促进这个整合呢？

首先，给出信念的人是不是被来访者所喜欢、认同和接纳？如果信念的给出者是来访者所喜欢或认同的人，则这个信念就比较容易整合为来访者自己的信念。因此，当心理咨询师还没有和来访者在心理上建立好关系的时候，植入是没有多少用处的。如果来访者并不喜欢某个人，但是对他的认同很强烈，也可以接受这个人所植入的信念。犯罪被害人接受罪犯的信念，往往就是因为对强者的认同。当然，罪犯所植入的大多都是消极信念。我们用同样的原理所植入的则是积极的信念。

其次，有意识地强调新信念和来访者旧信念一致的方面，对不一致的方面给出自圆其说的解释，也可以促进整合。例如，"你过去感到自己很无能，实际你是能力还没有发挥出来，能力还处在潜伏状态，所以你过去感到自己无能是正确的，而你现在发现自己越来越有能力也是正确的"。

如果植入的积极信念带来了积极的结果，那么它就容易被接受了。灰姑娘的故事就是一个例证。灰姑娘对自己的外貌很自卑，对自己获得男性的爱没有信心。但是在仙女的催眠下，她的自我认同暂时转化为乘坐高档马车、穿戴不俗的美丽女子。这个植入信念并不能持久，最多能维持到夜里 12 点，但是因为她参加了舞会，并且在这个自信的信念支持下和王子共舞并得到了王子的爱慕，这个被爱慕的后果对她是一个新的积极经验，所以她还是有可能把对外貌的自信信念整合进自己的信念体系的。

行动转变信念

在信念还没有改变的时候，以其他力量先改变行动，借助行动的改变而改变信念，这样做虽然并不容易，却是行得通的。如果旧信念具有破坏性，而且已经导致了一些心理和行为问题，来访者意识中愿意改变这个信念，那么可以采用"像没有这个信念一样的行动"。

例如，强迫性清洁者潜意识中的信念是：有害细菌到处都是，不充分清洁就会染病而死。这个信念带来的结果是，他可能会没完没了地清洗衣服、手和脸，以至于每天花费很多的时间和精力。来访者愿意改变自己的这个信念。这个时候，可以让他在行动上先要"像不担心细菌一样地生活"。这样做，当然他会很焦虑。心理咨询师提前告知他，这会让他焦虑，但是告知他焦虑是治疗中必须经历的，让他忍受焦虑，坚持那样行动。当他持续这样的行动后，他检验发现自己并没有染病而死，就会产生新的信念，那就是细菌也并没有那么可怕。他自己的亲身经验否定了他自己过去的信念，于是他就可以修正自己的信念。

还有一种就是"像有这个信念"一样行动。也就是说，虽然还没有建立某个积极信念，但是可以先按照有那个信念一样行动。比如，虽然认为身边某个人和自己关系不好，却用对待朋友的方式和他互动。这样，也有可能行动的结果会是积极的，并导致现实人际关系的改善和信念的改变。

在"走圈"实操的过程中，信念重塑的重点在于对这一圈中成败的归因。如果诠释中把成功归因为"策略正确"，那么这个策略以后就会被更多使用。如果把失败归因为"策略错误"，那么这个策略以后就会被减少使用。心理咨询师可以影响来访者的归因，从而影响到来访者形成什么样的信念。

如果心理咨询师看到有个策略本来不好，但是来访者误把它当作成功的原因，则心理咨询师可以对来访者的归因进行适度的质疑。如果心理咨询师发现某个好的策略被来访者误认为是"错误的策略"，那心理咨询师应保护这个策略中的一些成分，让这些成分以后能构成一个新的好策略。如果来访者归因准确，那么心理咨询师可以加以充分的肯定，从而让来访者的信念能向正确的方向转化。

信念验证

在新信念形成后，下一圈循环中会因此有一些改变。对焦虑的看法会不同，欲望也会有所不同，我们也会有新的策略、新的行动方式。

在新的一圈中，我们可以有意识地检验，看行为结果的变化是不是符合新的信念，如果结果能证明新信念，则新信念的可信性就得到了加强。在心理咨询中，我们可以把新信念明确地写出来，把新的行动结果写出来，然后去看这个结果是不是合乎新信念。

遇到质疑，然后通过检验证明了自己，这是加强一个信念最好的方法。被质疑的次数越多，质疑越激烈，则通过质疑之后我们就越会坚信这个信念。因此，心理咨询师可以充当质疑者，提出种种怀疑的理由，然后让来访者练习如何用新信念来回应。如果来访者回应得不正确，咨询师可以启发他继续寻找更好的回应。这样的练习可以很好地加强新信念。

信念运用和表达

新信念越多被运用，越多被表达，也就越坚定。因此，可以让来访者有意识地思考，如果这个新信念是正确的，那么我们可以有什么不同，有意识地运用新信念改变自己的策略和行为。

可以建议他们表达这个新信念，在咨询中写下来这个新的信念，或者把这个信念写成书法作品。建议他们公开地表达自己的新信念，可以在微信等社交工具上表达自己的新信念，或者在团体中表达自己的新信念。也可以建议他们，有机会的时候对自己的朋友、亲人传播这个新的信念。

但如果来访者不愿意这样做，也不可以强求，否则会引起反感和抵触，反而效果不好，而且也会受到伦理上的质疑。也许来访者会怀疑，心理咨询师让自己这样做，是不是为了宣传咨询师自己。如果来访者有这样的怀疑，就不要求他做这种表达了。

专栏 14-1　关于护短和不认错

护短其实护的不是"短处"，而是"有短处的自我"。如果护别人的短，那也是保护"我的有短处的亲朋好友"。"不认错"就是护短的主要方法，承认自己犯错了，就需要找出犯错的原因，那当然就会暴露自己的短处，不认错也就可以不承认自己有这个短处。

所以说护短、不认错实际上是一种自我保护行为，是为了保护自我，以求避免羞耻、自卑等消极感受。护短和不认错的意义在于，这样就可以减少自我受到的打击，从而维持一个更好一些的自我意象。我们都需要一个好的自我意象，需要好一些的自我感。如果好的自我意象和自我感被摧毁了，那对一个人的心理破坏会非常大。

一个人的自我越脆弱，就越需要保护，守界的人因自我感更为消极，就格外需要保护自我，所以他们自护己短的行为就非常地频繁，他们会坚决不认错，把坏事情的原因归咎于别人、环境或者坏运气。

我们会发现，越是人品好的人其实越经常发现并且承认自己的错误，自护己短的行为相对越少见。而越是人品差、经常做出不好事情的人越是不肯认错，自护己短。我多次听到那些被抓捕到的杀人犯或者抢劫犯，用非常坚定或理直气壮的语气去说："难道我有错吗？"在我们看来，很显然他们犯了弥天大错，但是在他们看来，却完全不认为自己有任何错误。

当我们看到，一个人明明错了却不肯认错，看到一个人自护己短并且护短亲友，我们会对这种做法感到愤怒。如果这个人是我们的亲友，我们对他可能会有更多的包容，愤怒会稍微少一点，但是我们也会对他的这种做法感到不满意，希望他能够改善自己。所以，我们就会指责他或责备他。如果不是我们的亲友，我们的指责会更加无所顾忌；如果是我们的亲友，我们可能会稍微温和克制一点，但是我们也还是会责备他。

如果我们指责他，就是为了发泄自己的怒气，那么这种做法是有效的。如果我们就是为了打击他，那么这也的确可以起到打击他的作用。但我们指责对方的时候，经常会认为我们不仅仅是为了发泄，而是为了指出他的错误，让他认识到自己的错误，以后可以改进行为。如果我们真的是为了这个目的，那么这种做法往往都是无效的，甚至是有害的。

即使我们的责备很少，就只是单纯地指出对方的错误，大多数情况下我们得到的结果也同样是对方继续护短、对方不肯认错，而且对方对我们所说的话很愤怒。因为别人需要保护他的自我。越是犯了很大错误的人，越是心理不健康，越是自我脆弱经不起冲击，越是需要护短并否认自己有错。当我们努力去证明他有错的时候，他会感到自己被攻击了，这个攻击会威胁到他的自我感。因此，他当然就需要去自我保护。自我保护有很多方法，但越是心理不健康、自我脆弱的人，越是倾向于选择"护短、不认错"的方法。因为这种方法虽然简单粗暴，但是马上就能有效。

他护短、不认错，就更是让我们看到了他的"不讲道理"，看到了他在混淆是非，于是更容易激怒我们。我们下一步就会更努力地指出他的错误，而且态度上也往往更加带着怒火。这在他看来就是更强烈的攻击——受到攻击，当然需要自卫，于是他也就更努力地自卫，为此他就会更加强烈地护短，而且坚决不能认错——他感觉承认一个小小的错误，就等于把自我交给敌人任意宰割了。

这样一来，我们和他之间就进入了越来越猛烈的攻防之战。我们的指责越来越不留情面，而他的护短和不认错的程度也会升级到了匪夷所思的地步。这对双方都没有好处，我们创造了一个仇敌，他的自我被伤害。所以，聪明人不会去指责护短、不认错的人，甚至不会去试图告诉对方他的错误是什么，聪明人知道直言相谏很少会有好结果，给别人吃苦口的良药也常常表明自己的情商低。

有没有人能够不护短，该承认错误就承认的？这样的人也是有的，但是不多。相对来说，如果他的自我感总体上比较好，他对自己的整体评价比较积极，那么他也就可以承受一定程度的批评，从而可以承认一些不是太可怕的错误。少数能这样做的人就得到了一个发现自己的问题的机会。在以后的生活中，他就有可能或多或少有所改进。而改进之后，他行动的结果可能就会更好，以后他的短处或错误就会相对更少。而且，看到自己能够知错就改，也会让他对自我的评价得到改善。

那么下一次，就算有人还是指出了他有短处或错误，因所指出的错误更小，而且他的自我感也更好了，那么他承受批评的能力也就更高。他下一次接受批评、知错就改的可能性也会更高，从而他就可能再一次得以改进。这样的人就会进入一次次听取意见并自我完善的良性循环。而他对自我的评价也会越来越好。

少数这样的人最后必然越来越出色，成为人群之中的佼佼者。但是我们要知道，佼佼者永远只能是少数。如果你"赌"你身边的亲友是这样的佼佼者，你十有八九是要失败的。如果你总是用"苦口"对待他们，十有八九你看到的不是他们改进了，而是他们变本加厉地护短、不认错，并且对你越来越有攻击性。

心理学研究也早已发现，能在别人的批评中获益是少数人才能做到的。多数人只有在别人的赞扬之中才会愿意改善自己。要承认多数人就是普通人，在身边的人护短的时候，我们就不要去"揭短"。在他们不认错的时候，我们也不要强求他们认错。不要让他们感到自我受到威胁，然后我们才可以和风细雨地、点到为止地给出一星半点的提醒，这才适合于大多数人。

如果你尝试过"苦口良药"地责备亲友，试图让他们承认自己的错误，并且让他们改变自己的错误，却不幸遇到了对方的反击——你这样做并没有错误，这也不能算你的短处，毕竟这说明你是真诚的人，是一个眼睛里不揉沙子的正直的人，只不过，如果你同意的话，你或许可以试试用更加委婉一点点的方法，毕竟并不是每一个人都像你一样真诚、正直，对不对？什么？你觉得你做得没有错，他们不接受批评才是错——你说得对，是他们的错。

第 15 章

回归治疗游戏

Chapter 15

游戏的心理功能

如果我们仔细地寻找，会发现心理治疗中所用的方法实际上在生活中都有其原型。有人说精神分析类似于对牧师忏悔，而行为疗法则像运动员的训练，至于心理剧，那不用说了当然如同一种戏剧。

当然我们知道，作为心理咨询与治疗方法的那些技术和生活中的原型毕竟还是不同的。就像画家的工作毕竟不同于儿童的涂鸦一样，人们改进了生活中的那些方法，并把他们更加系统化、专业化。

在生活中，游戏当然也是有心理调节或心理训练作用的。过去，当学业任务还并不像今天这样繁重的时代，儿童每天会花费相当多的时间玩耍。50年前，儿童每天至少要玩 8 小时以上，而且不知疲倦。这些游戏实际上都是某种自发的心理训练，正是因为有这些训练，才使得过去的那些人在非常严酷的生活中还可以相当健康地生活，而不会产生很多的心理疾病。

在婴儿期，母亲和孩子就会玩游戏：母亲藏在遮蔽物后面不让孩子看见，在孩子很疑惑妈妈去哪里的时候，突然露出头来并且发出声音。这时孩子会很开心。然后母亲又藏起来，出现，藏起来，出现……这种游戏的作用，据客体关系心理学家讲，是让孩子认识到母亲的"客体恒常性"。仿佛是用这样的行动告诉孩子：有时你看不见妈妈，但是不用担心，妈妈还会出现。这样的游戏使孩子产生了一种安全感，即使有时妈妈不在，他也不会过于惊慌。

这种游戏的作用不仅是让孩子相信妈妈的恒常性，实际上它也有助于孩子形成内心中的"母亲意象"。当看不见母亲的时候，孩子需要在自己脑子里形成一个母亲的心理意象。而当母亲出现的时候，孩子就可以对照真的母亲形象和自己内心创造的那个意象，看这两者是不是相符，不相符则可以修改。因此这个游戏就仿佛是"默写生词"一样，也是一个记忆的过程。最后的结果是孩子可以形成一个很好的"母亲意象"，这个意象可以代替母亲的功能，给孩子持久的安全感。

　　成年人的很多游戏也同样是一种心理训练。比如，篮球运动可以看作对"合作性"的心理训练，通过团队配合的训练，大家都会得到一种合作的意识。军队的"队列训练"则可以看作一种对"服从"的训练，训练的是听到上级命令就不假思索地按照命令去行动。

回归治疗游戏原理

　　前面我们讲到过行动改变信念，对行动结果的诠释形成相应的信念。一个人做了什么，他就会按照自己所做的事情来形成对自己的信念。因此，我们可以借助游戏，让人在轻松的氛围中，在无直接功利目的的情况下做出某一类的行动。游戏的设计会决定这些行动结果可能会是什么。这样，游戏就成了改变信念的良好工具。

　　游戏只是游戏，无关一个人在社会上的成功、失败，这使得游戏中不会产生过多的情绪，特别是即使失败了，其沮丧感也会相对比较小，容易承受，游戏过程本身也会带来愉悦感，而且游戏中的焦虑还可以被看作"冒险中的兴奋"。游戏如疫苗对于身体一样，可以训练我们应对失败。

　　游戏只是游戏，因此不会带来很多社会后果，因此也是比较安全的。借助游戏来改变是几乎无风险的，所以会激发人们的兴趣。人们也能有尝试的勇气。因为游戏是一种非功利性的活动，所以更类似于在界的生活方式。营界的人通过游戏，可以在一定程度上体验在界的生活，有利于他们将来可能回归在界。

　　作为回归治疗的游戏，我们会通过象征性的分析精确确定游戏行为所象征的内容，从而保证游戏可以如何影响我们的信念。游戏的结果是游戏的设置所决定的，所以无非是游戏所规定的几个结果之一，这带来了相当大的确定性。因此这种训练会相当安全，而不像我们在生活中学习一样危险，因为生活中可能会有一些我们料想不到的危险结果出现。

回归治疗游戏向现实的迁移

回归治疗性游戏的目标是在游戏中获得训练，提升来访者的各方面素质，然后把它们迁移到现实生活中去，从而得到现实生活中的真实转变。但是做游戏有一种风险，那就是有些人会过度沉溺于游戏本身，以至于不愿意回到现实世界。他们满足于游戏所带来的快乐，反而把游戏当成了回避现实生活的一种手段。

要减少这个风险，我们可以有意识地引导来访者把游戏迁移到现实生活中。

一种方法是，在团体心理咨询中设置高度模拟现实生活的情景。让来访者在这个情景中做一些"角色扮演"性的练习。这些练习中会用得到游戏中所培养的某些品质。这样来访者就能体验到游戏的作用，也能为生活中的问题做一些准备。这样他在游戏中所获得的东西就更容易用到生活中。

之后我们可以指导他们，在现实生活中用"新"的自我去面对和解决问题。在现实生活中，如果获得了成果，就要及时总结，看这些成果的获得有没有得益于自己的回归治疗性游戏。

如果能发现游戏对自己的现实生活真的有帮助，就可以进行积极强化，比如"给自己一朵小红花"。那么来访者就会对游戏更有信心，也就更容易把游戏中的成果迁移到现实生活中。

他们有信心把游戏中的成果迁移到现实生活中也就不大会沉溺于游戏。如果善于引导，实际上电子游戏也可以成为转化一些学生的机会。电子游戏中获得的成就感可以转化为他们的自信，并把这种自信迁移到学习中。

回归治疗游戏

示例 1：变化的世界

游戏的方法：首先让一个人看一张迷宫的图，尽量记住迷宫的样子和走出迷宫的程序。然后让他闭上眼睛，根据回忆，在每个路口到来时报告他会向哪个方向转。游戏裁判按照他的报告，在迷宫中画出路线。

不过在游戏中设置一个对手，这个对手有权临时改变迷宫，让本来通着的某个路口堵上，因此游戏者即使是有正确的记忆，也会在这里不能成功走通。但是，使用这个权力的次数是有限制的，每一次使用此权力，对手则失去一定的分数，分数使用完就不可以再用这个权力了。游戏者可以选择坚持原来的方向，而对手可以选择是不是再一次堵上这个路口。最后，游戏者走出迷宫使用的时间越少，成绩就越好。对方使用堵路口的权力消耗多少分，就给游戏者加多少分。

这个游戏中所用的迷宫，可以有不同的难度。一开始用较低难度的迷宫训练，当受训者的成绩很好之后，改用更高难度的迷宫进行训练。对图形记忆力格外好的人可以较早开始用更高一点难度的迷宫进行训练。

这个游戏可以训练游戏者在遇到挫折时保持良好心态的能力、坚持自己的能力等。当人记忆中的知识在现实中遇到否定的时候，一定会有挫折感。善于管理自己的情绪，则挫折感就不会对你有太多影响，不会导致遗忘道路等。此游戏可以反复去玩，直到受训者能获得很好的情绪管理能力。

正如上一节所说，所有训练情绪管理能力的游戏都需要迁移到生活情景中去"对接"，否则游戏者就会停留在一个与现实割裂的虚拟游戏世界中发展自己的各种能力，并只能从那个游戏世界中获得自我效能感。毕竟能够玩迷宫游戏的游戏者在玩游戏的过程中需要有吃的、有穿的、有住的、有时间，还要有一个相对不被打扰的空间，如果一个游戏者只负责通过玩游戏来提高自己的情绪管理能力，而需要有别人来负责给他做饭、洗衣，并不打扰地给他时间和空间，那么这个游戏就背离了设计者的初衷。因为那不过是把这个情绪管理能力差的人的焦虑，通过一个"游戏训练"的逃避借口转嫁给了另一个人去承担和消化。一个巨婴在各方面都被妈妈满足的时候也会情绪很好，但这一丝一毫都没有提升这个巨婴自身的情绪管理能力。

因此，配合这个迷宫游戏的一定要有相应的"生活情景练习"。比如，每玩一次迷宫游戏之后都要总结这次学到的经验，并在 24 小时之内付诸实践，并检验效果。

除此之外，不仅是迷宫游戏，所有的情绪管理能力训练都要及时（24 小时之内）放入生活情景中去接受检验，并逐渐兑现成现实能力。比如，观察自己一天中情绪被击中时的反应，并与以往的自动化蠕虫反应来对照。如果发现自己的能力有提升，就算今天"过关"，要给自己奖励——可以每一次都即刻给予奖励，也可以用"代币制"，当奖励积累到一定程度就可以给自己一件比较大的礼物。

示例 2：情绪荧光棒——团体成长情绪表达游戏

这个游戏的目的主要是提升情绪监控和情绪耐受这两方面的能力，也间接地提升一些情绪表达能力。

平时我们的情绪时不时地就会被各种事情所激扰，但通常我们会自动做出应对来抵御心中不舒服的感觉。比如，性格比较内向的人可能会自动躲开这个令自己不舒服的情景，性格比较外向的人可能会自动做出某些相应的言行来试图消除这个令自己不舒服的情景。于是，这个内心的不适感就被压抑在意识域之外了，我们对自己的不舒服并没有觉察到。

但这样一来就可能带来一个问题，就是只有当这种不适感已经累积到了比较严重的程度、已经明显到自己无法再隔离或压抑的时候，才会突然爆发出来。实际上这也是我们日常生活中常见的情况。比如，一对夫妻每天在生活日常琐碎中不断地被对方激起不适感，但双方都为了照顾彼此的关系而自动压抑（自己对自己的情绪没有觉察）或忍受（自己对自己的情绪有觉察但选择了不做表达）了。于是等到某一个时刻，当某一件小事发生的时候夫妻中的某一方心中积蓄已久的不舒服就会首先"忍无可忍"地爆发出来，于是另一方就会感觉不可理喻，也跟着被引爆自己心中积累了很久的情绪地雷，于是双方就进入了各不相让的争吵模式，各自表达着自己心中积怨已久的委屈，却没有一方肯真正听到对方的表达。等这种无效的争吵白热化到了某个点，就会突然有一方偃旗息鼓不再作声，于是争吵在非常令人不适的"平静"中冷却下来，经过重新压抑和忍受，并最终在各自的内心冻结，变成夫妻之间需要努力放过对方的一笔"未完成的旧账"，潜伏在伴侣关系中等待下一次引爆点。

尽管无须任何心理学教育，人人都可以经验性地懂得，这样的情绪行为方式是充满破坏性的，许多以美好开始的亲密关系都在它的日已磨损下被蚕食，最终消耗殆尽。然而，这种在"压抑 / 忍受——爆发争吵"的两端来回摆动的情绪行为模式，几乎是所有亲密关系中都会遇到的情形。正因为如此，我们才设计了以下这个小游戏，试图训练和提升参与者的情绪监控能力、情绪耐受能力和情绪表达能力。

此游戏适用于心理成长性或课程等团体中。

基本步骤

在一天的课程开始前，带组者或老师给每个团体成员发一支荧光棒，代表正在影响到自己的情绪；并告知团体成员，在接下来整整一天的课堂活动时间里，每当他们觉察到自己产生了情绪，都可以轻轻地拿起荧光棒在自己眼前挥舞一下，再轻轻放下。这个行动需要尽可能轻且有觉察地完成，而带组者或老师则照常进行自己正在进行的课堂进程，无须对此进行回应，更无须为此改变原本的课堂进程。

在一天结束前，每个人在团体中分析自己的困难和成功经验。这样，一方面，自己的成功可以获得团体的关注与欣赏，并得到远古认知层的强化；另一方面，自己的困难可以从他人的分享中获得灵感、找到提升方案。这个过程不但可以增强团体的情感联结度，还可以是一个非常轻松自然的社会学习过程。

当以上基本过程被较好地完成，团体成员已经能够比较好地觉察到自己随时生起的情绪的时候，游戏就可以升级到更高一点的觉察难度。

例如，荧光棒的颜色——带组者或老师给每个团体成员发两支荧光棒——其中一支是暖色的，代表积极情绪；另一支是冷色的，代表消极情绪。当团体成员体验到自己正在受到积极情绪影响的时候，就轻轻挥舞一下暖色荧光棒；当体验到自己正在受到消极情绪影响的时候，就轻轻挥舞一下冷色荧光棒；当体验到自己同时受到积极和消极情绪影响的时候，就把冷色和暖色两只荧光棒同时轻轻挥舞一下。

而当积极情绪和消极情绪可以被分辨得很好的时候，还可以继续增加游戏难度，比如，暖色的荧光棒代表快乐、愤怒等会让身体发暖、发热的情绪；而冷色荧光棒则代表恐惧、悲伤等会让身体发凉、发冷的情绪等。

当然，荧光棒的颜色如果很多，还可以进行更精细的区分，每个人可以有一套不同颜色的情绪棒，并且在自己有某种特定情绪的时候，用自己感觉"对的"颜色来表达——学过意象对话疗法的成员知道，其实不同的情绪的确会在每个人心中对应着不同的颜色。

如果想要进一步增加游戏难度，来训练对自己身心有更加精细化的觉察力的话，还可以用不同颜色和不同质地的软棒来表示不同的"情绪"和不同的"身体感受"，身体感受主要包括疼、痒、酸、胀、困、麻、木、冷、热、轻、重等，甚至还有方向（向上、向下、离心、向心、旋转）和速度等。

再如，挥舞的次数——在初级觉察的基本游戏中，只对团体成员规定"挥舞"和"不挥舞"，也就是说，团体成员只需要对"有"或"没有"情绪进行觉察和表达。当团体成员已经能够比较好地觉察到自己有没有情绪时，游戏就可以加深难度，把情绪分为 1~5 分，1 分代表刚刚可以觉察到的情绪，5 分代表情绪的最高值，然后通过挥舞的次数来表达情绪的不同强度。

当然，当情绪的不同强度也可以被觉察并表达出来时，挥舞的次数可以结合荧光棒的不同颜色来做更精细的区分（见上述"荧光棒的颜色"），并且加上挥舞的方向和速度等。

总结

在这个游戏中，我们可以达成以下几方面的训练目标。

- 有觉察的、适度的情绪表达，对情绪怀有一种善意而客观的态度，而不是两极化——要么完全压抑，连知道都不知道自己有了情绪（"便秘"型模式）；要么就放纵，不管什么场合都要彻底宣泄（"腹泻"型模式）。
- 觉察的持续性和稳定性，让一个人的"弦"既不太松，也不太紧。这对于日常生活是大有助益的一种能力。
- 焦虑容纳力的提升，这会减少一个人的"蠕虫反应"，增强一个人真正"当家作主"的精神实力。
- 不控制、不干预的接纳性：对内如实地接纳不舒服、接纳消极情绪的出现和积极情绪的消失；对外接纳他者有他者的关切、意志和行为方式，接纳世界并不是以自我为中心并作为"我的资源"而存在的，这会带来智慧增长的积极作用。

在我们几十年的临床实践中，我们总结出来一个规律：当一个人心中的情绪被表达得越清晰、精准、贴切和充分时，情绪就越能够得到有效的涵容、理解与转化，这时候情绪对我们就不再是困扰，而会还原成为源源不绝的生命力和我们人类心中的自然情感。

专栏 15-1 过去的孩子如何进行心理健康训练

青少年心理健康越来越成为一个问题了，虽然有越来越多的青少年心理健康教育专家在兢兢业业地解决这个问题，但是问题不但没有解决，似乎还愈演愈烈，以至于很多青少年的问题都严重到了需要求助于心理咨询、心理治疗甚至精神科治疗。父母们诚惶诚恐，总担心自己做错了什么，伤害了孩子的脆弱心灵，以至于有些人干脆不敢去当父母了——还是养小猫小狗算了，小孩子太难养了。

有些人心里开始疑惑在那个全国都没有心理专家的年代，儿童和青少年是怎么让心理保持基本健康的。按照现在我们所知道的情况和现在我们所了解的心理学，那一代人似乎应该心理都很不健康才"科学"，怎么那一代人也没有那么多心理问题呢？

　　我时常看到有人这么问，暂把这个问题叫作"过去孩子的心理健康之问"吧。有问题，就有回答，这里我从回归疗法的视角回答一下这个问题。

　　这里所说的"过去的孩子"是指 20 世纪 80 年代之前出生的孩子。中国的心理健康教育、心理咨询或心理治疗都是 20 世纪 80 年代后期才开始的，所以 20 世纪 80 年代之前出生的那些"60 后""70 后"小时候的确基本上都没有受益于心理学。

　　一方面，我们要承认这些过去的孩子并非没有心理问题。他们的子女会发现，自己"60 后"或"70 后"的父母的确有很多性格上的缺点，有些人的缺点还很严重。

　　另一方面，我们也要看到现在社会竞争的压力比过去的要大，所以过去的孩子心理问题相对少也许是因为压力小——这个说法也说得通。但原因不仅如此，还有一个原因，大家都不知道但是很重要，那就是那个时候的孩子有足够多的"心理健康训练"。

　　虽然那个时候心理学还没有传入中国，但是有很多种自然流传的、民间的"心理健康训练"被大量地使用——这里说的当然不是正规的心理健康训练，而是指儿童的游戏。

　　在过去的年代，孩子们下课之后有大量余暇，这些余暇都被他们用来做游戏了。而那些他们所玩的代代相传的古老的游戏，其玩法都暗合心理学，都自然蕴含着心理训练的功能。不同的游戏都有益于提升孩子的某个特定方面的心理素质。所以当孩子们下课后，一起疯玩游戏，连家都不想回的时候，他们自己都不知道，实际上他们正在给自己做"心理训练"。一天天、一年年，孩子花费大量时间玩游戏，不仅让父母省了很多精力，而且也大大提升了他们自己的心理素质。因此在他们长大之后，遇到很多困难和挫折的时候，他们才能更好地顶住，做到不像现在的孩子那么脆弱。

　　从回归疗法的框架中可以解释为什么这些游戏都有心理训练的功能。

　　回归疗法指出一个人的性格和心理状态是不是好，取决于他诠释生成了什么信念。如果他的信念是"我有能力"，这种自信的信念就能推动他勇往直前。如果他的信念是"我不行"，他就会成为一个退缩的人。如果他的信念是"这个世界好人多"，他就会有安全感，并且很可能会友善待人；反之，如果他的信念是

"这个世界弱肉强食"，他对别人就会充满敌意。

还有一点非常重要，那就是信念建立在经历的基础上。人要有行动，行动带来感受，对这些有心理能量的感受做诠释，就生成了信念。

好心的教育者把好的信念灌输给学生，这几乎总是没有用的。因为如果学生没有相关的经历和人生经验，没有相应的感受和心理能量，那么对于他来说，被灌输的信念只不过是一个干巴巴的教条。如果教师只是对学生说，"助人是快乐之本"，学生并没有去助人，也没有感受过助人带来的快乐，那么这句话对于学生来说，不过是一个说教而已。但如果学生曾经助人，并且幸运地得到了较好的结果，感受到了快乐，那么这句话就可能成为一个信念。如果他的运气不好，他助人的时候遇到了碰瓷的老人，敲诈了他一笔钱，那么他产生的信念可能就是"这个世界上的人很坏，以后不要多管闲事"。

"助人是快乐之本""不要多管闲事"，这两个信念都有它的道理，并不能绝对化地说后一个信念就一定不好。但是总的来说那些相对更自信、信任别人（至少也要信任少数人）、选择爱、追求智慧、勇于行动的信念，还是对人更加有益的。幸福、成功的人都是因为内部的信念相对更加积极。

我们怎么能让人生成更好的偏于积极的信念呢？如果人们就是在生活中随机地行动，让运气决定他得到什么感受和生成什么信念，那么不巧遇到的结果不好，人们就会有不好的信念。有什么方法能让更多积极的结果出现，让人们积累更多的积极感受，并生成更积极的信念呢？游戏就是这样的一个方法。

游戏有一个预定的规则，也预定了一个人做什么以及会得到哪些结果。因此游戏也预定了一个人会在这个过程中产生哪几种感受。每一个传之久远的游戏都会给游戏者一个机会，让他在这个游戏中有可能体验到很好的感受。当然游戏也可能会失败，失败了也会体验消极的感受，但是游戏并不是"真的"，所以在游戏中的挫败感比较轻微。

这样玩游戏的过程就能积累很多积极的感受，并且强化积极的信念。不同的游戏所能带来的积极的感受不同，所强化的积极信念内容也不同。

例如，很小的孩子能玩的游戏有两种格外重要，一种通常叫作"躲猫猫"，另一种通常叫作"举高高"。

躲猫猫通常是母亲和孩子一起玩，妈妈先躲在孩子看不见的地方，或者用手把脸遮住，然后伴随着发出声音，突然从遮蔽处出现或打开遮脸的手。在母亲躲起来的时候，孩子会有一点焦虑。对于这些很小的孩子来说，妈妈不见了是一种危险，但这个焦虑还没有变大时妈妈就突然出现了，这个时候孩子会有一种惊喜。心理学家指出，这个游戏可能让孩子建立"母亲的恒常性"，也就是说，让孩子产生一个信念"就算看不到妈妈也不用担心，妈妈一会儿就会出现"。这个信念背后的心理能量，就是一次次惊喜中蕴含的能量。

举高高通常是父亲和孩子一起玩，父亲把孩子尽量高地举起来，然后迅速地落下，放到父亲胸前的正常位置。这个游戏的进阶版是把孩子抛起到空中，然后父亲再把孩子接住。这个游戏也是开始于焦虑，而后以放松释然的感觉结束。它所带来的信念是，"危险的时候，父亲是可以保护自己的"。这两个游戏都可以增加婴幼儿的安全感，形成"这个世界是安全的，因为有人保护我"这个信念的基础。而婴幼儿有了这个信念，长大后也会更有安全感。

大一点的孩子和伙伴一起玩的游戏，也都各有各的心理功能。比如跳房子游戏在地上用粉笔画出连在一起的大格子，然后参与游戏者单腿在格子之间跳，并且把鹅蛋大小的沙包从一个格子踢到另一个格子，不许踩到粉笔画的线，不然就算输。

这个游戏的要点是谨慎，伴随的感受是"小心仔细"的感受。在这个感受上建立的信念是"要守规矩，不要损害界限"。玩这种游戏对一个人长大后融入社会很有帮助，因为在跳房子的时候做了"守规矩"训练，长大后生活中也会更加守规矩。

用这些游戏来生成好的信念，就是一种自然的心理训练，这些心理训练不需要心理学工作者参与，儿童们自己就可以组织起来去做。而且他们会兴致勃勃地去做，花很多时间去做，无形中就大大提升了心理素质，顺便也大大提升了身体素质。

所以在过去没有专业心理学的时代长大的孩子，其心理反而不脆弱也就不是什么奇怪的事情了。今天的心理学家也许应该研究这些旧游戏，提升心理健康训练的技术，现在的孩子们也会从中更多地受益。

第 16 章

命运脚本

Chapter 16

什么是命运

在古人对人生最深的感受中，有一种感受是宿命感。人们感觉冥冥中有一个"命运"在支配着其一生。他们感到是命运决定了人的寿夭穷通，而人试图摆脱命运的努力常常是徒劳无功的。

算命先生说邓通命中注定是要饿死的，但是邓通是皇帝的宠儿，皇帝自信能改变他的命运。于是皇帝把一座有铜矿的山赏赐给邓通，允许他自行铸造钱币，有铸币权的人总不会饿死吧。不过皇帝也不能战胜命运，皇帝死了。即位的太子对邓通的富有以及傲慢早就心怀不满，下令没收其全部财产，于是邓通饿死了。

春秋时期的晋国国君晋景公，被预言说不可能活着吃到第二年的麦子。等到第二年麦子成熟时，晋景公得意地要吃新麦子，他觉得终于战胜了命运，结果还没来得及吃上，就不幸掉到厕坑里，死了。

秦始皇听到一个预言说"亡秦者胡也"，于是发动全国的民工，花费巨额的财力去修长城。结果胡人并没有入侵，但是秦却灭亡了，因为他的继承人胡亥任用奸佞而亡国。李世民听说"武氏将篡夺李家的天下"，于是把姓武的大臣将领想办法除掉了，但是他想不到的是，最后篡夺李家天下的是他后宫中一个姓武的小女孩。

现代人不相信命运，认为命运掌握在自己的手中，但是只要一个人稍微不带偏见地看看人生，就会发现命运真的不是自我能掌握的。有些人真的是命好，他们总是能幸运地赶上机遇，获得幸福和成功；有些人却总是命不好，屋漏的时候他们总赶上连阴雨，坐帆船出海总是逆风，坐轮船出海又赶上机械故障。有些人财运好；有些人财运很差。有些人小时候被父亲打，下决心一定嫁一个脾气好的人，但是婚后发现那个她千挑万选的"好脾气"丈夫是一个暴戾男子……

为什么会有难以改变的命运呢？

我在心理咨询经验中得出的结论是：这是因为人的潜意识中有一部命运脚本。潜意识对人的影响是很大的，因为人的意识中想让生活怎么样，却抵御不了潜意识中对生活的安排。而潜意识是按照命运脚本的设计来安排人的生活的，它不在乎这样是不是让人高兴，脚本如何就会如何安排。

那么，为什么人会有一部命运脚本呢？为什么有些人的脚本就会是一部美满的正剧，而有些人的脚本就是悲剧呢？谁是这个脚本的编剧？在意象对话的实践中，我就提出了对命运脚本的解释，不过我现在发现这个解释更适合用回归疗法的原理来说明。下面我来说一下命运脚本的形成过程。

命运脚本的形成

基本心愿：一个人整体的欲望

新生儿刚刚来到这个世界时，他的心灵并不是"一张白纸"，而是带着他的"基本心愿"来的。我把它叫作"心愿"是因为新生儿的心和成年人的心相比，是非常纯粹的。新生儿应该说都是"在界"的，他们的欲望只是获得存在感。因此和成年人相比，他们的欲望合理性比较高，更接近于愿望，所以我就近似地称之为心愿而不叫欲望——虽然很严格地说，那也是欲望。

心理咨询中的观察表明，关于"我 × 故我在"中的那个"×"的选择，一个新生儿已经无意识地选择了，也就是说儿童一出生就已经确定了他用什么方式来获得存在感。当然新生儿没有形象思维更没有抽象思维，他并没有用任何语言去思考"我想要什么"，因此这种心愿——或者说欲望——只是以一种能被感觉到但是说不出来的形态存在着。新生儿说不出来他想要的是什么，但是他的的确确有一种独特的欲望。

当然，人类一出生就有一整套遗传中所具有的欲望或者需要，要吃奶，要睡觉，要温暖，要被抱，等等。而我称之为基本心愿的不是这些，而是心灵更深处那种更根本的欲望，用来平息存在焦虑的那个选择所带来的欲望。

如果用我们的语言来描述分类，我发现新生儿的欲望中最常见的是爱的需要、成就的需要以及体验的需要。

选择了"我爱故我在"，就成了以爱为心愿的新生儿。他们一生要的就是爱或者被爱的时候能够感受到爱，能够体验到爱。

选择了"我行动故我在"，就成了以成就为心愿的新生儿。他们一生要"做些什么"，不是追求世间的成功，而是自己做了就好。做了事情，有了一个创造行动的过程，他们就有了活着的感觉，就快乐、幸福而暂时消除了存在焦虑。

选择了"我感受故我在"，就成了以体验人生为心愿的新生儿。他们的一生就是要体验，要看花开花落，要看云卷云舒，听音乐和海潮的声音，去世界各地旅行，等等。

新生儿并没有"我被爱故我在"的选择，因为他们还没有他人和我的心理分别，没有内外的区别意识。在有人我区别能力后，"我爱故我在"有可能转变为"我被爱故我在"或不转变。

早期基本境遇

新生儿的"策略"以及"行动"当然是在界的最简单的策略和行动：想要就要；爱，就爱；做，就做；体验，就体验。但是，他们的环境却不是这样简单。在他们的环境中，最重要的一般都是母亲，其次一般是父亲或者家里的其他亲人，当然还包括物质环境等。

环境对待新生儿乃至婴儿的方式不同，会带来不同的结果。如果母亲和其他亲人身心健康，对孩子无条件地爱并且关怀，能够满足孩子的心愿，则过一段时间后（经验中，这段时间是一年左右），孩子就通过一个自发的检验过程，得到了一个好的结论。他的欲望得到了满足，他的存在焦虑也会暂时缓解，他会很幸福。

如果母亲身心不健康，特别是心理不健康，或者其他亲人心理不健康，他们就不能无条件地爱孩子，不能关怀孩子并满足他的需要，则一年后孩子就会有一个消极的检验结果。他会感到一种挫败，他的心愿会得不到满足，于是他会体验到一种强焦虑，他就不会幸福。

当然，大多数情况下环境介于这两者之间。母亲和其他亲人对孩子有爱，但是也有心理问题，能一定程度满足孩子的需要，但是也会有不满足的时候。孩子有时候会感到幸福，也有时感到挫折和痛苦。

婴儿的境遇也和环境中其他要素有关。比如，家里是不是贫穷会影响到孩子的物质生活，从而对他有一定影响。

另外，孩子的心愿能不能被满足和母亲（以及其他亲人）与孩子的心理适配性也有关系。如果孩子所选择的心愿和母亲所用的缓解存在焦虑的方式差别大，则母亲即使是爱孩子也不一定总能满足孩子的需要。例如，孩子是"我行动故我在"的那一类，而母亲是"我爱故我在"的那一类，则母亲虽然爱孩子却不习惯于让孩子自由活动，她有可能会保护过度而没有给孩子自由空间，这样孩子的心愿也不会得到很好的满足。当然，如果母亲对孩子的爱真的足够大，而且母亲的心理健康非常好，即使她和孩子不是一种类型，她也可以观察到孩子需要什么，并且抑制自己的习惯给孩子所需要的环境。最优秀的母亲适配性不好也不影响。但这样优秀的母亲还是少数，对多数人来说，适配性不好毕竟还是有一定影响的。

基本信念

一岁左右的孩子经历了早期的境遇并检验后，会产生一种以满足感或挫败感为核心的感受。这会带来一种自发的诠释，并形成一种基本信念。

由于婴儿区分自我和他人的能力比较弱，所以他们的诠释以及形成的信念往往既是关于自我的，也是关于他人的。当然由于孩子还没有足够的语言能力和想象能力，这时他所形成的信念并不是用语言或者意象所构成，而是一种无形的感受的形态。他们不可能总结并说出来这种信念，但是他们有这种信念。

如果孩子的早期境遇比较好，则他所形成的基本信念也是比较积极的。

例如，以爱为心愿的孩子如果早期基本境遇很好，他的基本信念就会是"我是好的、可爱的、有爱心的、幸福的"，而对外界的基本信念则是"世界很美好，世界充满爱，妈妈很爱我"。

当然，这是我们用成年人的语言来替他们做的表述，实际上他们并不能用语言来表述这些，他们只是有一个不用语言表述却实实在在存在的信念。

如果孩子的早期基本境遇不好，则他形成的基本信念也是比较消极的。例如，以爱为心愿的孩子如果早期境遇很不好，则他的基本信念就会是"我不可爱，没有人会爱我，我坏，我不会幸福"，而对外界的基本信念则是"世界充满敌意，世界很危险，妈妈不爱我"。在消极的基本信念下，孩子不仅不能缓解焦虑；相反，还会增加很多消极情绪到焦虑中，因此他们会更加焦虑。

由于在基本信念形成前婴儿并没有什么信念，所以基本信念不会受到其他先在的信念所抵触或阻碍，因此基本信念会很容易就留在了心里，并且有很大的影响力。以后的其他信念如果和这个信念不一致，就比较难以被接受。

基本行动或应对

那些有积极基本信念的孩子在一岁后会继续"做自己"。因为他们原来的策略是有效的，他们没有必要对这个策略加以改变。他们会继续过"在界"的生活。做自己要做的事情，有信心得到自己想要的，活在当下感受幸福。

即使是在以后，当接触到更大的世界后不可避免地会遇到挫折的时候，他们在内心深处的基本信念也还是积极的。他们在根本上还是以在界的生活方式为主导。他们的行动不是操控这个世界的，也没有多少的功利性，而是自己的直接的表达。这样的孩子"没有心眼"，所以让成年人有时觉得"有点傻"，但这正是他们可贵的地方。"有心眼"的孩子实际上是受到了挫折，不得不用心机来控制世界和应对世界，那些孩子并不幸福。顺便说，在其他影响因素相似的情况下，人们发现有心眼的孩子往往会身高比较矮，而没有心眼的傻孩子会高一点。这就是因为后一种孩子更心理健康，而心理健康会对机体的发育有好处。

但有消极基本信念的儿童则不同，他们发现"做自己"是一个不够好的策略，这个策略使得他们的欲望得不到满足，因此他们必须改变策略，也更容易被导入营界的生活中去。追求爱但是没有得到爱的孩子可能会学习讨好，或者压抑自己不被喜欢的那些特质，希望有成就的孩子可能不得不通过隐瞒和欺骗来赢得空间去做自己想做的事情。他们会尝试不同的策略，有些完全无效的策略就会被废弃，而有效的策略就会被留下来。这个过程大约需要两年的时间。

基本信念的强化

有消极信念的儿童所做的应对从目标上分析，其目标是改变自己的境遇，从而让自己的基本信念也有机会改变，但是结果却不如他们所愿。因为他们的应对有时会失败，而失败使他们不能改变其境遇，因此也使得基本信念不能被改变。比如，如果一个追求爱的孩子的基本信念是自己不可爱，而他努力让自己变成父母眼中可爱的那种样子，却不成功，那么他会通过检验发现，自己没有办法变成那个样子，也就证明自己的境遇不会改变而自己也不会变成被爱的孩子。这样，他不被爱的基本信念就会被强化。

如果他成功了会不会得到改变的机会？当然，成功会使得他的境遇有所改善，这会带来一定程度的积极情绪。但是在诠释环节会出现一个问题。那就是对此的诠释——当我按照不真实的样子表现一个假的我的时候，我会得到一个好的境遇，正好在反面证明真实的我是不可爱的。因此，成功的结果也加强了原来的基本信念，也就是我不可爱。这里有一个很有趣但是实际上很可悲的局面，不论失败还是成功，都会强化原来的基本信念。因此，有消极信念的人用营界的方式来试图改变，不论失败还是成功，结果都是一样的，消极信念再一次得到证明，并被强化。

当然，虽然应对从根本上看是没有用处的，但是应对还是可以带来一些满足的，因此这些应对还是会被留下来。而且，人们会暗自希望这些应对下一次或者哪一次有用。

命运脚本的确定

三岁左右，儿童完成了其命运脚本。这个脚本写上了他的心愿、对境遇的预期、信念以及应对方式。但是对于改变自己的基本境遇，改变自己的基本信念，他们还有一些希望。于是，他们会一次又一次地进行尝试，尝试改进自己的应对，看是不是能获得更好的结果。虽然应对方式可能会有所改进，但不论成功失败，基本信念不会被改变。他们在生活中会意识到这一点。虽然他们不能清晰地知道原因，但是他们会在检验过程中发现，他们对自我的诠释不会改变，他们的欲望不能真正得到满足而只是得到一点缓解。

由于自动实现的心理效应，世界总会倾向于符合人们预期中认为的那个样子。一个认为世界充满敌意的人会以攻击或者防御的态势对待他人，而这样的态势很可能会激发别人的敌意，这也让这个人更加相信世界是充满敌意的。同样，一个认为别人会欺骗自己的人会不愿意和别人说实话，这也当然导致别人不爱和他说实话，这就让他更加相信别人都是骗子。这样的效应，也使得他们的行为模式固化下来。

大约三年左右，经过了多次循环，这名儿童会在心中越来越不相信这一切可以被改变。他会有一种无奈的感觉，他会认为这一切都必然如何而且将来会依旧如此，这种感觉我们称之为"宿命感"。

这个时候我们说，命运脚本就成为"定稿"。命运的基本形态将不会改变，在他未来的人生中，他将一再重复这个形态或者模式。除非很特殊的情况发生（比如接受了深度的心理咨询），否则在他的一生中他不会真的相信人生可以有别的样子，也因此他的人生的确不会有别的样子。

在细节上命运脚本并没有"规定"，因此以后的境遇不同，人生会有一些细节的不同，但是在根本上他们都是在过六七岁之前的那种生活。不过幸运的是，当我们看到自己的命运脚本之后，借助心理咨询，我们可以改变基本信念并从而改变我们的人生。

专栏 16-1　感受与信念

　　这个时代，我们这些活在网上的人可能很多都经历过一个转变：一开始我们会非常天真地以为人是理性的、讲理的、可以通过讲道理被说服的。这就好比一些男性在恋爱的初期经常犯的错误——和女朋友讲道理，并且以为可以通过讲道理来把事情说清楚。对不起，我这样说是不是会激起女读者的不满？其实这里的男女两个词也可以换过来，有些女性也发现和男朋友讲道理是没有用处的。那些自以为自己很讲道理的男性，实际上也并不是像他们自以为的那样理性。

　　因为这种天真，人们常常对"信念"这个词有很大的误解。人们会误以为信念是一个命题，是对某个事物的一种认知，信念如果不正确，也是可以被理性思维所矫正的。甚至有种心理咨询技术还专门有如何矫正人们信念的方法，就连核心的信念都用改变认知的方法去改变。

　　但实际上，信念不是一种认知。信念是不是被我们接受，不取决于它是不是合乎理性和逻辑。信念是在行动并且获得经验的基础上所形成的一个诠释。这个诠释的过程中固然有认知在起一定作用，但是最关键的不是认知，而是那些经验。经验中有积极愉悦的感受，就会形成一个信念，认为某个对象是好的。经验中的感受是消极的、痛苦的、不愉悦的，那么就会形成一个信念，认为某个对象是不好的。小孩子吃糖感受很好，于是他的信念中就认为糖是好东西。即使爸爸妈妈告诉他说，吃糖多了会牙疼，他也不会把糖看作坏的东西。小孩子的信念中牙疼是坏事，但是糖还是好东西。

　　出生后的第一年，婴儿是在一张白纸上开始形成自己最初的信念的。这些最初的信念就是人的核心信念或叫作基本信念。这些信念如同公理一样，是不受任何质疑的，是被看作理所当然正确的。而后，儿童会对各种各样的事物产生各种具体的信念。如果后面形成的那些信念和最初的核心信念有冲突，则认知活动会出来调和，试图让它们之间不要有太大的矛盾，能够形成一个相对比较一致的信念体系。这个过程中，绝大多数情况下人们都是要让后面的信念尽可能和核心信念保持一致，而不是修改核心信念去适应后面的信念。核心信念是根本，后面的具体信念是枝梢。

　　感受和信念之间是怎么样的关系呢？最基本的关系是，愉悦的、好的感受带来积极的信念；不愉悦的、不好的感受带来消极的信念。

　　在认知还没有分化的时候会形成最初的核心信念。认知上能区分不同对象之后，不同对象所带来的感受就形成了关于这些对象的信念。在自我的感受中形成关于自我最核心的信念；在对别人的感受中形成关于他人的核心信念；在感受外部世界的时候形成关于世界的核心信念；而在经历时间的过程中形成对于时间的信念。

　　对于各种信念，我分类为四类，分别是关于信、爱、行、知的信念。这四类信念积极的一面分别是相信自己的基本价值、构成基本自信的信念；相信自己可爱的信念；相信自己有行动能力的信念；相信自己能够有认知能力的信念。这四类信念消极的一面分别是无价值信念、不可爱信念、无能信念和无知信念。

　　我读过一本书，上面总结了一些人常有的消极的核心信念，分为三类：无能类，包括我不能胜任、我做事没有效率、我做事做不好、我很无助、我很软弱、我没有力量等；不可爱类，包括我不可爱、我不讨人喜欢、我不受欢迎、我没有吸引力、我是多余的、我被人忽视等；无价值类，包括我毫无价值、我坏等。这三类分别对应于上述的行、爱和信，但是缺少了知那一类。和"知"有关的是"无知"类，包括我什么都不懂、我很傻、我糊涂等。

　　这些消极信念的起因，是人生早期的一些经历中所体验过的消极的感受。之所以我们说是早期，是因为早期才能在空白上形成最初的核心信念，后期就不是在空白上建立了。

　　"我不能胜任"这样一种信念的产生，来源于挫败、沮丧、不胜任感。行动没能达到目标就会有挫败感。运气不好，事情的发展不符合自己的期待，就会产生沮丧感。而当有过失败甚至多次失败，在做同类的事情时，就会在策略阶段评估自己的成功可能性的时候，产生"我可能干不了，不能胜任"的评估，而这个评估所带来的感受就是不胜任感。当这一次果然失败之后，在诠释阶段就会以挫败、沮丧和不胜任感为基础，产生"我不能胜任"的信念。这个信念中的心理能量就是不胜任感等所带来的，其感受成分就是不胜任感，而其认知标签就是以某种符号表达的"我不胜任"，而在以后的认知中，特别是在策略阶段的评估中，会以这种符号再次表达出来。

　　"我做事没有效率"这个信念的基础是"急迫感"和"沮丧感"。当行为没有按时完成和达到目标后，就产生了沮丧感。如果诠释时对失败的归因是认为自己的效率太低、速度太慢导致了失败，就会产生"下一次我要快一点"的急迫感。如果下一次又失败了，则急迫感也会融入所增加的焦虑之中，在下一次的诠释中急迫感和沮丧感共同构成了一种混合焦虑感受，并成为"我做事没有效率"的信念的感受基础。在这个信念中，挫败感也可能存在，但不是必然存在的。因为有时行为可能会达到目标，只不过时间超过了预期，那种情况下就不带有挫败感。

　　"我不可爱"这个信念的基础是"孤独感""疏离感"这一类的感受。在婴儿期，孩子还不能去主动做什么的时候，如果他身边的抚养者对他没有表达足够的关注和爱，没有对着他笑，没有对着他表现出兴奋，没有经常去抱他，那么他就会产生孤独和疏离的感受。因为那个时候婴儿并没有做任何事情的能力，所以在诠释的时候，只能用他的特点来做评估，也就是得出结论，认为"因为我不可爱，所以他们不爱我"。那种孤独、疏离的感受，就构成了这个信念的基础。

　　多数信念是在婴儿期产生的，但"我没有性吸引力"这种信念是很晚才产生的。当一个人有了性意识之后，他会希望自己能吸引异性的关注并获得异性的好感。这个时候，因为他已经有了行动力，所以他很可能会做一些事情以吸引异性。即使他没有做什么事情，他也会特意观察、评估异性对自己的态度。如果自己一开始就没有往性的那个方面想，也没有把对方作为性的对象来看待，完全没有性意识，那么不论什么结果都不会影响到关于性吸引力的信念。他首先要把对方当作异性（当然某些时候是同性，总之是潜在性对象），然后评估对方对自己的态度，这才和性吸引力有关。

　　当一个人，通常是少年，整饰自己或者和异性谈话、交往并观察异性对自己的态度时，他会评估异性的行为反应，并得出一个结论。如果他发现异性没有关注到自己，或者虽然关注到了但是对自己的态度冷淡或者拒绝，那就会产生一些感受和情绪。这些感受包括：挫败感，发现自己做的事情没有用；被冷落感或被疏离感，感觉到对方离自己很远；恐惧，担心下一次和异性交往会失败；恼怒，认为异性在做对自己不好的事情；嫉妒，看到别人在异性那里获得了成功；还会有其他一些消极感受或者情绪。带着这些感受和情绪的能量，在诠释的过程中把失败归因于自己的特点的时候，就会产生一种"我没有性吸引力"的情绪。

"我毫无价值"这种信念通常产生在人生最早的一年中，甚至产生在新生儿阶段。在还没有分化、一切感受都混成一团的时候，如果他的感受整体上都很消极，就会产生这样的信念。之后的人生中，在这个信念的影响下他会贬低自己的各个方面，从而带来更多的失败和不满足，继而导致自卑和抑郁等消极情绪。

"我什么都不懂"这种信念是在探索和认识世界的过程中失败而导致的。通常在探索的开始阶段和认知的最初阶段，人们都会有迷茫感、疑惑感、不明白感以及一定程度的挫败感。但是经过探索和思考等方式终于获得了领悟，人就会产生领悟感、豁然开朗感、清晰明确感等感受，这些迷惑之后的领悟感是很令人愉悦的，它抵消了前面所有那些不愉悦的感受。但是如果有人没有能够获得领悟，就会一直困在那种迷茫、疑惑、不明白的感受中。如果他最后在这种状态下放弃了进一步的探索和思考，那么他就会产生"我什么都不懂"的信念。还有一种情况，就是在这个人进行探索和思考的过程中，其他人的行动使他感到挫败。比如，在他迷茫的阶段，其他人贬低或者批评他，而他在这个时候决定放弃进一步探索；或者在他迷茫而且正在探索的时候，别人认为他自己不能搞懂，把答案告诉了他；或者别人没有让他经历迷茫和探索，就把答案告诉了他；或者在他得到了一定领悟的时候，别人否定了他的发现，认为他的发现不正确或不够正确，等等。这些做法都会让这个人产生沮丧感等感受，并形成"我什么都不懂"的信念。

每个信念都包含着很多感受和情绪的能量，分辨清楚一个信念背后的感受和情绪是什么，会有助于我们对信念进行调整和改变。

第 17 章

关于回归疗法

Chapter 17

回归疗法的历史和发展

回归疗法是由曹昱和我共同创立的疗法。这个方式的雏形形成于 2008 年前后。它的雏形是曹昱总结的针对焦虑问题的分析性模型，分析了焦虑是如何在人们的行动中不断增加的过程。当时，她和我都还主要从事意象对话疗法的教学和实践，我们也把这个模型中获得的一些方法用于辅助意象对话的咨询和治疗过程。

但是渐渐地我们发现焦虑不仅仅是"一种"心理问题，而是人类所有心理问题的根本，对焦虑的解决也关系到人生最根本的处境。由于"讨论心理问题"是我们两个人生活中最亲密的、也是最有趣的活动，我们就把关于焦虑问题的讨论当作了我们业余生活的中心。经过越来越充分的思考和讨论，我们逐渐分辨了焦虑的层级和种类，并且发现其最深的层级是存在焦虑，人的所有问题追溯到根上都是存在性问题。生死、孤独、意义感、选择和责任等，的确是人生的基本问题。这好像和存在主义哲学家以及存在主义疗法心理学家相遇了，但是我们对存在主义并不满意：为什么人生的基本问题就是生死、孤独、意义感、选择和责任？为什么就不是"性""超越""原型"，或者"打豆豆""吃小龙虾"？我们必须继续深入，找到更深的根源。于是我们继续努力，终于发现了一个可以把所有基本问题变成唯一问题的原因，那就是"我"是不是存在。

这时，我们发现并遇到了佛教。既然遇到了，也没有必要避开，反正日光之下并无新事，但是把旧的领悟翻新一下，以全新的面貌展现，也是一件很有趣的事情。于是我们以这个"无我和我见"的矛盾为基础，重新建构了我们的理论模型，那就是我们现在的这个回归疗法模型。

以后我们在实践中一点点验证这个模型，惊讶地发现这个模型的效果有时甚至会超过我们对它的期望。就好像我作为将领，派一个侦察兵去刺探一下敌军司令部的情况，结果这个士兵回来的时候直接俘获了对方的司令。这让我们对这个模型有了信心，从而敢于给它命名为回归疗法。

更诚实地说，这个模型不仅仅是一个模型，它更多的是一个灵感、一个洞见。我们发现似乎从这里开始可以把更多的事情想清楚。就像某个故事中某个人发现生活中所发生的事情很奇怪，所有的事情中都有不能解释的地方，后来他突然知道了一个关键的秘密，然后一切都清楚了。回归模型也是这样的一个关键所在。我们似乎可以从这里打开一扇门，然后通向对所有心理问题的一个整体的领悟。一切心理都在其中得到解释，一切情绪问题、思想、人格以及人生的意义都可以被理解。因此我们用我们的理性去追随这个灵感，让它指引我们经历古今所有的悲欢，理解每个几乎不可理解的人。是的，我们推演，而不仅仅是总结经验。我们相信，当我们从恰当的前提开始，理性会带我们到正确的方向去。心理学中有太多的资料收集以及统计，但是有太少的推理。我们相信测量，却忽视思考，实际上测量可以告诉我们现实是什么样，而思考才可以告诉我们现实为什么是这样。

曹昱是一个非常认真的人，她执着于把每一个细节、每一个心理发展路径中的细节都全面地整理出来。而我更喜欢"跳跃"前进。这可能是我们一起工作时所遇到的最大困难。直到我们写了一万多字的"最简提纲"之后，我才说服她暂停她的那种精细工作。因为我们都同意，每百字提纲所说明的内容，展开后我们需要大概十万字来阐述。而现在这一万多字也就是需要一千多万字去描述，这还只是心理发展的几条主线中的一条。而在我们的余生写上四千万或五千万字，并且再通过培训去教授人们这是完全不可能的任务。于是我开始简化，把这个模型变成一个正常的东西。

然后，我们通过讲座和培训去推广这个模型。在广州，一个小组的心理咨询师开始使用回归疗法。虽然很困难，但是他们也的确做了很多，让这个疗法真正起到了作用。

于是有了今天这样的回归疗法。想了解回归疗法的心理咨询师们希望有一本书能帮助他们，所以就有了这本《幸福的重建：回归疗法入门》。由于工作忙碌，时间紧张，所以我很抱歉第 1 版比较简略，而且缺少生动的例子或者讲解。不过，有总胜过没有。

《幸福的重建：回归疗法入门》第 1 版出版后，又是几年过去了。现在我们出版了第 2 版，这一版中我们在章节的后面，以专栏的方式给出了一些回归疗法的具体的例子和讲解，这使得本书的可读性有所提高。

这些年回归疗法的培训还是每年都在进行，但是其规模依旧还是很小，少的年份只有十几个人，多的年份也只有几十个人加入。但这并没有关系，我们不急于让更多的人加入。虽然回归疗法的实践者总人数比较少，但是他们的探索和发现却并不算少。比如，赵军总结了"愿力循环圈"的结构，孙继勇等回归疗法实践者也有自己的发现，这些成果都丰富和发展了回归疗法的理论和技术。从 2018 年开始，我们几乎每年都会开一次年会，交流回归疗法的最新发展。2021 年秋，我们在濮阳班家小镇上的回归疗法研究基地也建设完成。这为回归疗法开展研究活动提供了一个很好的环境。

回归疗法和其他疗法

据说世界上已经有了几百种心理疗法，按道理说似乎并不需要发明更多的疗法了。但是为什么我们还要创立回归疗法呢？

因为回归疗法中的确存在着某些新的东西，是我还没有在其他疗法中发现的。最主要的就是，还没有一种心理疗法能够追溯到存在焦虑的来源。存在主义的心理治疗也只是发现存在焦虑是其他心理问题的根源，而没有再解释为什么人会有存在焦虑，为什么人会面临生死问题、意义问题，以及为什么人是孤独的。

而且也没有一种心理疗法能清晰地展示出从存在问题衍变出各种心理问题的路径。而我们用焦虑循环圈能把它展示出来，因此我们也就得到了回归的路径。我们知道了是从哪里来，就可以知道可以到哪里去。我们的去处就是我们的来处。

我们认为回归疗法可以和任何走在正确道路上的疗法兼容。回归疗法是一个俯瞰的图景，这个图景可以展示心灵从存在感开始，直到地狱一样的痛苦境域的所有道路。虽然我们现在还没有详尽的地图，但是如同拥有了卫星上的望远镜一样，我们随时可以看任何方向并且去画出这个区域的地图。

接下来，我简单地和现有的心理疗法做一点比较。

精神分析或心理动力学倾向的疗法，在我看来重点是在理解人的"焦虑"和"欲望"。它们所做的工作和回归疗法在焦虑循环圈中对"焦虑"和"欲望"环节所做的工作是相近的。当然焦虑可能是意识中的，也可能只是在"潜意识"水平的存在，欲望也是如此。回归疗法和精神分析不同，并没有在潜意识上花费精力，而只是关注焦虑和欲望的形态和它驱使人走向何方。之所以如此，不是因为了解潜意识不重要，而是因为如何了解潜意识的知识，我们可以从精神分析中借用，不需要重新去独立研究。和精神分析不同的是，回归疗法并不认为人最根本的欲望是生物学的欲望，我们认为生物学欲望只是根本欲望的一种衍生形态。另外，我们不仅仅关注焦虑和欲望，也关注策略、行为、检验和诠释过程。

对于认知–行为取向的疗法，我们认为它对应于回归疗法在"策略""行动""检验"和"诠释"环节的工作。我们认为认知疗法对应的是"诠释"环节，是通过重新诠释来修改信念的一种方式。而问题解决取向的认知行为疗法，可以看作通过"策略"的修改来改善结果。

回归疗法和人本主义疗法的共性，没有它和存在主义治疗的共性那么多。回归疗法认为存在主义疗法的基本假设和回归疗法的基本假设只有一步之遥。我们认为存在主义疗法中关于存在焦虑、意义感、孤独、爱、选择和责任等的看法，都是和回归疗法相容的。区别是回归疗法认为存在主义不是终极解决方法。存在焦虑也是可以消除的，虽然消除存在焦虑一般来说并非回归疗法的目标。

从形态上看，焦虑循环圈和格式塔疗法中的体验循环圈很类似。格式塔疗法中的体验循环圈包含"知觉""识别""动员""行动""接触""满足""消退"和"休憩"八个环节。格式塔疗法认为心理问题往往来源于循环被阻断，而心理治疗的目标就是疏通这个循环圈并让循环完成。

和格式塔疗法比较，我们认为"知觉""识别""动员"这三个体验循环圈中的环节，都属于我们焦虑循环圈中的"策略"环节；而它的"行动"和"接触"则对应我们的"行动"环节。"满足""消退"和"休憩"对应我们焦虑循环圈中，行动满足了欲望的时候所产生的一种效果。但我们可以看到回归模型和格式塔模型是不同的，对于具体的某个活动过程我们更为简略，但是对整个过程，我们却比他们更明确地提出了"焦虑""欲望"环节，以及"检验"和"诠释"环节。我们指出了行动未必总带来格式塔疗法所认为会带来的效果，"完成，疏泄精力，体验自我和他人的互动"也未必都能"成全、愉悦、赞赏和接纳自己"，也未必会带来焦虑的消退。检验判定了行动的后果，而诠释才决定了信念的形成。我们认为，格式塔疗法隐含的目标就是满足欲望，因此它对欲望的来源并不反思，并没有关注焦虑环节到欲望环节的过程。格式塔疗法强调"此时此地"，欲望得到了满足就好，因此也没有重视对未来很重要的诠释和信念的形成。而回归疗法在这方面和它是不同的。

由于我是意象对话疗法的创始人，因此不少人很关心意象对话疗法和回归疗法之间的关系。回归疗法中的少数思想来源于意象对话，但是实际上这两种疗法是互补的，而不是相似的。正是因为回归疗法中的内容不可以嵌入意象对话的理论框架中，我们才只好另外命名新的"回归疗法"。

在整体上比较，意象对话疗法的核心是用原始认知作为手段去进行心理咨询与治疗。而回归疗法则重点不在于用原始认知或逻辑思维，不在于用什么来思考，而在于思想是为了什么。意象对话疗法的重点是提供一种有效的心理咨询与治疗的工具，而回归疗法的重点是提供心理咨询与治疗的方向。如果把意象对话疗法比做一艘船，那么回归疗法就可以比做罗盘、灯塔或者GPS 导航系统。回归疗法更清晰地指出方向，而可以有各种不同的船驶向回归港口的方向。

回归疗法的学习要点

回归疗法最核心的理念是没有一个实体的"我"，而人们却都有一个"我存在"的理念。这个理念和人们的内心感受是不一致的，因此我们无法说服人们承认。学习回归疗法的人如果感到自己无法相信这个核心理念，则可以忽略这一步。直接从"人们都在追求存在感"开始，也一样可以理解和使用回归疗法。

学习回归疗法要保持理性的态度，对循环圈的演变过程要仔细地通过推理去理解，而不能含糊接受。只有清晰地理解了这个过程，才能恰当地理解和使用回归的具体技术。

在对来访者进行心理咨询或治疗时，我们需要对他们现在所在的"界"以及在这个界的哪个区域有一个了解或判断。对不同界的人，我们帮助的要点是不同的，所希望达到的目标也是不同的。如果错误地把用于某界的方法用在了另外一界，则有时甚至会有消极的效果。

作为心理咨询师，必须有好的品德。回归疗法学习好了之后，可以获得对他人的心理影响力。这会带来滥用的风险，所以我们需要反复强调：心理咨询师绝对不能滥用这个能力，以获取自己的私利，也不应该滥用这个能力，协助来访者满足不正当的欲望。在伦理和品德方面，回归疗法将坚守比其他心理咨询更严格的标准。而在回归疗法的培训中，我们也把考察学习者的品德放在一个非常重要的位置上。对于任何我们对其操守不够有把握的学习者，都会严格限制其学习回归疗法的高阶内容。

我们希望回归疗法能成为那些遵守伦理规范、有良好品德的人所使用的工具，为社会带来积极的改变，让这个世界更加美好。

专栏 17-1　全然的人

人性所能达到的至高境界，会让普通人觉得疯狂而不相信。这些达到至高境界的人——至人，超越了"自我"的藩篱而达成了"无己"，会超越所有的"条件性"（或称为"有待"），于是其精神获得了彻底的大自由和逍遥，所谓"乘天地之正，而御六气之辨，以游无穷"。

这个境界超越了我们所谓的循环圈。这个境界的"在"也超越了回归疗法中所谓的"在界"。在界之"在"，是暂时获得了存在感、暂时缓解了存在焦虑所感受到的"我在"。而至高境界的"在"是存在焦虑并不存在的时候，不需要求得存在感而就能感受到的永恒的自有的"在"，也就是一种"大自在"。

这个境界姑妄说说可以，认真说的话，本是不可说的。更何况，我也不知道。而且，想要达到这个境界，也并无"途径"可以到达。所以让我们回到我们所能说且可以求得的最好的境界吧。通过回归疗法，我们可以确保达到的境界，最好的就是"善良的在界人生"。

按照中国古代传统，能达到至高境界的人叫作仙人、神人、至人、真人、圣人等，而美好的在界的人就是儒家所说的君子。后世的人不了解君子，误以为君子就是严守道德规范、压抑而保守的人而已。那是误解，这种压抑而保守的人最多只是儒家所说的"乡愿"而不是君子。君子是通过修养身心获得了精神成就，能从容活在在界，且能够和别人建立爱和关怀的关系的那些人。简单说，就是懂爱的在界人。君子的内心不是压抑的，而是活泼的、平和的、愉悦的、幸福而快乐的。小人才会常戚戚，君子总是坦荡荡的，君子的人生是很美好的。

在这本书的结尾，让我们对这种善良的在界人做一个描述，从而让我们对他们的品质有一些了解吧。

心情悠然

首先，因为他们总在做有意义的事情，因而他们的存在焦虑得到了很大程度的缓解，所以他们的焦虑程度很低。这让他们的整体心态是悠然自得的。孔子曾经问弟子们的志向，曾晳说自己的志向就是"暮春者，春服既成，冠者五六人，童子六七人，浴乎沂，风乎舞雩，咏而归"。孔子很赞同曾晳的说法。

曾晳的这个说法，其实我们可以看作一个象征。它并不只是在说具体的活动，而是表达一种心态。君子的悠然自得的心态，就是这种仿佛快乐春游，无忧无虑，心中全无芥蒂，享受生命与自然的心态。

北宋程颢在诗里写道："闲来无事不从容，睡觉东窗日已红。万物静观皆自得，四时佳兴与人同。道通天地有形外，思入风云变态中。富贵不淫贫贱乐，男儿到此是豪雄。"这其实表达的是和曾皙一样的心态。

"万物静观皆自得"，这个"自得"就是我所说的悠然自得。"无事不从容"就是无忧，睡觉睡得安心，也是无忧的象征。所有这些描述都说明他们的内心没有焦虑。这种悠然自得，这种心安的状态，只有在界的人才有，营界的人汲汲于追求功名利禄，所以内心总是患得患失，就不可能没有焦虑。而守界、溃界的人就更不用说了，内心无时无刻都是惶恐不安的。所以做君子不是"牺牲"，而是"大乐"，只不过大乐的获得需要自我修养的成就带来。

欲望淡然而态度超然

我国的古人说，嗜欲深者天机浅。欲望太强，急于功利，嗜欲深，那么在处事的时候就难免急躁，甚至难免会不择手段；过于饥饿的人就不会有好的"吃相"；金钱欲望太强会显出财迷的样子，他的商业合作者看到了，可能会对他不放心——这也会减少了他的赚钱机会。

"利"常常会令"智昏"，欲望太强的时候人只去看可能得到的利益，对于其他事情就都不那么关注了。即使感觉到有风险或者不妥之处，也因为迫切地想要得到利益，会自欺欺人地找理由说服自己，告诉自己不用担心。如果有人设置鱼钩陷阱，这些欲望太强的人就很容易成为钩上之鱼或陷阱中的野兽。欲望过强的人其气质浑浊、油腻，甚至龌龊，其精神也不清明，其举止则粗俗，他们的品质是更为低劣的。

而如果一个人焦虑少，欲望也没有那么强，他们就能有从容的态度。富家子弟不缺吃穿，就不会吃相难看，在餐桌上就可能会有更好的风度；不那么渴求金钱的人也就不会为了弄钱而做出伧俗的事；不在意权力的人也不会对有权的人巴结逢迎，不会势利眼，不会摧眉折腰事权贵。这些人对其他人竭力追求的那些东西，可以更为淡然，于是就会有一种超然物外的气质。

欲望淡然而气质超然，没有"利令智昏"，没有物欲蒙蔽智慧，就会有清明灵动的精神状态。这样的人自发的创造力可以自然流淌，从而焕发出夺目的光彩。这也就是张孝祥所说的"肝肺皆冰雪"。没有被现时的欲望所裹挟，心灵可以保有自由，所以也能有"尽挹西江，细斟北斗，万象为宾客"这种大气开阔的精神状态。

这种精神状态清澈、光明、纯净，这样的人对自己的精神存在能有一种审美的愉悦感。如果他们把自己和那些受欲望驱动的人比较，和欲望中的人的那种黏腻比较，他们会对自己感到非常满足——我国古代的隐者、高士都在生命中充分享有了这种满足感。

了然于策略

没有过度欲望的干扰，人在认识事物的时候就可以更加如实。不会自欺，不会扭曲现实，让一切"是其所是"，这样我们就会更清楚地看到事物的本来面目。所以，他们更容易对内部、外界的一切都能够明白了然。

在界的人更单纯、更直接、更简单，普通人会认为，他们在策略环节是更弱的。在普通人的心目中，策略就是"花招"，而心地单纯的人都没有能力想出很多"花招"来，所以在策略上一定是不如其他人的。普通人看在界的人，也的确经常觉得他们"傻傻的"。但其实真相并非如此，在界的人简单但是并不傻，他们可能没有什么"花招"，但是他们的策略却可以是更加好的策略。因为好的策略并不需要是复杂的，而需要的是"能达到我们真正目标的"。

普通人之所以有这样一种倾向，认为好的策略应该是"复杂的花招"，那是因为他们往往把事情看成并且变成了"零和游戏"。他们和别人竞争，认为自己所得的任何东西都应该是从别人手里夺得或者骗来的。这样的话，策略复杂并且有欺骗性就比较容易在和别人的竞争中成功——用复杂的花招才能把别人绕晕。但在界人知道策略并非花招，最好的策略往往恰恰是最简单的策略。好策略的要点其实是"知道自己要的是什么"，并且让方向"指向自己所要"。

营界的人往往都是在和别人争夺，而在界的人却在"做自己"，做自己的时候，人和人之间往往并不需要竞争，因为每个人所要的都不同。一个人的策略越是"指向自己所要"，也就越是"区别于别人所要"，也就越是"没有和别人可争的",从而也就越可以简单和单纯。

当你只是成为你自己,你不需要对别人隐瞒,因为别人不会阻碍你。如果别人心理也比较健康的话,别人会愿意顺手去成全你,让你实现你自己。你越是把你自己的方向告诉别人,别人就越是有机会去成全你。爱是人性的本质之一,你的方向显现得越清晰,别人越容易以帮助你的方式来表达他们的爱。

君子——善良的在界人对别人也更加了然,别人所用的策略他也更加容易明白。如果他知道别人真正需要的是什么,他出于本性中的爱心,也会愿意顺便帮助一下别人。如果他们知道别人在玩花招,他们也不会太不安,因为他们对别人的花招也很了然,他们知道自己不大会被别人的花招所欺骗。

行动自然

在界人的策略单纯,所以行动自然。

别的界的人所用的策略经常会有矛盾冲突。一个策略可以在某个方面很有用,但是极有可能会有其他的副作用。营界的人选择战斗和攻击,就会担心这个策略会给自己带来危险。他们并不是喜欢攻击,只不过为了获益有时候选择了攻击策略。攻击所带来的"招惹了别人"的副作用,是他们不想得到的。这就是矛盾。其他策略也无不如此,都会有某些副作用,越是复杂的策略,越有各种可能的不良副作用。

守界的人更不用说,所有的策略都会包含矛盾。他们自我欺骗,以此作为安抚自己的方法,但是这种自我欺骗本身就违背了所有人共有的那种"被自我理解"的需要。这就是一个不可解决的矛盾。这个矛盾投射到外面,就是他们既希望别人真的懂自己,又希望别人能相信自己的欺骗。这也是矛盾。

有矛盾,在行为上就会受到不同力量的影响,所以行动中就会产生不自觉的矛盾。例如,一个女孩子问男朋友:"我是不是胖了?"她希望知道真实的答案,从而决定自己是不是要加把劲减肥。但如果男朋友回答说"是的,胖了一点",她就会生气,因为她希望男朋友不觉得自己胖,她觉得男朋友如果觉得自己胖了,就会减少对自己的爱。如果男朋友说"你一点也不胖",她也会不舒服,因为她觉得男朋友太不诚实。她的行动就会相互矛盾。再比如,一个人反感拍领导的马屁，但是他觉得为了升职自己需要这样做。他会去拍马屁，但是拍得很不自然，甚至不小心会口误，说出对领导不敬的话。

而在界的人之所以不会如此，是因为他们的策略就是直接去做自己想做的事情，那么他对"副作用"就并不特别担心。因为做这件事情就是自己的愿望，做了这件事情就直接给自己带来了意义感和存在感。所以他没有什么内心矛盾。

内部没有冲突，所以行动的时候人格中并没有其他的部分同时在压抑这个行动，这个行动不受阻碍，于是就展示得非常流畅，这就是所谓的行动自然。行动自然就会高效，所以非常有意思的是，在界的人并不在乎功利效果，但是他们的行动却常常有很好的功利效果。这当然也有可能是因为他们在这种状态下，身体和心灵都没有压抑，所以发挥得更好。

还有一个特点，就是在界的行动经常会带来"巧合"，而这个巧合却刚好能实现自己的目标。这种巧合实际上往往是因为潜意识中的力量更善于发现事态的发展方向，并引导人走向了这种巧合。这巧合让人感觉，仿佛是"老天爷帮助傻孩子"。其实，傻孩子并不傻。那些自以为聪明、在意识层面用逻辑思维精密算计、把机关算尽的人，其实才是真傻。

营界以及等而下之的各个界，对环境和他人都不能完全真实地认知。营界的人之所以不能真实地认识环境和他人，是因为他们对环境和他人都是一种"利用"的态度。在观察的时候，他们只关心"这个环境或这个人对我有什么用处，或对我有什么威胁"。他们并不关心"这个环境是什么情况，这个人是个什么人，这个人内心真正的样子是什么样子"。正因为这种态度，所以他们只是片面地了解环境和人，然后就根据"和自己有关"的方面，来确定自己对待环境和人的策略。守界的人自顾不暇，更没有精力去了解环境和他人真正的样子，也就是可以怎么利用一下，就怎么用一下好了，经常会把自己的内部心理投射到环境中的其他人身上，他们在这种对外界、对他人非常无知的状态下，所用的策略更不考虑环境和他人了。溃界的人就更不用说了，对环境和他人完全无知，也谈不上什么有效策略。

这些人在行动的过程中并不能对环境和他人保持持续的了解。营界的人多多少少对环境保持了监测，但也只关注环境和他人的少数"有关"的特质。因此当环境和他人的情况发展和变化时，他们并不能及时地发现。如果环境和他人的变化并不是营界的人"重点监测"的内容，那么哪怕是很大的变化，他们也看不见。

因为不能随时看到环境和他人的情况变化，所以他们只能僵化地使用事先选定的策略。这就带来了他们行动的"僵化性"。如果他们发现了结果特别不如意，或者发现了环境和他人的变化，也很难即时找到好的应对之策，所以即使改变自己的行动策略也改得很不恰当，这种改变很容易盲目并且莽撞，也不会带来较好的结果。

但在界的人不同，因为不那么功利，所以在观察环境和他人的时候，反而观察得比较全面。有些在界的人因善良而更关心别人，所以对别人的理解更为深入。在行动的过程中，如果环境和他人的情况发生变化，他们就能更及时、清晰地感受到，从而会自然而然地随着环境和他人的变化而改变自己，这也就是所谓的随机应变，所以其行动能够顺应自然。这就是所谓的无为而为。

成固欣然，不成亦泰然

对于营界的人来说，成败是非常核心重要的。成则获得所需要的东西，后面就有了更好的条件；败则会失去很多东西，或者是得不偿失，这样条件就会更差。所以营界的人不能接受失败，一旦失败就会有挫败感、沮丧，焦虑程度会提升，只有成功了才会开心。守界的人成功无望，但是也需要维持住自己的面子，保住基本平静的心态，否则也会更加焦虑不安。所以检验的结果如何对他们都很重要。患得患失就是他们检验阶段时必然的心态。

但在界的人不同，他们固然也希望自己所做的事情都能成功，但是也很清楚，事情的成败不是自己所能决定的。很多的因缘都会影响结果，最终的结果取决于多种因素的结合。自己做一件事情无非是为了做自己想做的，是一种自我的表达。因此，他们做事大多时候无非是"尽自己的心"而已。古代君子为国为民，鞠躬尽瘁，也无非是尽自己的爱国爱人之心而已。至于成败，也只能"付之于天命"。孔子一生都在试图恢复周礼，但是也感觉成功的可能性不大，但还是决定"知其不可为而为之"，就是这种"尽心"而已。

所以如果他们成功了，他们当然也会欣然，怡然，满心畅快。但就算是失败了，也不会懊丧、沮丧，而可以泰然处之。古人有一句关于成败的话是"胜不骄，败不馁"，也大体上指的是这种态度。只不过"胜不骄，败不馁"并不只有在界的人能做到，营界的人如果修养比较好，也能够达到这种境界。晋时的谢安在听到淝水之战己方胜利的消息时，从容地说"小儿辈已破贼矣"，就是胜不骄的表现；曹操在赤壁之战失败后还能镇定处置，就是败不馁；刘邦屡战屡败于项羽，还能坚持战斗，也是败不馁。营界的人能做到这一点的，不是对成败不在意，而是对自己有自信，相信一时的成败不足道，自己终究还是可以获得成功的。营界的人失败时的泰然自若不是内心不动，而是用自己对未来的信心抵御了一时失败的消极心态。这种和在界的败亦泰然是不同的。但即便如此，能做到"败不馁"的营界的人也是更加出色的，更容易获得未来的成功。

知其所以然

营界的人因为太求成功，看事物只看其用处，所以对世界的认识是片面的；守界的人因为太怕伤心，看事物时自欺欺人，所以对世界的认识是扭曲的；溃界的人被强焦虑淹没，更谈不上去认识世界。

只有在界的人能够以世界的本来面目去看世界，以自己的本来面目去看自己，他们能以一份诚实的心来学习和总结经验。因此，也只有他们能有机会知道事情的所以然。这在中国传统中称之为"格物致知"。格物致知，让君子可以如实地看到世界是什么样子的，自己是什么样子的，自己和世界的关系是什么样子的。因此，他们对世界没有不合理的期待，对自己也能有合适的判断，于是就有能力和世界以及他人建立一种比较令人满意的关系。因而也就减少了很多焦虑，也就活得越来越心胸坦荡，越来越洒脱自然。

这样的人不会让自己束缚在某些功利上，不会把生命的能量消耗在无益的挣扎上，于是就有了足够的能量去体验生命更多的可能性。这样的人会让生命更加有光彩，也能让人的潜能得到更充分的发挥。我们把这样的人称作全然的人。因为其他的人都不完整，只有他们才是精神上完整的、真正的人。

北京阅想时代文化发展有限责任公司为中国人民大学出版社有限公司下属的商业新知事业部，致力于经管类优秀出版物（外版书为主）的策划及出版，主要涉及经济管理、金融、投资理财、心理学、成功励志、生活等出版领域，下设"阅想·商业""阅想·财富""阅想·新知""阅想·心理""阅想·生活"以及"阅想·人文"等多条产品线，致力于为国内商业人士提供涵盖先进、前沿的管理理念和思想的专业类图书和趋势类图书，同时也为满足商业人士的内心诉求，打造一系列提倡心理和生活健康的心理学图书和生活管理类图书。

《情绪词典：你的感受试图告诉你什么》

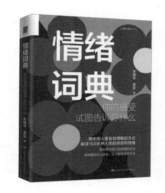

- 用中国人更容易理解的方式解读 160 多个人类的感受和情绪。
- 帮你更好地识别情绪的语言，准确捕捉内心体会，让人际交往更从容。
- 张伯源、贾晓明、丛中、张焱联袂推荐。

《心由境造：人人都能看懂的环境心理学》

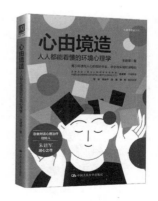

- 用意象对话揭示环境与人心的微妙关系，学会与环境和谐相处。
- 苏彦捷作序推荐，訾非、吴建平、田浩、徐钧联袂推荐。

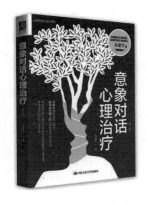

《意象对话心理治疗（第 3 版）》

- 中国心理学界的扛鼎人物、著名心理学家、意象对话疗法创始人朱建军开山之作最新修订版。
- 一本影响中国本土心理咨询与治疗发展的经典传承著作。
- 中国心理卫生协会精神分析专委会副主委、中国医师协会心身医学专委会副主委、主任医师张天布作序推荐。
- 孙时进 / 李明 / 徐钧 / 张沛超 / 东振明 / 慈藏等众多知名心理专家联袂推荐。

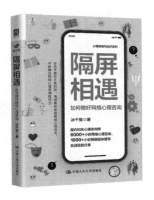

《隔屏相遇：如何做好网络心理咨询》

- 国内知名心理咨询师 6000+ 小时网络心理咨询、1000+ 小时网络团体督导实战经验分享。
- 心理学大咖岳晓东、沈家宏、郑林科联袂推荐。
- 手把手教你不受时空、地域限制地做网络心理咨询，不断精进网络心理咨询胜任力。

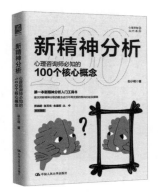

《新精神分析：心理咨询师必知的 100 个核心概念》

- 第一本新精神分析入门工具书。
- 首次对新精神分析的概念进行不同流派的横向比较及解释。
- 贾晓明 / 张天布 / 朱建军 / 丛中 联袂推荐。

《成人之美：明说叙事疗法》

- "中国叙事疗法奠基人"李明全新力作。
- 全面剖析叙事疗法的理论和实践，以及与其他心理疗法的渊源和差异比较。
- 北京中医药大学国学院首任院长、李明博士的导师张其成，中国社会心理学会会长、中国心理学会副理事长、亚洲社会心理学会（AASP）主席张建新联袂推荐。

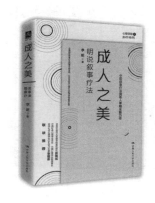

《荣格派精神分析》

- 一部凝聚了40位当代知名荣格分析师智慧结晶，从深度和广度了解荣格精神在当代心理治疗中的继承和实践的经典之著。
- 国际分析心理学会（IAAP）前主席莫瑞·斯坦主编，华中科技大学同济医学院教授施琪嘉作序推荐。

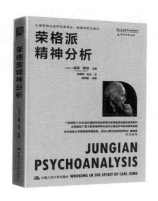

《依恋与亲密关系：情绪取向伴侣治疗实践（第3版）》

- EFT创始人、美国"婚姻与家庭治疗杰出成就奖"获得者扛鼎之作，帮助伴侣走出亲密关系困境、恢复爱的能力，并建立安全感、幸福感和情感和谐力。
- "婚姻教皇"约翰·戈特曼博士倾情推荐。

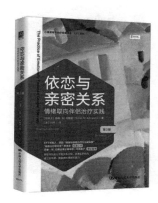

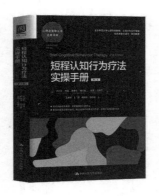

《短程认知行为疗法实操手册（第 2 版）》

- 北师大王建平领衔翻译。
- 系统掌握成本低见效快的短程疗法，理论基础结合丰富技术细节，心理咨询师必读经典。

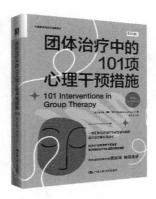

《团体治疗中的 101 项心理干预措施（第 2 版）》

- 一部汇聚众多治疗专家智慧结晶的团体治疗案头经典书！
- 樊富珉、刘翔平、刘华清、张西超、林永和、吴薇莉、史占彪、李明、杨波等心理学家联合推荐！

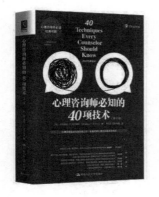

《心理咨询师必知的 40 项技术（第 2 版）》

- 心理咨询实际应用经典之作，全面详解心理咨询基本功技术。
- 心理咨询 9 大类别 40 项技术解决心理咨询过程中的痛点问题。
- 助力心理咨询师提升专业技能、成为合格的咨询师。
- 首都师范大学心理学博士、中国人民公安大学犯罪学学院副教授谢丽丽领衔翻译。